医学百科全书科普导读

张敏　马晓燕　乔万臣　张力娜　蔡勋功　主编

黑龙江科学技术出版社
HEILONGJIANG SCIENCE AND TECHNOLOGY PRESS

图书在版编目（CIP）数据

医学百科全书科普导读 / 张敏等主编 . -- 哈尔滨：
黑龙江科学技术出版社 , 2024. 12. -- ISBN 978-7-5719-
2672-4

Ⅰ . R-49

中国国家版本馆 CIP 数据核字第 2024BK2042 号

医学百科全书科普导读
YIXUE BAIKE QUANSHU KEPU DAODU

张　敏　等　主编

责任编辑 / 赵雪莹

出　　版 / 黑龙江科学技术出版社

　　　　地址：哈尔滨市南岗区公安街 70-2 号　　邮编：150007

　　　　电话：（0451）53642106　　传真：（0451）53642143

　　　　网址：www.lkcbs.cn

发　　行 / 全国新华书店

印　　刷 / 三河市金兆印刷装订有限公司

开　　本 / 787mm × 1092mm　1/16

印　　张 / 15.25

字　　数 / 280 千字

版　　次 / 2024 年 12 月第 1 版

印　　次 / 2024 年 12 月第 1 次印刷

书　　号 / ISBN 978-7-5719-2672-4

定　　价 / 98.00 元

前　言

随着生活节奏的加快，人们面临着越来越多的健康挑战，如心理压力、不良生活习惯、环境污染等，这些问题都增加了患病的风险。因此，普及准确、科学的健康知识，帮助公众建立正确的健康观念和生活方式，显得尤为重要。本书将综合医学专业知识，结合实际应用，以深入浅出的方式向公众传递健康科普知识，旨在提高人们的健康意识和自我保健能力，为构建健康中国贡献力量。期望能够通过这一项目填补健康科普的空白，推动全社会形成关注健康、珍爱生命的良好氛围。

本书共分为十章，为读者提供全面而实用的健康科普知识，帮助大家建立科学的生活方式，提升健康水平。第一章中，探讨神经健康的重要性，介绍神经系统的基本知识、常见的神经问题以及神经健康的日常守护方法。第二章聚焦于耳鼻喉头颈的健康，详细阐述这些部位的常见问题和保护小贴士，帮助读者提升生活质量。第三章深入探讨了内分泌系统与日常生活的紧密联系，并分享了保持内分泌健康的秘诀。第四章关注的是口腔健康，不仅介绍口腔的基本知识，还提供了日常维护口腔健康的小妙招和针对不同人群的口腔健康指南。第五章详细阐述输血的相关知识，包括输血的情况、过程、风险以及特殊人群的输血关怀。第六章则介绍了健康体检的重要性和如何进行健康体检，同时提供了读懂体检报告的技巧。第七章到第十章，探讨神经系统、心血管、肾脏和肝脏等器官的健康知识，包括它们的功能、常见问题以及日常保健方法。

通过这本书，希望能够帮助读者更好地了解自己的身体，掌握科学的健康知识，从而提升生活质量，享受更加健康、快乐的生活。

目 录

第一章 神经健康，生活更自在

    第一节 初探神经系统 ・・・・・・・・・・・・・・・ 1

    第二节 常见的神经问题 ・・・・・・・・・・・・・・ 8

    第三节 神经健康的日常守护 ・・・・・・・・・・・ 16

第二章 重视耳鼻喉头颈健康，提高生活质量

    第一节 初探耳鼻喉头颈 ・・・・・・・・・・・・・ 23

    第二节 日常生活中的小烦恼 ・・・・・・・・・・・ 30

    第三节 常见问题解答与误区破解 ・・・・・・・・・ 38

    第四节 保护耳鼻喉头颈的小贴士 ・・・・・・・・・ 43

第三章 爱护内分泌系统，享受健康人生

    第一节 内分泌系统与你的日常生活 ・・・・・・・・ 50

    第二节 保持内分泌健康的秘诀 ・・・・・・・・・・ 58

    第三节 遇到内分泌问题时怎么办？ ・・・・・・・・ 61

第四章 爱护口腔，享受生活的每一刻

    第一节 了解你的口腔 ・・・・・・・・・・・・・・ 68

    第二节 常见的口腔问题 ・・・・・・・・・・・・・ 73

    第三节 日常维护口腔的小妙招 ・・・・・・・・・・ 78

    第四节 不同人群的口腔健康指南 ・・・・・・・・・ 82

    第五节 当口腔出现问题时怎么办 ・・・・・・・・・ 88

第五章 珍惜生命，关注输血安全

    第一节 什么情况下需要输血 ・・・・・・・・・・・ 92

    第二节 输血过程揭秘 ・・・・・・・・・・・・・・ 98

    第三节 输血的风险与安全保障 ・・・・・・・・・・ 104

    第四节 特殊人群的输血关怀 ・・・・・・・・・・・ 109

第六章 健康体检，守护生命的第一道防线

第一节 健康体检是什么 · · · · · · · · · 117

第二节 我应该何时进行健康体检 · · · · · · · 121

第三节 准备充分，体检更顺利 · · · · · · · 125

第四节 轻松读懂体检报告 · · · · · · · · 131

第五节 实用健康小工具和生活建议 · · · · · 136

第七章 神经系统：人们生活中的"隐形英雄"

第一节 神经系统的简介与日常功能 · · · · · 141

第二节 神经系统的成长与变化 · · · · · · · 148

第三节 神经系统的"小插曲"与常见问题 · · · 154

第四节 关爱神经系统，从现在开始 · · · · · 159

第八章 从今天开始，为心血管健康投资

第一节 心血管与你的日常健康 · · · · · · · 164

第二节 熟知常见的心血管方面的问题 · · · · 169

第三节 守护你的心血管健康 · · · · · · · 177

第四节 当遇到心血管问题时怎么办 · · · · · 181

第九章 肾脏健康，生活无忧

第一节 肾脏与你的日常生活 · · · · · · · 187

第二节 深入了解肾脏问题，积极做好预防工作 · · 193

第三节 守护肾脏，从生活细节做起 · · · · · 199

第四节 肾脏出现问题怎么办 · · · · · · · 204

第十章 肝部的健康科普

第一节 肝脏的神奇功能与位置 · · · · · · · 212

第二节 肝脏与你的日常生活 · · · · · · · 219

第三节 了解并预防肝脏问题 · · · · · · · · · · · · · · · · · 223

第四节 守护肝脏，从生活细节做起 · · · · · · · · · · · · · 228

参考文献 · 234

第一章 神经健康，生活更自在

第一节 初探神经系统

一、神经系统的结构与基本功能

（一）神经系统的结构

从微观的神经元到宏观的大脑皮质，每一部分都承载着特定的功能与意义。神经元，作为神经系统的基本构成单元，其形态与功能都显得尤为独特。每一个神经元都拥有细长的轴突和繁茂的树突，它们如同细胞的触手，与其他神经元相互连接，构建起庞大而复杂的神经网络。轴突负责将信息从一个神经元传递到另一个神经元，而树突则负责接收来自其他神经元的信号。这些信号的传递与接收，都依赖于神经元之间的突触结构。突触，就像是神经网络中的节点，它们通过释放和接收神经递质，实现信息的传递与交换。除了神经元，神经胶质细胞也是神经系统不可或缺的一部分。它们虽然不直接参与信息的传递，但却为神经元提供了必要的支持和保护。神经胶质细胞能够清除代谢废物、调节神经元的微环境，并在必要时为神经元提供营养和能量。从宏观角度来看，神经系统可以分为中枢神经系统和外周神经系统两大部分。中枢神经系统包括大脑和脊髓，是信息加工和解释的主要场所。大脑，作为人类智慧的源泉，其结构之复杂、功能之多样，令人叹为观止。大脑皮质是大脑最外层的组织，它负责处理来自感觉器官的信息，并控制躯体的运动。而脊髓则是连接大脑与外周神经的重要通道，它负责将大脑的指令传达到身体的各个角落，并将感觉信息反馈给大脑。

外周神经系统则进一步将中枢神经系统的指令传达到身体的每一个细胞和组

织。它包括感觉神经和运动神经两大类。感觉神经负责接收来自感觉器官的信息，如视觉、听觉、触觉等，并将这些信息传递给大脑进行加工和解释。而运动神经则负责将大脑的指令传达到肌肉和腺体，控制躯体的运动和生理活动。

（二）神经系统的基本功能

神经系统作为人体内的主导系统，其基本功能涵盖了感知、反应、调节和认知等多个方面，共同维系着生命的正常运转。通过遍布全身的感觉器官和感受器，神经系统能够捕捉到外界环境中的各种刺激，如光线、声音、温度、触觉等。这些刺激被转化为神经信号，沿着感觉神经纤维传达到大脑皮质进行加工和解释，从而形成对外部世界的感知和认知。这种感知功能不仅是与外界环境进行交互的基础，也是适应环境、做出决策的重要依据。而当外部刺激作用于感觉器官时，神经系统会迅速做出反应，通过激活肌肉和腺体来调整躯体的姿态和活动，以适应外部环境的变化。这种反应功能可以是简单的反射活动，如眨眼、缩手等，也可以是复杂的运动协调，如跑步、跳跃等。无论是哪种类型的反应，都离不开神经系统的精确调控和协调。

调节功能是神经系统对内部生理活动进行调控和平衡的重要功能。神经系统通过自主神经系统和内分泌系统等多种方式，对心率、呼吸、消化、代谢等生理活动进行不间断的监控和调整，以维持机体内环境的稳态和平衡。这种调节功能使得身体能够在各种环境下保持正常的生理状态，为生命活动提供有力的保障。而认知功能则是神经系统最为高级的功能之一。它涉及思维、情感、记忆、学习等多个方面，是人类智慧和意识的基础。大脑作为认知功能的主要承担者，其复杂的结构和功能使得人能够进行抽象思维、逻辑推理、语言表达等高级认知活动。这些认知功能不仅丰富了个体的精神世界，也为个体提供了无限的可能性和创造力。

二、中枢神经系统

（一）大脑的结构与功能

1.大脑的解剖结构与基本功能

从宏观层面来看，大脑主要由两个半球——左脑和右脑组成，通过胼胝体进行信息交换。额叶位于前部，负责高级思维活动，包括决策制定、规划、创造性思考，并且与言语生成密切相关。颞叶则承担着整合多种感觉信息的作用，它处理触觉、温度觉、疼痛以及空间定位等信息，使其能准确理解周围环境。颞叶位于大脑两侧的中下部，其中包含海马体和杏仁核等重要结构，对于记忆形成、情绪反应和听觉处理至关重要，尤其在情景记忆和语言理解上扮演核心角色。枕叶居于后部，集中了视觉中枢，将视网膜接收到的图像信号转化为可理解的视觉场景。此外，岛叶和边缘系统则参与情感调控、内脏功能以及食欲和饥饿感等内在状态的感知。而脑干则是连接大脑与其他神经系统的关键桥梁，包含了维持生命必需的基本生理功能如呼吸、心跳等的中枢结构。间脑，特别是丘脑，起到一个中继站的作用，传递感觉信息至大脑皮层，并协助调节觉醒状态、睡眠周期以及内分泌系统的功能。

2. 大脑特定区域的特异功能及其关联病症

深入探究大脑各部分的功能，可以发现其高度的专业化和相互协同特性。例如，左侧额叶的语言中枢受损可能导致失语症，影响患者的口头表达或理解能力；右侧额叶损伤可能影响非言语空间认知和情感表达。颞叶病变时，患者可能出现失认症，无法识别物体或自身身体部位，甚至伴随失用症，即虽有执行动作的能力但无法正确实施。颞叶内的海马体受损会引发记忆障碍，如在阿尔茨海默病中见到的严重记忆丧失；而颞叶癫痫发作时，患者可能会经历强烈的情感波动和听觉幻觉。枕叶的问题会影响视觉，导致视力减退或视野缺损。岛叶和边缘系统的病变则可能与一系列情绪障碍相关，如抑郁、焦虑，甚至某些类型的精神分裂症症状。另一方面，小脑损害会导致运动不协调，表现为步态不稳、手部震颤等症状，在帕金森病中尤为突出。脑干和间脑的病变则可能影响自主神经系统的稳定，带来心律不齐、血压波动等一系列自主神经失调症状。

（二）脊髓的结构与功能

1. 脊髓的解剖结构与生理功能

脊髓作为中枢神经系统的低级部分，位于椎管内，呈前后略扁的长柱状结构，上端与延髓相接，下端终止于腰骶部。脊髓内部由灰质和白质两大部分构成，其中灰质呈蝴蝶形分布于中央，包含若干纵向排列的灰质柱，如前角、侧角和后角。前角含有大量的运动神经元，负责接收来自大脑的指令并指挥躯体肌肉的运动；侧角则含有交感神经节前神经元，参与到自主神经系统的调节活动中；后角则主要包含感觉神经元，负责收集并初步处理来自躯体和内脏的感觉信息。白质位于灰质四周，由大量轴突纤维组成，按上下走向分为前索、侧索和后索。前索主要由下行的锥体束构成，负责传导大脑对躯体运动的调控指令；侧索中包含脊髓小脑束和脊髓丘脑束，分别传递本体感觉和痛温觉信息到小脑和丘脑；后索则包含薄束和楔束，负责传导精细的位置觉和振动觉。

脊髓还具有复杂的反射中枢，能够在不受大脑干预的情况下完成快速而精确的反射活动，如膝跳反射和握持反射。此外，脊髓还能在一定程度上独立维持生命的基本功能，如呼吸、心跳等，这一特性在高位脊髓损伤时显得尤为重要。

2. 脊髓特定区段的特异功能及其相关病症

脊髓根据其所处位置和所含神经纤维的不同，可分为颈髓、胸髓、腰髓和骶髓等多个节段，每个节段与特定的身体区域保持联系。例如，颈髓节段控制颈部和上肢的运动及感觉，因此颈椎损伤可能导致四肢瘫痪或截瘫，具体表现为上肢重于下肢的瘫痪，以及相应区域的感觉缺失。胸髓和腰髓节段分别对应胸部和腹部、腰部及下肢的运动与感觉，损伤时会出现不同程度的躯干及下肢功能障碍。骶髓则负责盆腔脏器的感觉和排尿、排便反射的调控，骶髓损伤可能引发大小便失禁、性功能障碍等问题。脊髓疾病如脊髓炎、脊髓肿瘤、脊髓空洞症等均会对相应功能区造成损害，进而产生一系列复杂的临床症状。另外，脊髓损伤后的再生修复能力有限，是目前神经科学研究的重要课题之一，旨在寻求恢复受损神经功能的有效途径。

（三）中枢神经系统对感觉与运动的调控

1. 中枢神经系统对感觉的调控

中枢神经系统对感觉的调控是一个复杂而精细的过程，它涉及多个层次和环节的协同作用，以确保能够准确、迅速地感知外界环境，并作出相应的反应。感觉信息首先通过外周的感觉器官和感受器被捕捉，并转化为神经信号。这些信号随后沿着感觉神经纤维传入神经系统的初级感觉中枢，如脊髓和脑干的感觉核团。在这些初级中枢，感觉信号经过初步的加工和整合，然后被传递到更高级的中枢，如大脑皮质的感觉区。而大脑皮质的感觉区是感觉信息加工和解释的最终场所。在这里，来自不同感觉器官的信息被进一步整合、加工和解释，从而形成对外界环境的感知和认知。这个过程涉及多个大脑区域的协同作用，包括初级感觉皮质、次级感觉皮质以及联合皮质等。这些区域之间通过复杂的神经网络相互连接，共同完成对感觉信息的处理和理解。

中枢神经系统对感觉的调控不仅包括对感觉信息的传递和加工，还包括对感觉阈值的调节和感觉适应性的形成。感觉阈值是指能够引起感觉的最小刺激强度，它受到中枢神经系统的动态调节。当外界刺激持续作用于感觉器官时，中枢神经系统会通过调整感觉神经元的兴奋性来改变感觉阈值，从而适应不同的环境刺激。并且，中枢神经系统还能通过长期的学习和记忆过程来形成感觉适应性，使其对熟悉的环境刺激产生习惯性反应，减少对无关刺激的干扰。

2. 中枢神经系统对运动的调控

运动指令的起源可以追溯到大脑的运动皮质，特别是主运动皮质。这里聚集着大量的运动神经元，它们的轴突通过脊髓下行，与脊髓中的运动神经元形成突触联系。当大脑产生运动意图时，这些运动神经元会被激活，通过神经冲动传递指令到脊髓，进而控制特定肌肉的收缩。脊髓在运动调控中扮演着中继站的角色。它不仅负责将大脑的运动指令传递给肌肉，还能整合来自肌肉、关节以及皮肤的感觉反馈，对运动进行实时调整。这种感觉反馈机制对于运动的精确性和协调性至关重要，它允许视神经系统根据环境变化和身体状态对运动进行微调。除了大脑和脊髓，小脑也在运动调控中发挥着重要作用。小脑主要负责协调肌肉活动，维持身体平衡，以及调整运动的力度和速度。它与大脑和脊髓之间通过丰富的神经纤维相互连接，共同构成了一个复杂的运动调控网络。中枢神经系统对运动的调控还受到多种因素的影响，包括个体的年龄、健康状况、学习经验等。例如，随着年龄的增长，神经系统的结构和功能会发生变化，导致运动能力下降。而通过学习和训练，可以提高神经系统的灵活性和效率，从而改善运动表现。

三、周围神经系统

（一）神经纤维与神经末梢

1. 神经纤维的结构与功能特性

神经纤维，作为神经系统信息传递的高速公路，承载着电信号在神经元之间以及神经元与效应器之间迅速而准确的传递。它们由神经元的轴突以及包裹在其外的髓鞘共同构成，形成了一种独特的、既保护又加速神经冲动传导的结构。从结构上看，神经纤维的轴突是其核心部分，它细长且具有高度的分支性，使得神经信号能够传递到神经系统的各个角落。轴突的直径和髓鞘的存在与否直接影响了神经冲动的传导速度。特别是在有髓神经纤维中，髓鞘的存在形成了一个个间断的、电绝缘的节段，即郎飞结。这种结构大大加速了神经冲动的跳跃式传导，使得信号能够在短时间内快速传播。除了结构上的优化，神经纤维的功能也依赖于其生物化学特性。轴突膜上分布着各种离子通道和神经递质受体，这些蛋白质分子精确调控着神经纤维的兴奋性。当动作电位在轴突上传播时，这些离子通道会依次打开和关闭，导致膜电位的快速变化，从而驱动神经冲动的传播。

神经纤维的功能不仅限于信息的快速传递，它们还参与神经系统的发育、可塑性以及损伤后的再生过程。在神经系统发育过程中，神经纤维的精确导航和突触形成的准确性对于建立复杂的神经网络至关重要。而在成体神经系统中，神经纤维的可塑性则使得神经系统能够根据经验和环境调整其结构和功能。值得一提的是，神经纤维的完整性对于维持神经系统的正常功能至关重要。一旦神经纤维受损，如断裂或脱髓鞘，就会导致神经信号的传导受阻或异常，进而引发各种神经系统疾病。因此，对神经纤维结构和功能特性的深入研究，不仅有助于更好地理解神经系统的工作原理，也为神经系统疾病的治疗提供了潜在的靶点。

2. 神经末梢的结构与作用机制

从结构层面看，神经末梢可以分为突触前末梢和感觉神经末梢两种类型。突触前末梢主要存在于轴突与下一个神经元的连接处，形成突触结构。这些末梢内含有丰富的突触囊泡，囊泡中储存着大量的神经递质。当神经冲动抵达末梢时，会触发囊泡的膜融合和神经递质的释放，从而激活或抑制下一个神经元。这一过程是神经系统内部信息传递的基础。感觉神经末梢则广泛分布于皮肤、肌肉和各种内脏器官的感觉受体上，负责将外界环境的变化转化为神经信号。这些末梢具有高度的敏感性和选择性，能够检测到温度、压力、疼痛等多种物理和化学刺激。感觉末梢的结构和分布特点使得它们能够快速准确地捕捉并传递信息，为机体提供及时的环境反馈。神经末梢在神经系统中的作用机制是多方面的。它们不仅参与信息的传递和转换，还在神经系统的调节、学习和记忆中发挥着重要作用。此外，神经末梢也是神经系统与免疫系统、内分泌系统等其他系统相互作用的关键节点。通过深入了解神经末梢的结构和作用机制，可以更全面地认识神经系统的功能和复杂性，为相关疾病的治疗提供新的思路和方法。

（二）感觉神经与运动神经

1. 感觉神经系统的结构与功能

感觉神经系统是神经系统的重要组成部分，其主要职责在于感知并传输内外环境的各种感觉信息至中枢神经系统。这一系统主要包括感受器、感觉神经元以及相关的神经通路。感受器遍布全身各个器官和组织，如皮肤上的触觉、痛觉、温度觉感受器，眼睛中的光感受器（视网膜），耳朵中的声波感受器（耳蜗）等。当外部刺激作用于感受器时，会产生相应的神经冲动，这些冲动通过感觉神经元传递至脊髓或大脑的感觉中枢。感觉神经元通常具有较长的树突和轴突，树突接受其他神经元或感受器的信号输入，轴突则将信号上传至中枢神经系统。在传输过程中，信号经过突触转换，并在各级神经元之间逐级传递，最终被大脑解读为可以感知的具体感觉。感觉神经系统的功能不仅限于对外界物理或化学刺激的直接响应，还涉及更深层次的感觉加工，如空间定位、时间感知、疼痛感知以及各种复合感觉的形成，这些功能共同构建了丰富多彩的主观体验世界。

2. 运动神经系统的构造与功能特性

运动神经元位于大脑皮质、脑干和脊髓中，它们的轴突延伸出神经系统，通过神经肌肉接头与骨骼肌纤维相连接。一旦大脑发出运动指令，运动神经元就会发放电脉冲沿轴突传播至肌肉，触发肌肉收缩。运动神经元的胞体大小不一，大型的 α 运动神经元控制快肌纤维，负责产生力量大、速度快的运动，如跑步、抓取物品等；小型的 γ 运动神经元则调控慢肌纤维，负责维持姿势、精确调整肌张力等功能。此外，运动神经系统的功能还包括学习和记忆新的运动模式，通过不断的使用和练习，神经回路得以强化，从而使得动作变得更加熟练和精确。并且神经系统与肌肉间的反馈机制也极为关键，通过腱器官、肌梭等本体感受器提供的信息，中枢神经系统可以实时监测和调整肌肉的活动状态，确保运动的准确性和稳定性。

（三）神经节与神经丛

1. 神经节的结构与功能解析

神经节是中枢神经系统与周围神经系统中的一种特殊结构，主要由一群聚集在一起的神经元胞体构成，它们位于神经纤维路径的关键节点，承担着信息整合、加工与传递的重要角色。神经节内通常包含大量的感觉神经元或联络神经元，这些神经元通过轴突与其他神经节、器官或肌肉相连，形成复杂的神经网络。例如，脊髓内的脊神经节接收来自身体各部位的感觉信号，经过初步处理后，将信号传递至脊髓，进而上传至大脑皮质；交感神经系统的自主神经节则负责调控身体的自主功能，如心跳、血压和消化系统的活动。在神经节内部，神经元之间的连接形成了丰富的突触联系，使得神经节成为神经信号转换、强化或抑制的关键部位。此外，神经节周围常常伴有丰富的胶质细胞，它们对神经元起着支持、滋养以及免疫保护等作用。通过对神经节的深入研究，不仅有助于揭示神经系统的生理机制，也为各种神经疾病的诊断和治疗提供了理论依据和新的研究方向。

2. 神经丛及其在人体中的分布与功能特征

神经丛可分布在全身各个部位，根据所处位置和所含神经元类型的差异，各自执行独特的生理功能。例如，颈丛位于颈部，包含混合性质的神经节，既负责颈部及上肢的运动功能，又传递头部和上肢的感觉信息；臂丛则集中支配肩部和上肢的运动及感觉神经，是肩手部众多复杂动作得以完成的神经中枢。盆丛和骶丛则位于盆腔区域，主要负责下肢、骨盆以及部分躯干的运动和感觉传导。另外，像胸腹腔内的内脏神经丛，虽然不直接涉及骨骼肌的运动控制，但它们在调节内脏活动如心脏搏动、胃肠蠕动等方面发挥着至关重要的作用。

第二节 常见的神经问题

一、主要的常见神经问题分类与表现

（一）运动神经系统疾病

1. 帕金森病的病理机制与临床表现

帕金森病，这一常见的运动神经系统疾病，以其特有的震颤、僵硬和运动迟缓等症状为个体所熟知。然而，这些症状背后隐藏的病理机制却复杂而深远。帕金森病主要是由于大脑黑质多巴胺能神经元的显著变性丢失、黑质－纹状体多巴胺能通路变性，导致纹状体多巴胺递质水平显著降低所引起的。这种神经递质的失衡不仅影响了大脑的运动控制中枢，还波及与情绪、认知等相关的脑区。在临床上，帕金森病患者最初可能只是感到轻微的手部颤抖或步态不稳，但随着时间的推移，这些症状会逐渐加重。患者可能会出现面部表情僵硬、语言含糊不清、身体姿势前倾以及行走时小步快走等特征性表现。更为严重的是，帕金森病还会导致患者的生活质量大幅下降，包括睡眠障碍、自主神经功能紊乱以及认知和情绪障碍等。目前，帕金森病的确切病因尚未完全明确，但遗传因素、环境因素以及神经系统老化等都被认为是其发病的重要诱因。尽管现代医学在帕金森病的诊断和治疗方面取得了不小的进展，例如通过药物治疗和深部脑刺激等手术方法来缓解症状，但这一疾病仍然无法被彻底治愈。因此，早期的识别、干预以及持续的康复治疗对于帕金森病患者来说至关重要。

2. 格林－巴利综合征的成因与治疗挑战

格林－巴利综合征，作为一种急性或亚急性起病的周围神经病，以其对周围神经和神经根的损害而备受医学界的关注。这一疾病的成因多种多样，包括免疫反应介导的炎症性脱髓鞘、感染与遗传等，这些都可能触发身体的免疫系统攻击自身的神经组织，导致神经传导功能障碍。格林－巴利综合征的临床表现同样广泛且复杂，从四肢迟缓性瘫痪到脑神经受损所致的周围性面瘫，再到感觉异常和自主神经功能紊乱等，症状之多样性给诊断和治疗带来了不小的挑战。特别是在疾病进展迅速的情况下，患者可能会面临呼吸肌麻痹和吞咽困难等危及生命的并发症。

在治疗方面，格林－巴利综合征并无特效药物能够直接治愈疾病。目前的治疗策略主要是免疫治疗、对症治疗和支持治疗相结合。免疫治疗如血浆置换和免疫球蛋白注射等，旨在抑制异常的免疫反应，减轻神经组织的损害。而对症治疗则是针对患者出现的特定症状进行干预，如使用呼吸机辅助呼吸、营养支持等。尽管治疗策略在不断进步，但格林－巴利综合征的康复过程仍然漫长且充满挑战，需要患者、医生和康复团队的共同努力和持续关注。

（二）感觉神经系统疾病

1. 多发性硬化症的病理特征与临床表现

多发性硬化症（multiple sclerosis, MS）是一种中枢神经系统自身免疫性疾病，主要累及大脑、脊髓以及视神经等部位的白质区域。该病的病理特点体现在髓鞘脱失，即体内异常的免疫细胞错误地攻击并破坏神经纤维外包裹的髓鞘，导致神经信号传导受阻。这种髓鞘损害会在中枢神经系统形成多个硬化的斑块，故称为"多发性硬化"。MS 的症状多样且反复发作取决于病变影响到的神经通路。初期症状可能包括视觉障碍，如视神经炎引起的单眼或双眼视力模糊、视野缺失；运动障碍，如肢体无力、步态不稳；感觉异常，如麻木、刺痛或疼痛；以及膀胱功能障碍、疲劳、认知障碍等。病情进展中，部分患者会出现慢性进展型残疾，严重影响生活质量。治疗多发性硬化症的主要目标是缓解急性期症状，抑制疾病活动，防止残疾加剧，并改善患者生活质量。

2. 视神经炎的病因、病理过程与治疗策略

视神经炎（optic neuritis）是指视神经发生炎症，通常是由于免疫介导的炎症反应引起，常与多发性硬化症等自身免疫性疾病有关，但也可能因感染、中毒、营养不良等原因导致。发病时，视神经的髓鞘受到损伤，导致视神经传导速度减慢或中断，引起视力下降、色觉障碍、眼球疼痛（尤其是眼球转动时）、视野缩小等症状。诊断视神经炎通常依赖于详细的病史询问、全面的眼科检查以及影像学证据（如 MRI）。初始治疗通常采用高剂量的类固醇皮质激素来减轻视神经的炎症反应，加速视觉功能的恢复。若存在明确的感染因素，则针对性地应用抗生素或抗病毒药物。针对复发性或与多发性硬化症相关的视神经炎，可能需要长期使用免疫调节药物以降低疾病复发率。同时，视觉康复训练也是治疗的重要环节，帮助患者最大限度地恢复和保留视力功能。此外，定期随访观察病情变化，及时调整治疗方案，对防止视力不可逆损失和改善患者预后至关重要。

（三）中枢神经系统疾病

1. 阿尔茨海默病的认知障碍与神经退行

阿尔茨海默病，这一名称如今几乎成为认知障碍和老年痴呆的代名词。它是中枢神经系统退行性疾病中最为常见和广泛被研究的一种。该病的核心病理特征是脑内神经元的逐渐丧失，以及伴随着的神经突触功能的衰退。在这一过程中，β-淀粉样蛋白的异常沉积和神经元内神经纤维缠结的形成被广泛认为是阿尔茨海默病脑内病理变化的重要标志。随着疾病的进展，患者的记忆、思维、判断能力逐渐下降，患者可能会忘记刚刚发生的事情，甚至难以辨认出亲人。这些症状的背后，是大脑皮质和海马体等关键区域的神经元在悄然凋零。而这一切的发生，往往是在患者及其家人毫无察觉的情况下开始的。因此，阿尔茨海默病不仅仅是一种身体上的疾病，更是一种对患者及其家庭情感的长期考验。除了记忆和认知功能的下降，阿尔茨海默病患者还可能出现行为的改变，如情绪波动、幻觉、妄想等精神症状，这些症状进一步加剧了患者和照料者之间的负担。

2. 癫痫的神经元异常放电

癫痫，这一古老而又复杂的神经系统疾病，以其突然发作的特点而广为人知。其本质是大脑神经元异常放电所导致的短暂性脑功能障碍。这些异常放电可以起源于大脑的任何部位，并通过神经网络迅速扩散，引发一系列的临床症状，如抽搐、意识丧失、感觉异常等。癫痫的发作可以是局部的，也可以是全身性的，其类型和严重程度因个体差异而异。尽管医学界对于癫痫的病因有了一定的了解，如遗传因素、脑部损伤、代谢异常等都可能是其诱因，但具体到每一个患者身上，其发病机理仍然充满了未知。

（四）精神及心理障碍相关的神经问题

1. 抑郁症的神经生物学基础与临床表现

抑郁症作为一种常见的心境障碍，其发病涉及大脑多个区域的神经递质系统紊乱。研究表明，抑郁症患者的前额叶、海马体、杏仁核以及下丘脑-垂体-肾上腺轴（HPA轴）等功能区域可能存在异常。血清素、多巴胺和去甲肾上腺素等神经递质水平的失衡，被认为是抑郁症发生的重要生化基础，这些递质在调节情绪、动机、认知等方面起着关键作用。临床表现方面，抑郁症的核心症状包括持久的悲伤、兴趣丧失、精力减退等心境障碍，以及注意力不集中、记忆力减退、犹豫不决等认知功能障碍。此外，患者常伴有睡眠和食欲改变、自我评价过低、无价值感和负罪感增强，严重者可能出现自杀意念和行为。值得注意的是，抑郁症并非单纯的心理问题，而是有着明确的神经生理基础，因此，现代诊疗方法主张综合运用药物治疗（如选择性 5- 羟色胺再摄取抑制剂等）与心理疗法（如认知行为疗法），以达到最佳疗效。

2. 焦虑症的神经机制与临床特点

焦虑症是一种以持续过度担忧、紧张不安为主要表现的心理障碍，其神经生物学基础涉及广泛的大脑网络，包括杏仁核、前扣带回、海马体以及下丘脑等区域，这些区域在情绪调节、警觉性提升、记忆巩固以及应激反应中发挥重要作用。研究发现，γ- 氨基丁酸（GABA）神经递质系统的功能减弱、谷氨酸能系统的过度活跃，以及去甲肾上腺素、多巴胺等神经递质失衡，可能是焦虑症发病的潜在神经化学机制。临床上，焦虑症的表现在不同亚型中有所差异，如广泛性焦虑障碍患者常常呈现持续性的、难以控制的担忧，伴有多汗、颤抖、坐立不安等症状；惊恐障碍患者则会出现突发的强烈恐惧感，并伴随着严重的自主神经症状如心慌、呼吸困难等。社交焦虑障碍则以对社交或公开场合过度害怕为特征，伴有明显的回避行为。针对焦虑症的治疗同样结合药物疗法（如苯二氮䓬类药物、SSRIs 等）和心理疗法（如认知行为疗法、接纳承诺疗法等），以帮助患者恢复正常的情绪调节能力和生活质量。

二、常见神经问题的病因与发病机制

（一）遗传因素在常见神经问题中的作用

1. 遗传因素在阿尔茨海默病中的角色

阿尔茨海默病，这一以德国医生阿洛伊斯·阿尔茨海默命名的神经退行性疾病，其发病过程中遗传因素起着不可忽视的作用。众多研究表明，遗传因素在阿尔茨海默病的发病机理中占有一席之地，尤其是某些基因的突变和多态性，被认为与该疾病的发生和发展密切相关。最具代表性的就是载脂蛋白 E（ApoE）基因。ApoE 基因存在几种不同的等位基因，其中 ApoE4 等位基因被认为是阿尔茨海默病的重要风险因子。携带 ApoE4 等位基因的人群，特别是那些携带两个 ApoE4 等位基因（即双等位基因）的个体，其患病风险显著增加。这可能是因为 ApoE4 等位基因影响了大脑内 β- 淀粉样蛋白的代谢，导致其异常积累和沉积，从而加速了神经元的退变和死亡。除了 ApoE 基因，还有其他多个基因和基因座被报道与阿尔茨海默病的易感性有关。这些基因涉及突触功能、神经元存活、炎症反应等多个方面，共同构成了一个复杂的遗传网络。在这个网络中，任何一个环节的失衡都可能影响到整个神经系统的稳态，最终导致阿尔茨海默病的发生。遗传因素在阿尔茨海默病中的角色并非绝对，它们往往与环境因素相互作用，共同决定个体的患病风险。例如，即便携带了高风险基因，但通过健康的生活方式和持续的认知训练，仍有可能延缓疾病的进展。因此，在探讨遗传因素的同时，不能忽视其他潜在的影响因素。

2. 遗传因素在癫痫发病机制中的影响

癫痫，作为一种复杂的神经系统疾病，其发病机制中遗传因素同样占据着重要的地位。越来越多的研究证据表明，癫痫的遗传倾向性在疾病的发生和发展过程中起到了关键作用。在癫痫的遗传学研究中，家族性癫痫的研究尤为引人注目。家族性癫痫患者往往存在明显的家族聚集现象，提示遗传因素在其中的重要作用。通过基因组关联研究（GWAS）和全基因组测序等技术手段，科学家们已经成功鉴定出多个与癫痫相关的基因变异。这些变异可能影响到神经元的兴奋性、突触传递、离子通道功能等关键环节，从而增加个体罹患癫痫的风险。值得注意的是，遗传因素在癫痫中的作用并非单一，而是与其他多种因素相互作用，共同导致疾病的发生。例如，某些遗传变异可能增加了个体对脑损伤的敏感性，使得在遭受脑外伤或其他脑部疾病时更容易引发癫痫。此外，遗传因素还可能与环境因素（如感染、药物等）相互作用，共同诱发癫痫发作。尽管遗传因素在癫痫发病机制中的重要作用已被广泛认可，但具体的遗传模式和分子机制仍有待深入研究。随着遗传学和分子生物学技术的不断发展，我们有理由相信，未来将能够更深入地揭示癫痫的遗传奥秘，为疾病的预防和治疗提供新的思路和方法。

（二）环境和生活方式对神经健康的影响

1. 环境因素对神经健康的塑造作用

自然环境中的诸多元素，如空气质量、水源纯净度、光照条件等，都是影响神经健康的重要因素。清新的空气和纯净的水源有助于维持神经系统的正常功能，而充足的光照则能刺激脑内神经递质的合成，提升情绪状态。反之，长期暴露在污染严重的环境中，不仅会对神经系统造成直接损害，还可能通过引发慢性炎症等途径，间接增加患神经系统疾病的风险。社会环境对神经健康的影响同样不容忽视。社交网络的密度、工作学习的压力、生活节奏的快慢等社会因素，都在潜移默化地塑造着神经系统。一个支持性的社交网络能够提供情感上的支持和认知上的刺激，有助于维护神经系统的健康；而过度的压力和快节奏的生活会导致神经系统长期紧张，进而引发焦虑、抑郁等心理问题。因此在维护神经健康的过程中，不仅要关注个体的内在因素，更要对环境因素给予足够的重视。通过改善生活环境、优化社交结构、调整生活节奏等方式，为神经系统创造一个更加友好、和谐的外部条件，从而促进神经健康的全面发展。

2. 生活方式对神经健康的维护与促进

生活方式，作为个体日常生活的总和，对神经健康的影响同样至关重要。合理的饮食、规律的睡眠、适度的运动以及良好的心态，都是维护神经健康不可或缺的要素。饮食方面，均衡的营养摄入是神经系统正常运作的基础。蛋白质、脂肪、碳水化合物等宏量营养素以及维生素、矿物质等微量营养素，都在不同程度上参与着神经系统的构建与修复。特别是富含 Ω−3 脂肪酸的食物，如深海鱼和坚果，被证实对大脑健康尤为有益，能够降低患神经系统疾病的风险。睡眠方面，睡眠是神经系统进行自我修复和重整的关键时期。在睡眠过程中，大脑会清除有害的代谢废物，巩固新学到的知识，并调整神经网络的连接。长期睡眠不足或睡眠质量差，不仅会导致认知功能下降，还可能诱发一系列神经系统疾病。运动对神经健康的促进作用也不容忽视。适度的运动能够增加脑内神经递质的释放，提升大脑的代谢率，从而改善认知功能和情绪状态。此外，运动还能通过促进血液循环、增强免疫系统功能等途径，间接维护神经系统的健康。并且，保持乐观、积极的心态，能够增强神经系统的韧性，提高应对压力和逆境的能力。通过冥想、瑜伽等放松训练，可以更好地调节情绪状态，促进神经系统的和谐与平衡。

（三）免疫、感染、外伤等因素诱发的神经问题

1. 免疫介导的神经疾病

在正常情况下，免疫系统可以保护机体免受外来病原体的侵袭，但当其对自身神经组织产生错误识别并进行攻击时，就可能引发一系列神经问题。例如，多发性硬化症是由于 T 淋巴细胞和自身抗体对髓鞘发起攻击，导致神经信号传导受阻；格林－巴利综合征则是自身免疫反应破坏周围神经的髓鞘，引发运动障碍和感觉异常。治疗这类疾病的关键在于调节免疫反应，减轻神经损伤。常用的治疗方法包括皮质类固醇和其他免疫抑制剂以抑制异常免疫反应，静脉注射免疫球蛋白以中和有害抗体，以及疾病修正疗法以减少新的病灶形成和延缓疾病进程。此外，康复治疗和生活调整亦是恢复神经功能的重要辅助措施。

2. 感染和外伤引发的神经并发症

感染性神经疾病，如脑膜炎、脑炎等，是由细菌、病毒、寄生虫等病原微生物侵犯神经系统所致，可能导致脑水肿、炎症反应，甚至神经元死亡，临床表现为发热、头痛、意识障碍、抽搐、肢体无力等症状。治疗上，除了针对性的抗菌、抗病毒或抗寄生虫药物治疗外，还需积极采取脱水降颅压、神经营养支持及早期康复介入等措施。另一方面，外伤性神经疾病如颅脑外伤、脊髓损伤等，由物理冲击或钝挫伤直接对神经结构造成损害，可能会引发短暂或永久性的神经功能缺

失。轻者表现为头痛、眩晕、记忆力下降，重者可能出现肢体瘫痪、言语障碍乃至昏迷。在救治过程中，首先要保证患者的生命体征稳定，随后通过手术干预解除压迫、修复损伤，辅以药物治疗以及预防继发性损伤，后期则需要通过康复医疗手段促进神经功能恢复。

三、常见神经问题的诊断与治疗策略

（一）神经系统疾病的临床诊断方法与流程

1. 神经系统疾病的传统临床诊断方法与流程

神经系统疾病的诊断是一个系统而细致的过程，通常始于详细的病史采集和全面的身体检查。医生会深入了解患者的症状发展过程、家族史以及其他相关健康状况。其中，神经系统查体尤为重要，包括但不限于评估患者的意识水平、语言功能、视觉、听觉、嗅觉、感觉、运动功能、反射、协调性、步态以及特殊神经系统体征（如瞳孔大小、光反射等）。随着症状和体检线索的收集，医生可能会进一步安排实验室检测和影像学检查。实验室检测包括血液、尿液、脑脊液的生化指标分析，特定的遗传和免疫学检测，以及用于寻找可能提示神经系统疾病的生物标志物。影像学检查如 CT、MRI、PET 等能够提供神经解剖结构的详细信息，有助于发现肿瘤、出血、梗死、萎缩、炎症或其他结构性异常。在必要时，神经电生理检查如脑电图（EEG）、肌电图（EMG）、诱发电位等也扮演重要角色，能够揭示神经传导路径的功能状态。基于所有收集到的数据，医生通过综合分析，结合临床经验和专业知识，作出初步诊断，并根据需要制定进一步的鉴别诊断和治疗计划。

2. 现代技术在神经系统疾病诊断中的应用与流程创新

随着科技的进步，现代诊断技术正日益丰富和完善神经系统疾病的诊断流程。分子生物学技术和基因测序技术在遗传性神经系统疾病，如帕金森病、阿尔茨海默病、某些类型的癫痫和肌萎缩侧索硬化症等的诊断中发挥了决定性作用。神经影像技术的发展也为疾病诊断提供了更为深入的视角。弥散张量成像（DTI）能够显示神经纤维束的微观结构；功能性磁共振成像（fMRI）可以捕捉大脑在执行特定任务时的活动变化；正电子发射断层扫描（PET）结合特定示踪剂可以反映脑部代谢或蛋白质沉积情况。此外，先进的脑机接口和神经微电极技术在植入式诊断设备中得到应用，可用于实时监测神经信号，尤其是在运动障碍和癫痫等领域。远程医疗和穿戴设备的应用，使得连续监测患者的生活习惯和生理参数成为可能，有助于提前发现疾病风险和评估治疗效果。

（二）药物治疗、物理治疗、康复训练等多种治疗方法比较

1. 药物治疗在神经系统疾病中的应用与局限

药物治疗在神经系统疾病的治疗过程中占据着举足轻重的地位。通过给予患者特定的药物，医生能够直接或间接地调节神经系统的功能，从而缓解症状、控制疾病的进展。例如，在帕金森病的治疗中，多巴胺类药物能够有效补充患者脑内缺失的多巴胺，减轻震颤、僵硬等症状，提高患者的生活质量。在癫痫的治疗中，抗癫痫药物则能够通过抑制神经元的异常放电，减少或控制癫痫发作的频率和强度。然而，药物治疗并非万能，其疗效往往受到多种因素的影响，如患者的年龄、病程、合并症等。同时，药物本身也可能带来一系列的不良反应。例如，某些抗癫痫药物可能导致患者出现疲劳、头晕、皮疹等不适，甚至可能引发更严重的副作用如肝损害、骨髓抑制等。此外，长期使用药物还可能导致药物耐受性的产生，使得药物疗效逐渐减弱甚至失效。而且，神经系统疾病往往涉及多个器官和系统的功能紊乱，单一的药物治疗往往难以解决所有问题。因此，在选择药物治疗时，医生需要综合考虑患者的病情、身体状况以及药物的疗效和安全性，制定个性化的治疗方案。并且，患者也需要密切配合医生的治疗建议，定期复诊，及时调整药物剂量和种类，以期达到最佳的治疗效果。

2. 物理治疗与康复训练在神经系统疾病中的协同作用

物理治疗主要利用各种物理因子如光、热、电、磁等来刺激神经系统，促进血液循环，缓解疼痛和肌肉紧张，增强肌肉力量。对于中风后偏瘫、脊髓损伤等导致运动功能障碍的患者，物理治疗能够帮助运动功能障碍的患者重新学习走路、抓握等日常活动，提高生活自理能力。康复训练则更为全面和个性化，它针对患者的具体需求和目标，制订一系列的综合训练计划。康复训练不仅关注运动功能的恢复，还涉及语言、认知、情感等多个方面的重塑。通过康复训练，患者能够逐步适应身体的变化，重新建立起与社会的联系，实现自我价值。物理治疗和康复训练的优势在于它们的副作用相对较小，而且能够激发患者自身的潜能和积极性。这两种治疗方法往往需要患者的主动参与和配合，因此也能够在一定程度上增强患者的自信心和心理抗压能力。当然，物理治疗和康复训练也并非适用于所有神经系统疾病患者，它们的疗效同样受到患者病情、身体状况以及治疗依从性等多种因素的影响。因此，在实际应用中，医生需要根据患者的具体情况来制定合适的治疗方案，并与药物治疗等其他治疗手段相结合，以达到最佳的治疗效果。

（三）神经调控技术、基因治疗等新型治疗手段的应用与发展

1. 神经调控技术在医疗领域的应用与发展

神经调控技术作为一种新兴的生物医学工程领域的重要分支，近年来在临床治疗中展现出了巨大的潜力与价值。它通过植入或非植入式设备，利用电、磁、光等方式，精确地调节神经系统中的特定结构或通路，实现对各类疾病的治疗和功能恢复。例如，深部脑刺激术在帕金森病、特发性震颤等运动障碍性疾病中取得了显著疗效，通过调整大脑基底节区的神经活动，有效改善患者的运动症状。此外，脊髓电刺激技术在慢性疼痛管理，尤其在顽固性疼痛如腰椎手术失败综合征患者中也展现出独特优势。

2. 基因治疗的发展与应用前景

基因治疗的核心是通过直接修复、替换或抑制病变基因，从源头上纠正遗传缺陷或者异常表达，从而达到治愈疾病的目的。例如，在眼科领域，针对遗传性视网膜病变的基因疗法已经取得重大突破，成功使部分失明患者恢复视力。同时，对某些遗传性代谢疾病、血液系统疾病如严重联合免疫缺陷病等，基因治疗也显示了明显疗效。目前，随着 CRISPR-Cas9 等基因编辑技术的发展，基因治疗正在迈向更为精准、高效的阶段。研究者们不仅着眼于单基因遗传病，也开始探索其在复杂疾病如癌症、自身免疫疾病以及神经退行性疾病等治疗中的可能性，随着科学技术的不断进步和完善，基因治疗将在未来的医疗健康领域发挥越来越重要的作用，成为人类战胜诸多顽疾的强大武器。

第三节 神经健康的日常守护

一、神经系统与神经健康之间的联系

（一）神经健康的重要性

1. 神经健康的生理意义与生活质量关联

神经系统作为人体的指挥中心，负责调控和协调身体各器官系统的正常运作，确保感知、思维、情感、运动、内分泌等各种生理功能的有序进行。一个健康高

效的神经系统能快速适应环境变化，有效处理各种信息，维持良好的情绪状态，实现精细的动作协调以及保持清晰的认知能力。一旦神经系统出现问题，无论是局部病变还是整体功能失调，都会直接影响到个体的日常活动能力，导致诸如运动障碍、感觉异常、认知减退、情绪障碍等一系列健康问题，从而严重影响个人的生活质量和社会功能。

2. 神经健康有助于提升个体社会满意度与幸福感

神经健康不仅关乎个体层面的身体舒适度和生活质量，更在社会层面体现其深远的影响。在工作环境中，良好的神经健康意味着个体高效的信息处理、决策能力和团队协作力，对于个体职业发展和工作效率具有积极推动作用。而在教育领域，学生的神经健康发展对其学习能力、专注力和创新能力至关重要，进而影响到整个教育质量和人才储备。从公共卫生角度看，神经疾病的防控与神经健康的维护对于降低医疗资源消耗、提升人口总体健康素质、保障社会稳定和谐具有重要意义。此外，神经衰老研究和神经健康保护更是老龄化社会面临的重要课题，良好的神经健康有助于老年人保持较高的独立生活能力和社会参与度，延长健康预期寿命，从而有效提升个体社会满意度与幸福感。

（二）神经系统与日常生活的联系

1. 神经系统对日常感知与认知的调控

从清晨醒来的那一刻起，神经系统便开始忙碌地工作，调控着感知觉，使人能够感受到温暖的阳光、听到清脆的鸟鸣、闻到香甜的早餐。这些感知觉的信息通过神经末梢的接收器传递至神经纤维，再经由神经网络的复杂处理，最终形成脑海中的感知世界。不仅如此，神经系统还参与着认知过程。当学习新知识、回忆往事、做出决策时，大脑中的神经元在不断地建立、巩固和重塑着连接。正是这些神经网络的活动，使人能够思考、理解、创造，从而构建起独特的认知体系。在日常生活中，无论是解决工作中的难题，还是与亲朋好友交流沟通，都离不开神经系统的精准调控。当个体感到快乐、悲伤、愤怒或恐惧时，这些情感的产生与表达都与神经系统的活动密切相关。神经系统通过释放不同的神经递质和激素，影响着情绪状态，进而塑造着性格与行为方式。因此，了解神经系统与日常感知、认知及情感的联系，对于个体更好地理解自我、调控情绪、提升生活质量具有重要意义。

2. 神经系统在日常行为与活动中的协调作用

从简单的肢体动作到复杂的技能操作，每一次的肌肉收缩与放松、关节的灵活转动，都离不开神经系统的精确指令。人之所以能够行走、跑步、跳跃，甚至完成更为精细的动作如书写、弹奏乐器等，都要归功于神经系统的协调与控制。这种协调作用不仅体现在运动技能的执行上，更贯穿于生活的方方面面。例如，在驾驶汽车时，神经系统需要同时处理来自视觉、听觉和触觉等多方面的信息，以确保人的操作既准确又迅速；在烹饪过程中，神经系统则协调着人的手部动作与味觉感知，使其能够烹饪出美味佳肴。此外，神经系统还参与着生物钟调节，影响着人的睡眠与觉醒周期。一个健康的神经系统能够确保人体拥有充足的睡眠，从而在白天保持充沛的精力投入到工作与生活之中。

二、神经健康的日常保健

（一）均衡饮食对于神经健康的积极影响

1. 均衡饮食滋养神经系统的基础构建

神经系统由数以亿计的神经元和突触构成，这些微观结构需要源源不断的能量和营养素来维持其功能和完整性。均衡饮食中所富含的蛋白质，是构成神经元和神经递质的基本物质，对于神经信号的传递至关重要。同时，维生素和矿物质在神经系统的代谢过程中也扮演着关键角色，如B族维生素参与神经递质的合成，钙、镁等矿物质则对神经冲动的传导起着调控作用。更为重要的是，均衡饮食有助于维护神经系统的稳定性。当饮食中各种营养素的比例恰当时，能够减少神经元的氧化应激反应，降低炎症水平，从而保护神经系统免受损伤。例如，富含抗氧化剂的水果和蔬菜能够中和自由基，减少神经元在代谢过程中产生的有害物质。并且，均衡饮食中的健康脂肪，特别是富含不饱和脂肪酸的食物，如鱼类、坚果和橄榄油，能够促进神经细胞的生长和修复，改善记忆和认知能力。因此，通过坚持均衡饮食，不仅能够为神经系统提供充足的营养支持，还能够为其创造一个稳定、健康的内部环境，从而确保神经系统的正常发育和高效运作。

2. 均衡饮食预防神经系统疾病的有效策略

在现代社会，神经系统疾病的发病率逐年上升，如阿尔茨海默病、帕金森病、抑郁症等，这些疾病的发生往往与不良的饮食习惯密切相关。通过调整饮食结构，确保各种营养素的均衡摄入，能够有效降低患这些疾病的风险。均衡饮食中的多种营养素对神经系统具有保护作用。例如，叶酸和维生素 B_{12} 能够降低同型半胱氨酸的水平，这是一种与阿尔茨海默病发病风险增加相关的物质。同时，富含 $\Omega-3$ 脂肪酸的食物被证明对大脑健康有益，能够减少神经炎症，改善记忆和认知能力，从而降低患痴呆症的风险。此外，均衡饮食中的膳食纤维和植物化学物质也有助于维护神经系统的健康，它们通过调节肠道微生物群落的平衡，间接影响大脑的功能和情绪状态。除了直接的营养保护作用外，均衡饮食还有助于控制体重、调节血压和血糖水平等，这些都是影响神经系统健康的重要因素。肥胖、高血压和高血糖等代谢性疾病常常与神经系统疾病相伴相随，通过均衡饮食进行早期干预和管理，能够显著降低这些疾病对神经系统的不良影响。

（二）规律运动对于神经健康的促进

1. 规律运动对中枢神经系统的影响与神经健康的提升

运动能够刺激大脑释放多种有益神经递质，如内啡肽、血清素和脑源性神经营养因子（BDNF），这些物质有助于改善情绪、减轻压力，同时也有助于神经元生长、增殖和存活，促进神经可塑性，从而提高认知功能，比如记忆、注意力和学习能力。长期坚持运动的人群往往表现出更低的认知衰退风险，特别是在老年阶段，有助于预防阿尔茨海默病和其他形式的认知障碍。另外，规律运动还能增加大脑的血流量，提供更多的氧气和营养物质，有利于维持大脑健康。研究表明，有氧运动特别能够强化大脑灰质和白质的结构完整性，特别是对海马体这一负责记忆和空间导航的关键区域尤为明显。这也就意味着，运动不仅可以提高日常的精神活力，更能为个体的长期神经健康奠定坚实的基础。

2. 规律运动对外周神经系统及其效应的促进作用

运动有助于优化神经肌肉接头的功能，即神经信号向肌肉传递的过程，提高运动速度和力量，减少运动迟缓和疲劳。同时，运动还可以改善周围神经的微循环，减少神经缺血和缺氧的可能性，从而防止神经病变的发生。在慢性疼痛管理、神经再生修复以及神经退行性疾病的防治方面，规律运动同样显示出积极的作用。运动能够促进神经再生因子的分泌，加速损伤神经纤维的修复和再生，这对于患有糖尿病周围神经病变、坐骨神经痛等疾病的人群尤其重要。此外，适度的运动训练还能够通过改善全身代谢状况，降低氧化应激和炎症反应，从而延缓诸如帕金森病、多发性硬化症等神经退行性疾病的发展进程。

（三）充足睡眠对于神经健康的积极作用

1. 充足睡眠促进神经系统的修复与再生

在深度睡眠阶段，大脑中的神经元之间的清洗作用得以进行，这有助于清除有害的代谢废物，如脑内沉积的 β-淀粉样蛋白，这种蛋白与阿尔茨海默病等神经退行性疾病密切相关。通过清除这些废物，睡眠为神经元的健康创造了一个更加洁净的环境。同时，睡眠还是神经系统进行自我修复的黄金时期。在睡眠过程中，受损的神经元得以休息和恢复，而神经胶质细胞则趁机进行损伤修复工作，如修复神经突触、重塑神经网络等。此外，睡眠期间脑脊液的流动也会增加，这有助于将营养物质输送到大脑的各个角落，为神经细胞的生长提供必要的养分。更为神奇的是，睡眠还能促进神经干细胞的增殖与分化。这些干细胞是神经系统再生的源泉，它们能够分化成新的神经元和胶质细胞，从而替代受损或老化的细胞，保持神经系统的年轻与活力。因此，充足睡眠不仅有助于维护神经系统的稳态，还能为其注入源源不断的再生力量。

2. 充足睡眠提升认知功能与情绪稳定性

睡眠是大脑进行信息巩固和整合的关键时期，它有助于将新学到的知识转化为长期记忆，从而增强学习和工作能力。缺乏睡眠会导致记忆力下降、注意力不集中等认知障碍，严重影响日常表现。而且，充足的睡眠能够平衡大脑中的神经递质，如多巴胺和血清素等，这些递质在调节情绪方面发挥着重要作用。当睡眠充足时，更容易保持积极乐观的心态，而睡眠不足则可能导致情绪波动、焦虑抑郁等心理问题。值得一提的是，充足睡眠还有助于提高创造力。在睡眠过程中，大脑的不同区域会进行相互交流和信息重组，这有助于激发新的灵感和创意。许多艺术家和科学家都曾在睡眠中获得过重要的启示和突破。

三、神经疾病的预防与早期识别

（一）常见神经疾病的预防

1. 生活习惯与环境因素在预防常见神经疾病中的重要作用

在生活方式的选择上，规律作息至关重要，确保每日充足的高质量睡眠有助于大脑健康，能够减少因长期疲劳导致的认知功能下降风险，并降低患上失眠、抑郁及焦虑相关神经疾病的可能性。饮食方面，均衡营养摄入是关键，限制高盐、高糖、高脂肪食物的摄取，多吃富含抗氧化物质的新鲜果蔬和全谷物，能有效预防心血管疾病，间接保护脑血管健康，从而减少脑卒中、短暂性脑缺血发作等脑血管源性神经疾病的发生。此外，定期适度的身体锻炼，如步行、游泳、瑜伽等，有助于提高血液循环，增强心肺功能，支持大脑供氧，防止脑老化，同时也是预防帕金森病和阿尔茨海默病等神经退行性疾病的有效策略。在环境层面，避免接触有害化学物质，减少噪声污染，维护一个利于身心健康的生活空间，对于神经系统疾病预防亦不可忽视。应控制吸烟饮酒行为，烟草和酒精均被证实与多种神经疾病发生有关，包括但不限于中风、痴呆和癫痫。而心理压力的管理同样重要，通过冥想、休闲娱乐、社交互动等方式缓解压力，保持情绪稳定，有利于减少神经系统的过度负荷，降低神经紊乱疾病的发生率。

2. 医学干预与健康管理在预防神经疾病上的应用

医学预防措施是另一项不可或缺的策略，特别是在高风险人群中进行针对性的筛查与干预。对于脑血管疾病，医生可能建议高血压、糖尿病、高脂血症等慢性病患者坚持服用降压、降糖、调脂药物，以降低动脉粥样硬化斑块形成的风险，从而预防脑血管意外。针对易患卒中的个体，医生可能会开具阿司匹林等抗血小板药物以减少血栓形成。针对遗传和先天性神经疾病，虽然无法改变遗传因素，但可以通过遗传咨询和产前筛查来评估风险，并制订出生后早期干预计划。对于已知携带遗传突变的人群，科学家也在积极研发基因疗法以期将来实现根本性预防。对于具有感染性病因的神经疾病，如狂犬病、单纯疱疹病毒性脑炎等，疫苗接种是最直接有效的预防手段。而针对病毒感染相关的神经并发症，及时治疗原发病，增强机体免疫力亦十分重要。并且，对于有家族史或高危职业人群可能出现的神经毒性损害，例如重金属中毒或有机溶剂暴露引起的神经系统病变，应加强防护意识，必要时进行定期体检，监测相关指标，确保早期发现并及时处理潜在威胁。同时，倡导公众参与神经健康的科普教育，提升大众对神经疾病预防的认知水平，是全面防控神经疾病蔓延的社会基石。

（二）神经疾病的早期识别与自我检查

1. 神经疾病的早期识别

在日常生活中，个体应该学会细心观察自己或他人的身体变化，以便捕捉到那些可能是神经疾病早期信号的微妙迹象。早期识别神经疾病，首先要关注的是运动功能的异常。例如，突然出现的手脚无力、步态不稳或是精细动作协调性的下降，这些都可能是神经系统受损的表现。同时，感觉功能的异常也不容忽视，如肢体的麻木、疼痛感的改变或是触觉、温觉等感知的减退，都可能是神经传递受阻的信号。除了运动和感觉功能，认知功能的下降也是神经疾病早期的重要特征。记忆力减退、思维迟缓、注意力不集中或是语言表达能力的下降，这些都可能预示着神经系统的退行性病变。此外，情绪的变化同样值得警惕，如无明显原因的情绪波动、焦虑抑郁或是性格的改变，都可能是神经疾病在精神层面的反映。在识别这些早期信号时，个体需要保持敏感但不过度惊慌，一旦发现异常，应及时就医，寻求专业医生的评估和建议。通过科学的检查和诊断，个体能够更准确地了解自身状况，从而制订合适的治疗和康复计划。

2. 神经疾病的自我检查方法

神经疾病的自我检查虽然不能替代专业医生的诊断，但可以帮助个体及时发现身体的异常，为早期干预提供线索。在日常生活中，个体可以通过一些简单的方法来进行神经系统的自我检查。个体可以进行运动功能的自我检查。尝试完成一些日常动作，如走路、握拳、伸展手臂等，观察是否有无力、不协调或疼痛的情况出现。同时，也可以检查身体的平衡能力，如在闭眼状态下单脚站立，看是否能保持稳定。而且，个体可以轻轻触摸身体的各个部位，检查是否有麻木、刺痛或感觉缺失的情况。还可以尝试用不同温度的水来测试自己对温度的感知能力。除了运动和感觉功能，个体还可以进行认知功能的自我检查。例如，通过记忆一些简单的词语或数字，然后在一段时间后尝试回忆，来检查自己的记忆力。同时，也可以观察自己在思考问题时是否出现思维迟缓或注意力不集中的情况。在进行自我检查时，个体需要保持客观和冷静的态度，不要过度解读或忽视身体的信号。如果发现异常，应及时就医进行进一步的检查和治疗。通过定期的自我检查和专业的医疗建议，个体能够更好地了解自己的身体状况，从而采取有效的措施来维护神经系统的健康。

第二章 重视耳鼻喉头颈健康，提高生活质量

第一节 初探耳鼻喉头颈

一、耳鼻喉头颈概述

（一）耳鼻喉头颈的生理结构与功能

1. 耳部生理结构与功能

耳是人体重要的听觉和平衡器官，其复杂而精细的结构确保了个体能够感知声音和维持身体姿势。外耳由耳廓和外耳道构成，它们的主要功能是收集声波并将其传导至中耳。中耳包括鼓膜、听小骨链（锤骨、砧骨和镫骨）以及连接中耳与内耳的咽鼓管。当声波振动鼓膜时，这种振动通过听小骨链放大并传递到内耳。内耳包含耳蜗和前庭系统，耳蜗负责将机械振动转化为神经信号，进而被大脑解读为声音；前庭系统则掌管人体的空间定位和平衡感觉。

2. 鼻部生理结构与功能

鼻部是呼吸道的起点，也是嗅觉器官的重要组成部分。鼻腔内部覆盖有丰富的血管和黏膜，能对吸入空气进行加温、湿润和过滤，保护下呼吸道免受病原体和有害物质侵害。鼻腔内壁上布满了嗅细胞，这些细胞通过接触空气中携带气味的微粒，将化学信号转化为神经冲动，从而产生嗅觉。此外，鼻窦作为鼻腔的延伸部分，既减轻了头部重量，又参与调节吸入空气的湿度与温度，并具有一定的免疫防御功能。

3. 咽喉头颈部生理结构与功能

咽喉头颈区域涵盖了口腔、咽、喉等多个重要解剖结构。口腔不仅是食物摄

入和初步消化的场所，还与言语、咀嚼等功能密切相关。咽部既是呼吸通道又是消化通道的一部分，吞咽时会关闭气道以防止食物误入气管。喉部含有声带，通过声带的开闭和振动产生人类语言。此外，咽喉部位还是保护下呼吸道的重要关卡，如会厌在吞咽时能遮盖喉口，防止异物进入气管。颈部不仅承载着咽喉、气管、食管等生命通道，还包括甲状腺、唾液腺等多种内分泌及分泌器官，同时，颈部肌肉群对于头部运动和保持头部稳定起着至关重要的作用。

（二）耳鼻喉头颈在人体中的重要性

1.耳鼻喉头颈在人体生理机能中的核心作用

耳鼻喉头颈区域在人体中占据着举足轻重的地位，其重要性首先体现在维持人体基本生理机能上。耳部，作为听觉和平衡感觉的主要器官，是个体感知声音、理解语言以及维持身体平衡的关键。耳蜗内的毛细胞能够精细地转化声波为神经信号，传递至大脑进行解读，从而让个体能够欣赏音乐、辨识环境声音，更重要的是进行沟通交流。同时，内耳中的半规管等结构则负责个体的平衡感，让个体在行走、跑跳时能够保持稳定。鼻部则是呼吸系统的入口，它不仅承担着过滤、加湿和调温空气的重任，还是嗅觉的主要器官。鼻腔内的黏膜和鼻毛能够阻挡空气中的尘埃和微生物，保护个体的呼吸道免受侵害。同时，嗅觉作为个体感知气味的重要方式，对于食欲的激发、环境的适应以及危险预警等方面都有着不可或缺的作用。咽喉则是食物和空气进入体内的必经之路，它既是消化道的起始部分，也是呼吸道的重要组成部分。咽喉部的肌肉和黏膜协同工作，确保个体在吞咽时食物顺利进入食管，同时在呼吸时保持气道的通畅。

2.耳鼻喉头颈在人体健康保护与疾病预警中的关键作用

除了维持基本生理机能外，耳鼻喉头颈在人体中还扮演着健康保护与疾病预警的重要角色。这一区域由于其特殊的解剖位置和丰富的血管、神经分布，往往成为许多疾病的首发地或早期表现区域。例如，耳鼻喉头颈区域的感染和炎症是常见的健康问题。中耳炎、鼻窦炎、咽喉炎等疾病不仅会给患者带来疼痛、不适和功能障碍，还可能进一步发展为更严重的并发症，如听力损失、颅内感染等。因此，对这一区域的健康保护至关重要，及时的治疗和预防措施能够避免疾病的进展和恶化。同时，耳鼻喉头颈区域的症状也常常是许多全身性疾病的早期信号。例如，持续的耳鸣可能是高血压、动脉硬化的征兆；咽喉部的异物感或吞咽困难可能与食管疾病或神经系统疾病有关。因此，对这些症状的敏感和重视，能够帮助个体及早发现潜在的健康问题，进行及时的干预和治疗。

二、不同人群的耳鼻喉头颈健康关注

（一）儿童群体耳鼻喉疾病的特殊性与家庭护理

1. 儿童耳鼻喉疾病的特殊性

儿童的生理结构尚未发育完全，免疫力相对较低，这使得儿童对某些疾病的抵抗力较弱，感染后病情可能更为严重。例如，儿童的咽鼓管相对较短且直，这使得中耳炎在儿童中更为常见，且易于反复发作。此外，儿童的鼻腔黏膜娇嫩，血管丰富，一旦发生鼻炎，鼻塞、流涕等症状往往较为明显，且容易引发其他并发症。除了生理结构的特点，儿童在行为和心理上也与成人不同，这同样影响到耳鼻喉疾病的表现和处理。儿童可能无法准确描述自己的不适，需要家长细心观察，及时发现异常。同时，儿童对于治疗和检查的配合度通常较低，需要医护人员和家长共同耐心引导。因此，在面对儿童耳鼻喉疾病时，我们必须充分认识到其特殊性，采取更为细致、耐心的诊疗和护理方式，以确保儿童的健康和安全。

2. 家庭护理在儿童耳鼻喉疾病中的重要性

由于儿童疾病的特殊性，家庭环境成为疾病康复的第一线。在家庭护理中，家长们需要密切关注孩子的病情变化，及时记录并反馈给医生，以便调整治疗方案。除了病情观察，家庭护理还包括生活细节的照顾。例如，保持室内空气清新，避免刺激性气味对孩子耳鼻喉黏膜的刺激；合理安排饮食，提供营养丰富、易于消化的食物，以增强孩子的免疫力；定期清洁孩子的耳鼻喉部位，减少病菌滋生的机会。而且，家庭护理还包括心理关怀。孩子在疾病期间往往会产生恐惧、焦虑等情绪，家长们的耐心陪伴和安抚对于孩子的康复至关重要。通过与孩子进行互动游戏、讲故事等方式，可以转移孩子的注意力，减轻病痛带来的心理负担。

（二）老年人群体耳聋、鼻出血、吞咽困难等问题的预防与诊治

1. 老年人耳聋的预防与诊治

老年人耳聋，通常称为老年性耳聋，主要由于听觉器官老化、长期噪声暴露或慢性疾病等因素导致。预防方面，首要措施是控制环境噪声，避免长时间接触高分贝音源，定期进行听力筛查，早发现、早干预。均衡饮食，摄取富含锌、维生素A、维生素C和维生素E的食物，有助于维护内耳健康。坚持适度的体育锻炼，增强血液循环，对延缓听觉退化也有积极作用。一旦发现听力下降，应及时就医，可使用助听设备，必要时采取人工耳蜗植入手术等治疗手段。同时，学习唇读、手语等交流方式，结合听力康复训练，帮助改善生活质量。在医疗干预层面，医生可能会根据患者具体情况开具药物治疗，但针对老年性耳聋多数情况下效果有限。现代医学更倾向于采用听力辅助技术，包括选择适合的助听器，或者在必要

时采取人工耳蜗植入术。另外，心理辅导也十分重要，鼓励患者接受听力损失的事实，积极参与社交活动，减少因听力障碍带来的孤独感和社会隔离。

2. 老年人鼻出血与吞咽困难的预防与诊治

老年人鼻出血问题多由鼻腔黏膜干燥脆弱、原发性高血压病、血液疾病或鼻部外伤等原因引起。预防工作应从改善生活习惯着手，保持室内湿度适宜，避免鼻腔干燥，每日可用生理盐水清洗鼻腔，加强鼻腔保湿。规律监测血压，控制高血压病情，遵医嘱服用抗凝药物，及时补充体内缺乏的维生素 K 等止血相关营养素。在处理鼻出血时，轻度出血可采用坐立位，轻轻捏住鼻翼 5 ~ 10 分钟，如持续不止应及时就医。医生可能通过电凝、激光或微波止血法，甚至局部填塞等方式进行治疗。对于反复或严重的鼻出血，要查找并解决潜在病因。至于吞咽困难，老年人多见于神经系统病变、食管疾病或口腔、咽喉结构改变等。预防策略包括保持良好的口腔卫生，细嚼慢咽，避免过热或过硬食物，定期做口腔、咽喉部检查，及时发现并治疗相关疾病。诊疗上，医生会根据原因选择合适的疗法，如物理疗法、言语治疗改善吞咽技巧，药物治疗改善食管动力，严重者可能需要进行内镜或外科手术治疗。同时，指导患者正确调整进食方式和食物形态，保障充足的水分和营养摄入，以降低误吸风险，提升生活质量。

（三）孕妇群体耳鼻喉健康注意事项

1. 孕妇群体耳鼻喉疾病的预防与保健

孕期女性由于激素水平变化、免疫力调整及身体负担加重等因素，耳鼻喉系统的健康状况尤为值得关注。在妊娠期间应特别注意耳部保健，避免感染性耳疾，如中耳炎等，可通过勤洗手、不随意用棉签清洁耳道来预防。若有耳鸣、耳痛等症状，要及时就诊，切勿自行用药，以免影响胎儿发育。同时，保持室内空气流通，减少接触刺激性噪声，对预防孕期耳鸣具有一定帮助。鼻部健康方面，孕期由于鼻黏膜充血水肿易引发鼻塞、流涕等不适，需保证室内湿度适宜，可以适当使用加湿器，避免干燥环境刺激鼻腔。若出现鼻出血，应立即采取仰头举臂姿势，冷敷鼻翼，严重时务必寻求专业医疗救助。此外，对于过敏性鼻炎的孕妇，应注意避免接触已知过敏原，必要时在医生指导下使用安全的药物缓解症状。咽喉部位，孕期容易因为胃酸反流引发咽喉炎，建议孕妇采取少量多餐、睡前不吃过饱的方式，以减少胃酸反流的机会。而且，养成良好饮水习惯，保持咽喉湿润，如有喉咙疼痛、异物感等症状，也要及时咨询医生，不宜随意服用药物。

2. 孕妇群体耳鼻喉疾病的合理应对与治疗

对于耳部疾病，如发生耳部感染，应在医生指导下使用对胎儿无害的抗生素或其他治疗方案，避免未经许可的药物使用。对于鼻部问题，如鼻塞、流涕等，可以通过非药物方法如鼻腔冲洗进行缓解，必要时在医生指导下短期使用鼻喷剂，但要注意选择不含类固醇且安全的孕期专用药品。对于咽喉问题，如咽喉炎、扁桃体炎等，除了生活方式调整，也可采用物理治疗如雾化吸入，同时注重口腔卫生，增强自身抵抗力。若出现严重咽喉不适，务必在医生监护下进行诊疗，严禁私自服药，特别是禁用未经证实安全的中药制剂。

（四）职业人群的嗓音保护与咽喉保健

1. 职业人群的嗓音保护

无论是教师在课堂上的讲解，还是歌手在舞台上的演唱，都离不开嗓子的运用。然而，长时间、高强度用嗓，很容易导致声带疲劳、声音沙哑等问题。因而职业人群需要特别注意嗓音的保护。在保护嗓音方面，正确的发声方法至关重要。职业人群应该学习并掌握科学的发声技巧，避免使用过大或过小的音量，减轻声带的负担。同时，保持良好的呼吸习惯也非常关键，深呼吸可以为发声提供充足的气流支持，减少喉部的紧张感。除了发声方法，合理的用嗓时间和休息间隔也是嗓音保护的重要因素。长时间连续用嗓，会导致声带过度摩擦，增加声音失调的风险。所以，职业人群需要合理安排工作时间，适时休息，让声带得到充分的恢复。此外，保持充足的水分摄入也是嗓音保护的重要一环。水分可以润滑喉部黏膜，减少声带的干燥和摩擦。职业人群在工作期间应该定时饮水，保持喉部的湿润状态。

2. 职业人群的咽喉保健

在咽喉保健方面，预防感染是首要任务。职业人群应该养成良好的卫生习惯，如勤洗手、避免接触感染源等，以降低咽喉感染的风险。同时，保持室内空气的流通和清新也有助于减少病菌的滋生和传播。除了预防感染，职业人群还需要重视咽喉部位的保暖工作。在寒冷的季节或空调房间中，应该适当增加衣物以避免咽喉部位受凉。受凉可能导致咽喉黏膜血管收缩，降低局部抵抗力，增加感染的风险。此外，合理饮食也是咽喉保健的重要组成部分。职业人群应该选择清淡、易消化的食物，避免过度油腻、辛辣的刺激性食物对咽喉黏膜造成损伤。同时，多摄入富含维生素的水果和蔬菜有助于增强免疫力，预防咽喉疾病的发生。

三、自我检查与专业医疗干预

（一）日常自查方法

1. 耳部自我检查与异常症状识别

外耳异常表现可能包括耳廓红肿、瘙痒、耳道分泌物增多等，若发现耳垢颜色、质地明显异常，如呈现黄色脓性或血性，可能是外耳道炎或中耳炎的表现。如果自觉听力减退，尤其是在嘈杂环境中难以分辨他人讲话，或伴有耳鸣、耳朵胀痛、头晕等症状，可能存在听力损伤或耳部疾病的风险。对于突发性的听力丧失，尤其单侧，应立即就医。对于眩晕感，尤其是伴随眼球震颤、站立不稳等症状，可能是前庭系统出现问题，如梅尼埃病。另外，耳部疼痛剧烈且持续不减，特别是在按压耳屏后加剧，则可能提示急性中耳炎的发生。若有上述任何一种症状，均应及时寻求专业医疗帮助。

2. 鼻部与咽喉自我检查与异常症状识别

鼻部自我检查应关注鼻塞、流涕、打喷嚏、嗅觉异常等症状。长期不明原因的鼻塞，可能是慢性鼻炎或鼻息肉的迹象；流涕呈黄绿色或带有血丝，可能意味着存在鼻腔感染；频繁打喷嚏并伴有过敏性皮疹、眼痒等症状，可能是过敏性鼻炎。嗅觉减退或丧失，尤其是突然发生，需警惕鼻窦炎、颅内病变或病毒感染等情况。咽喉部异常表现为嗓音嘶哑、咽喉痛、吞咽困难、咳嗽咳痰等。早晨起床时持续性干咳、清嗓动作频繁，可能是慢性咽炎或反流性咽喉炎的症状；咽喉部异物感强烈，甚至吞咽疼痛，需警惕扁桃体炎、咽喉部肿瘤的可能性。如果有痰中带血或持续高热，可能是肺部感染或咽喉部严重炎症的表现。

（二）定期体检与专业医疗检查的重要性

1. 定期体检是健康守护的第一道防线

健康体检作为一种前瞻性的健康管理手段，其重要性不言而喻。定期体检是预防和早期发现潜在健康问题的重要途径，它如同一道守护个体健康的坚固屏障，帮助个体在疾病尚处于萌芽状态时采取措施，从而实现有效干预和治疗。

通过一系列科学而精准的检查项目，个体能够了解身体各系统、各器官的运行状况，及时发现潜在的病变风险。例如，血常规、尿常规等基础检查能够反映机体的整体代谢和免疫状况；心电图、B超等专项检查则能够针对特定器官进行更为深入的探查。这些检查不仅能够帮助个体发现诸如高血压、糖尿病等常见慢性病的早期迹象，还能够对某些恶性疾病如肿瘤等进行早期筛查。而且，通过定期关注自身的身体状况，个体能够更加深刻地理解健康的重要性，并在日常生活中更加注重饮食、运动等健康习惯的养成。这种积极主动的健康管理方式，不仅能够帮助个体预防疾病的发生，更能够在疾病到来时提供更为科学的应对策略。

2. 专业医疗检查是疾病诊疗的关键支撑

不同于常规的体检，专业医疗检查通常更加深入和具体，能够针对特定症状或疑虑提供精准的诊断依据，从而为后续的治疗和康复奠定坚实基础。专业医疗检查的核心在于其针对性和深入性。无论是复杂的影像学检查如 CT、MRI，还是精细的内窥镜检查，甚至是基因检测等先进技术，它们的目的都是揭示疾病的本质，明确病变的位置、性质以及发展阶段。这些精确的诊断信息对于医生来说如同指南针，指引着专业人员制订出最适合患者的治疗方案。在治疗过程中，定期的检查能够帮助医生了解患者病情的变化，评估治疗效果，并根据实际情况调整治疗方案。这种动态的疾病管理模式不仅能够提高治疗效果，更能够保障患者的安全，减少不必要的风险。

（三）患病后的合理就医流程与治疗方法选择

1. 耳鼻喉颈系统患病后的合理就医流程

当耳鼻喉颈系统出现不适或疑似患病时，合理的就医流程对于疾病的准确诊断和及时治疗至关重要。患者在察觉症状后，应首先进行自我观察与初步判断，明确症状的性质、持续时间和伴随情况。若症状轻微且短暂，可以通过调整生活习惯、加强自我护理得以缓解；若症状持续不减或加重，则需及时寻求专业医疗帮助。在选择医疗机构时，患者应优先考虑正规、专业的耳鼻喉科医院或综合医院的耳鼻喉科。这样的机构通常拥有先进的检查设备和经验丰富的医疗团队，能够提供更为精准的诊断和有效的治疗方案。在挂号时，根据自身症状选择合适的科室和医生，如有必要，可提前电话咨询或网络预约，以节省时间并提高就医效率。就医过程中，患者应详细向医生描述症状、病史及生活习惯，以便医生做出全面评估。在医生的指导下，进行必要的检查，如喉镜、鼻镜、听力测试等，这些检查有助于准确判断病情，为后续治疗提供科学依据。同时，患者应保持耐心和信任，积极配合医生的诊疗工作，共同制定个性化的治疗方案。

2. 耳鼻喉颈系统患病后的治疗方法选择

治疗方法的确定需根据患者的具体病情、身体状况、年龄、性别以及个人意愿等多方面因素综合考虑。对于常见的耳鼻喉颈疾病，如鼻炎、咽炎、中耳炎等，初期通常采用药物治疗，包括抗生素、抗炎药、抗过敏药等，以缓解症状、控制感染。患者在用药过程中应严格遵医嘱，注意药物的剂量、用法和用药时间，以免产生不良反应。若药物治疗效果不佳或病情较重，医生可能会建议手术治疗。手术治疗通常适用于结构异常、肿瘤、严重感染等复杂病例。患者在面对手术时，应充分了解手术的目的、风险及术后注意事项，并在医生的指导下做好术前准备和术后护理。除了药物和手术治疗，耳鼻喉颈疾病的治疗还包括物理治疗、中医治疗等辅助手段。这些治疗方法旨在通过改善局部血液循环、促进炎症消退、增强机体免疫力等方式，帮助患者恢复健康。患者应根据自身情况和医生建议，选择最适合自己的治疗方案。

第二节 日常生活中的小烦恼

一、耳鼻喉头颈常见疾病与防治措施

（一）耳部疾病与保健

1. 常见耳部疾病及其特点与防治

中耳炎是一种涉及中耳腔炎症的疾病，分为急性与慢性两种。急性中耳炎多见于儿童，通常继发于感冒，症状包括耳痛、发热、听力下降以及可能出现的耳内分泌物增多。慢性中耳炎可能由急性中耳炎迁延不愈发展而来，也可能因咽鼓管功能障碍导致中耳积液，表现为听力减退、耳闷胀感及反复发作的感染。对于中耳炎的防治，关键在于预防感冒，及时治疗鼻咽部炎症，必要时使用抗生素治疗感染，并在医生指导下适时进行鼓膜切开引流等手术治疗。耳鸣则表现为耳内持续性或间歇性的嗡嗡声、响铃声等，没有外部声源的情况下也能听到声音。耳鸣可能源于耳部疾病（如外耳道耵聍栓塞、中耳炎）、内耳损伤（如噪声性聋或老年性聋）或是全身性疾病（如高血压、糖尿病）的影响。针对耳鸣的防治，首先应查明具体病因，针对性治疗基础疾病；辅以改善生活习惯，如避免强噪声环境，保证充足睡眠；必要时借助听觉再训练疗法、药物治疗、心理咨询等综合手段。耳聋则是指不同程度的听力丧失，可分为传导性耳聋（因外耳或中耳结构或功能障碍所致）、感音神经性耳聋（内耳或听神经损伤）以及混合性耳聋（兼有两者因素）。对于耳聋的防治，婴幼儿期的听力筛查至关重要，以早期发现先天性听力损失。成年人应定期检测听力，及时发现并治疗中耳炎、噪声性耳聋等疾病。对已发生听力损失者，可采用助听器、人工耳蜗等听力辅助设备，同时辅以言语康复训练，最大限度地改善生活质量。

2.耳部清洁、防护方面的关键保护措施

耳部清洁应科学适度，尤其是外耳道，不可使用尖锐物品挖耳，以免损伤耳道皮肤和鼓膜，诱发感染。清洁时可使用专门的耳道清洁液配合柔软棉签，仅清理外耳道口可见的部分耳垢即可。防护方面，避免耳部受到直接伤害，如游泳时使用特制耳塞防止水进入耳道，冬天保暖以防冻伤，尽量远离高强度噪声环境，如必须在噪声较大的地方工作或生活，可佩戴符合标准的耳塞或耳罩以减少噪声对听力的损害。听力保护是耳部保健的重要一环，特别是随着年龄增长和生活环境的变化，应养成良好的生活习惯，如限制长时间佩戴耳机，遵循"60-60"原则，即音量不超过最大音量的 60%，连续聆听不超过 60 分钟；定期体检，尤其关注听力筛查，对已经存在的听力损失采取及时有效的补偿措施；对于儿童和青少年，家长和学校应共同监督其娱乐活动中的噪声暴露情况，培养健康的听力保护意识。通过以上全方位的保健措施，可有效预防耳部疾病，维护听力健康，提升生活质量。

（二）鼻部疾病与治疗

1.常见鼻部疾病

鼻部疾病是日常生活中颇为常见的健康问题，其中过敏性鼻炎、鼻窦炎和鼻息肉等尤为人们所熟知。这些疾病虽然症状各异，但都对患者的生活质量产生了不小的影响。过敏性鼻炎，顾名思义，是由于机体对某些过敏原如花粉、尘螨等过度敏感而引发的鼻炎反应。患者常在接触过敏原后出现鼻塞、流涕、打喷嚏等症状，严重时甚至可能引发哮喘等并发症。过敏性鼻炎的发作不仅影响患者的呼吸通畅，还可能导致睡眠质量下降，影响日常工作和学习。鼻窦炎则是指鼻窦内部的感染炎症，通常由细菌或病毒感染引起。患者会感到鼻塞、流脓涕、头痛等症状，严重时还可能出现发热、乏力等全身症状。鼻窦炎若不及时治疗，在有可能转为慢性，反复发作，给患者带来持续的困扰。鼻息肉则是鼻部黏膜长期在慢性炎症刺激下形成的赘生物，通常表现为鼻塞、流涕、嗅觉减退等症状。鼻息肉的存在不仅影响鼻腔的正常通气功能，还可能对邻近器官如耳朵、咽喉等造成不良影响。这些鼻部疾病的发生往往与环境污染、气候变化、个人体质等多种因素有关。因此，在日常生活中，个体应该注意保护鼻部健康，避免接触过敏原，保持室内空气清新，增强自身免疫力，以预防鼻部疾病的发生。

2.鼻部疾病的治疗方法

药物治疗是鼻部疾病治疗的基础，常用的药物包括抗生素、抗炎药、抗过敏药等。对于过敏性鼻炎患者，抗过敏药物能够有效缓解过敏反应，减轻症状；而对于鼻窦炎患者，抗生素则能够控制感染，促进炎症消退。在使用药物治疗时，患者应遵医嘱，按时按量服用药物，以确保治疗效果。手术治疗则适用于药物治疗效果不佳或病情较重的患者。例如，对于鼻息肉患者，手术切除息肉能够恢复鼻腔的正常通气功能。手术治疗虽然效果显著，但患者在术后需要注意休息和护理，以促进伤口愈合和恢复。日常护理在鼻部疾病的治疗过程中同样重要。患者应保持鼻腔清洁，定期清洗鼻腔以去除分泌物和过敏原；同时，保持良好的生活习惯，如戒烟、避免长时间处于空气污浊的环境中等，以减少对鼻部的刺激。此外，增强自身免疫力也是预防鼻部疾病复发的关键。

（三）咽喉疾病与预防

1. 常见咽喉疾病

咽喉炎是指咽部黏膜因感染、刺激或其他原因而引起的炎症。患者常会感到咽干、咽痛、咽部异物感，严重时还可能出现吞咽困难、发热等症状。扁桃体炎则是扁桃体组织发生的感染与炎症，多表现为扁桃体肿大、咽喉疼痛、吞咽困难，并可能伴有发热、全身乏力等症状。而声带炎则是由于过度使用声带、感染或其他因素导致声带发炎，患者通常会出现声音嘶哑、发音困难，甚至完全失声。这些咽喉疾病不仅影响患者的日常交流和饮食，还可能对其工作和生活造成不小的困扰。更为严重的是，若不及时治疗，某些咽喉疾病还可能引发更为复杂的并发症，如喉头水肿、咽喉脓肿等，甚至威胁患者的生命安全。因此，对于这些常见的咽喉疾病，个体必须予以足够的重视，做到早发现、早治疗。

2. 咽喉疾病的预防措施

改善生活习惯是预防咽喉疾病的首要措施。保持室内空气清新，减少烟尘和化学气体的刺激；戒烟限酒，减少对咽喉黏膜的不良刺激；避免长时间高声说话或唱歌，给声带足够的休息时间；保持饮食均衡，多吃新鲜蔬菜和水果，补充维生素和矿物质，都有助于保护咽喉健康。增强免疫力也是预防咽喉疾病的重要手段。保持充足的睡眠和适当的运动，有助于增强身体抵抗力，抵御病原体的侵袭；保持良好的心态和情绪，减少压力和焦虑对咽喉的不良影响；在季节交替或流感高发期，注意保暖和个人卫生，避免感冒和上呼吸道感染，从而减少咽喉疾病的发生。此外，定期检查也是预防咽喉疾病的重要环节。通过定期的咽喉检查，个体可以及时发现潜在的咽喉问题，如慢性咽炎、声带小结等，并采取相应的治疗措施，避免病情进一步恶化。对于高危人群如有长期吸烟史、家族肿瘤史等，更应重视定期检查的重要性。

（四）头颈部肿瘤与诊疗进展

1. 头颈部肿瘤的分类与特点

（1）甲状腺疾病与甲状腺肿瘤

甲状腺位于颈部前方，紧贴气管上端两侧，其肿瘤多表现为颈部前正中或稍偏下的可触及肿块。甲状腺肿瘤分为良性和恶性两大类，其中常见的良性肿瘤如甲状腺腺瘤，其特点是生长较缓慢，边界清楚，质地可为实性或囊性；而恶性肿瘤，即甲状腺癌，主要包括乳头状癌、滤泡状癌、髓样癌和未分化癌等亚型，特征各异，例如乳头状癌常见于年轻人群，病程进展相对缓慢，而未分化癌则高度恶性，预后差。关注要点在于肿块的大小、质地、活动度、是否伴有声音嘶哑、吞咽困难等症状，以及甲状腺功能是否受影响，比如是否存在甲亢或甲减症状。超声引导下的细针穿刺活检是诊断的重要手段。

（2）颈部淋巴结肿大

颈部淋巴结肿大既可以是局部炎症反应的结果，也可能提示肿瘤的存在。良性肿大的淋巴结通常质地较软、活动度好，病程短，与感染有关时会有红肿热痛等症状。而恶性淋巴结肿大，尤其是转移性肿瘤引起的，通常肿块质地硬、固定，无痛，增长快速，且常无明确的感染灶。除此之外，原发于头颈部其他部位的恶性肿瘤（如鼻咽癌、喉癌、口腔癌等）可能导致颈部淋巴结的转移，此时肿大淋巴结往往是这类肿瘤的首发症状之一。诊断过程中，淋巴结的病理学检查至关重要，包括切除活检或细针抽吸细胞学检查。

（3）咽喉肿瘤

咽喉部位的肿瘤种类繁多，包括但不限于喉癌、下咽癌、扁桃体癌等。喉癌根据起源部位的不同分为声门上型、声门型和声门下型，临床特点各异，如声门型喉癌患者常常有声音嘶哑的首发症状，而随着肿瘤增大，可能出现呼吸困难、吞咽疼痛、颈部肿块等表现。下咽癌及扁桃体癌则可能伴随吞咽梗阻、体重减轻、持续性疼痛等症状。咽喉肿瘤的早期发现尤为重要，通过间接喉镜、纤维喉镜、CT、MRI 等影像学检查结合生物组织标本的病理学诊断来确定肿瘤性质和分期，为后续治疗方案的选择奠定基础。

2. 头颈部肿瘤的诊断方法

头颈部肿瘤的精准诊断是一个复杂的过程，涉及多种诊断技术和临床评估手段。影像学检查在该领域扮演了关键角色，通过可视化技术揭示肿瘤的具体位置、大小、形态以及与周围组织的关系。常规的 X 线检查可初步评估某些特定区域，如牙齿和颌骨的病变；而高级成像技术如计算机断层扫描（CT）能提供更为详细的解剖结构信息，适用于检测头颈部深部肿瘤以及评估骨骼破坏情况。磁共振成像（MRI）因其优异的软组织对比分辨率，对神经血管结构的显示尤其清晰，故在颅底肿瘤、脑膜瘤以及侵犯颈动脉鞘区的肿瘤诊断中有显著优势。正电子发射断层扫描（PET）配合CT（PET/CT）能评估肿瘤的代谢活性，有助于区分良恶性病变，并寻找可能的远处转移灶。病理学检查则是确立头颈部肿瘤诊断的金标准。通过内窥镜引导下的活组织检查（如纤维喉镜、支气管镜等）获取组织样本，或者借助细针穿刺、开放式活检等方法取得细胞或组织标本，经过组织病理学、免疫组织化学、分子病理学等分析，能够准确判定肿瘤的病理类型、分化程度以及分子标志物状态，这对于制定个体化治疗方案至关重要。此外，基因检测也在头颈部肿瘤的诊断中发挥着越来越重要的作用，用于预测肿瘤的生物学行为、预后以及靶向治疗的可能性。

3. 头颈部肿瘤的治疗进展

近年来，头颈部肿瘤的治疗取得了长足的进步，强调以多学科团队合作为基础，综合运用手术、放射治疗、化疗以及新兴的免疫治疗等多种手段，以实现最佳疗效和最小副作用的目标。手术治疗仍然是许多头颈部肿瘤的主要治疗方式，尤其对于早期和局限性肿瘤，根治性手术旨在彻底清除肿瘤组织，保留或重建功能的同时力求达到美容效果。微创技术的发展如机器人辅助手术、激光手术等使得手术更加精准、创伤更小。放射治疗技术进步显著，三维适形放射治疗（3D-CRT）、调强放射治疗（IMRT）、图像引导放射治疗（IGRT）等先进手段能精确照射肿瘤靶区，最大限度地保护正常组织不受损害。质子治疗作为尖端放射治疗技术，因其布拉格峰效应，对邻近重要结构的保护更具优势。化疗在头颈部肿瘤治疗中既可以作为辅助治疗与手术或放疗联合应用，以降低复发风险，也可以作为姑息治疗手段，改善晚期或转移性患者的症状。新型化疗药物的研发和药物组合策略的优化提升了治疗效果和耐受性。免疫治疗是近年来最为活跃的研究领域，针对PD-1/PD-L1通路的免疫检查点抑制剂在部分头颈部肿瘤，尤其是HPV阳性的口咽癌中取得了突破性成果，显著提高了患者的生存率。此外，靶向治疗针对特定驱动基因突变的药物也在一些头颈部肿瘤如甲状腺癌中取得了积极的应用成果。

二、日常生活习惯与耳鼻喉头颈健康的关系

（一）合理饮食对耳鼻喉健康的影响

1. 合理饮食滋养耳鼻喉，预防疾病发生

个体所摄入的食物中，包含着丰富的营养素，这些营养素不仅是构成身体组

织的基本物质，更是维持耳鼻喉正常功能不可或缺的能量来源。例如，蛋白质是构成耳鼻喉黏膜、肌肉等组织的重要成分，它的充足摄入有助于增强这些组织的抵抗力和修复能力。维生素和矿物质则参与到耳鼻喉部位的多种生理反应中，如维生素 A 有助于维持黏膜的完整性，维生素 C 则参与到抗氧化、增强免疫等过程中，锌和硒等矿物质也在多个层面支持着耳鼻喉的健康。通过合理的饮食搭配，个体可以确保这些关键营养素的均衡摄入，从而为耳鼻喉部位提供持续而稳定的营养支持。当身体得到充足的营养时，耳鼻喉的防御机制会更为强健，对外来病原体的抵抗能力也会随之提升。此外，一些特定的食物如蜂蜜、生姜、大蒜等，还被发现具有抗菌、抗炎等药用价值，适量食用这些食物，可以在一定程度上帮助缓解耳鼻喉部位的不适，预防疾病的发生。更为重要的是，合理饮食还有助于个体控制体重、调节血糖和血脂水平，这些因素都与耳鼻喉的健康息息相关。肥胖、高血糖和高血脂等代谢问题，往往会增加耳鼻喉疾病的风险，如鼾症、咽喉炎等。因此，通过调整饮食结构，减少高脂高糖食物的摄入，增加蔬果和全谷物的比例，个体不仅能够维护整体的健康，还能为耳鼻喉部位创造一个更为有利的内环境。

2. 饮食不当对耳鼻喉健康的潜在危害

在现代生活中，由于工作节奏加快、饮食文化多样化等原因，许多人往往难以保证规律的饮食，过度依赖外卖、快餐等高盐高脂食品，或是频繁地摄入辛辣、刺激性食物。这些不健康的饮食习惯，长期积累下来，就可能对耳鼻喉部位造成损害。盐分的过量摄入会吸走细胞中的水分，导致咽喉黏膜干燥，进而引发喉咙疼痛、沙哑等症状。而高脂食物则可能增加咽喉部位患炎症的风险，因为过多的脂肪摄入会促进炎症介质的产生，加重炎症反应。辛辣食物虽然能带来一时的味蕾刺激，但长期大量食用却可能刺激咽喉和鼻腔黏膜，引发或加重鼻炎、咽炎等问题。此外，饮食不规律、暴饮暴食等习惯，也可能通过影响身体的代谢和内分泌系统，间接对耳鼻喉健康产生不良影响。例如，长期的饮食失衡可能导致营养不良或营养过剩，这两种状态都会削弱免疫系统的功能，使得耳鼻喉部位更容易受到细菌和病毒的侵袭。因此，为了维护耳鼻喉健康，个体需要警惕这些不良的饮食习惯，及时调整饮食结构，确保每一餐都能为身体提供恰到好处的营养支持。

（二）耳鼻喉疾病产生的环境因素

1. 空气污染与耳鼻喉疾病的关系

大气污染物，如悬浮颗粒物（PM2.5、PM10）、二氧化硫、氮氧化物、挥发性有机化合物等，当人体长时间暴露于这些有害物质之中时，可能会直接刺激和损害呼吸道黏膜，诱发或加重鼻炎、咽炎、喉炎以及气管炎、支气管炎等一系列耳鼻喉疾病。颗粒物微小，可以轻易进入鼻腔、咽喉乃至肺部深处，导致鼻塞、流涕、咳嗽、咽喉痛等症状。长期处于高污染环境中，还可能增加患鼻咽癌、喉癌等恶性肿瘤的风险。此外，污染物中的某些成分如甲醛、苯等，对人的听觉系统亦有潜在危害，可能引起耳鸣、听力下降等问题。

2. 工作生活环境中其他因素的影响

噪声污染是不容忽视的一大因素，长期处于高强度噪声环境下，会对听力造成不可逆的损害，如噪声性耳聋，同时也会引起心理压力增大，间接导致耳鸣、头痛等耳鼻喉并发症。此外，职业环境中粉尘、化学物质的接触，如矿工、建筑工人、化工行业从业者等，易引发尘肺病、职业性鼻炎等职业性耳鼻喉疾病。而过于干燥的空气可能导致鼻腔和咽喉黏膜干燥、充血，从而诱发鼻炎、咽炎等疾病；潮湿环境中霉菌滋生，可引发过敏性鼻炎、哮喘等呼吸道问题。再者，不良的生活习惯如吸烟、过度饮酒，不仅直接损害咽喉黏膜，还是诱发咽喉炎、喉癌等疾病的重要诱因。

（三）生活方式调整：戒烟限酒、避免噪声刺激对耳鼻喉健康的益处

1. 戒烟对耳鼻喉健康的积极影响

长期吸烟会导致鼻腔、咽喉黏膜的慢性炎症，增加鼻窦炎、咽喉炎等疾病的发病风险。戒烟后，这些黏膜组织有机会得到修复，从而减少炎症刺激和感染机会。戒烟对于改善嗅觉和味觉也有显著效果。烟草中的化学物质会干扰嗅觉和味觉神经的正常功能，导致吸烟者对这些感官体验的敏感度下降。戒烟后，随着神经系统的恢复，个体能够更清晰地感知到各种气味和味道，提高生活质量。而且，研究表明，吸烟是这些癌症的重要诱因之一。通过戒烟，个体可以大大减少与烟草相关的致癌物质对耳鼻喉部位的刺激，从而保护这些器官免受癌症的威胁。除了对耳鼻喉健康的直接影响外，戒烟还有助于改善整体健康状况。吸烟与多种慢性疾病如心血管疾病、呼吸系统疾病等密切相关。戒烟后，个体的肺功能、血液循环和免疫系统都能得到不同程度的改善，为耳鼻喉部位提供一个更为健康的内环境。

2. 限酒与避免噪声刺激对耳鼻喉的保健作用

酒精具有刺激性和脱水性，过量饮酒可能导致咽喉黏膜干燥、充血甚至发炎。长期大量饮酒还可能增加患喉癌的风险。因此，适量饮酒或完全戒酒有助于保护咽喉黏膜的完整性，减少炎症和不适感的发生。而且，长时间暴露在高强度的噪声环境中，如使用高音量耳机听音乐、在嘈杂的工作场所工作等，可能导致听力受损、耳鸣甚至耳聋。噪声还会引起耳部不适和紧张感，影响个体的生活质量，

这就需要尽量减少噪声暴露，采取适当的防护措施如佩戴耳塞或耳罩，有助于保护听力并维护耳部健康。而且，过量饮酒和长期噪声暴露都可能导致睡眠障碍、焦虑和压力增加等问题，进而对耳鼻喉健康产生负面影响。通过限制这些不良刺激，个体能够拥有更好的睡眠质量、更平稳的情绪状态以及更低的压力水平，从而为耳鼻喉部位创造一个更为和谐的生活环境。

（四）运动与呼吸训练对改善鼻腔通气及咽喉功能的意义

1.运动对改善鼻腔通气功能的意义

运动过程中，身体代谢加速，耗氧量增加，促使呼吸加深加快，这有利于扩张鼻腔通道，增强鼻黏膜纤毛摆动的活力，进而提高鼻腔清洁和过滤空气的能力。运动锻炼能够有效改善鼻窦循环，促进血液循环，缓解鼻窦充血状况，对鼻窦炎、鼻息肉等引起的鼻腔通气障碍具有良好的辅助治疗效果。此外，规律的体育锻炼可以增强机体免疫力，减少感冒等上呼吸道感染的发生，间接维护鼻腔的正常通气功能。研究还表明，长期坚持运动的人群，其鼻腔适应冷暖变化、抵抗外界刺激的能力更强，这也有助于预防和缓解因气候变化或环境刺激引起的鼻腔不适。

2.呼吸训练对改善咽喉功能的重要性

科学的呼吸训练可以帮助咽喉部肌肉得到充分锻炼，增强肌力，使喉部保持良好的张力和灵活性，这对于改善因肌肉松弛导致的喉咙阻塞、发音不清等症状大有裨益。特别是对于声带功能障碍、嗓音疲劳、声带息肉等疾病的患者，通过专门的呼吸控制和发声技巧训练，可以有效恢复和优化声带运动，提升发音质量和音量。另一方面，呼吸训练对于咽喉部疾病的预防和康复具有积极作用。通过腹式呼吸、深呼吸练习，可以提高肺部气体交换效率，保证氧气充足供应，缓解由于呼吸模式异常引起的咽喉不适，如咽喉干燥、刺痛、痒感等。对于慢性阻塞性肺疾病、睡眠呼吸暂停综合征等患者，正确的呼吸训练能够纠正错误的呼吸习惯，改善夜间低氧状况，减轻白天嗜睡、乏力等症状，同时还能预防因长期缺氧造成的咽喉部炎症反复发作，保障咽喉的正常生理功能。此外，良好的呼吸技巧还能帮助情绪管理，减轻焦虑、紧张等心理因素对咽喉部功能的负面影响，促进身心健康的全面发展。

第三节 常见问题解答与误区破解

一、耳鼻喉头颈常见问题解答

（一）鼻炎、鼻窦炎的成因及其诊断

1.鼻炎成因的多元性解析

鼻炎是鼻腔黏膜发生的炎症性疾病，其成因多样且相互关联。微生物感染是导致鼻炎的常见原因，尤其是病毒和细菌感染，如鼻病毒、冠状病毒、流感病毒、肺炎链球菌、流感嗜血杆菌等，它们入侵鼻腔后引发炎症反应，导致急性鼻炎的发生。此外，过敏性因素在鼻炎发病中同样占据重要地位，当人体接触到空气中诸如花粉、尘螨、霉菌孢子、宠物皮屑等过敏原时，会引起过敏性鼻炎，表现为打喷嚏、流涕、鼻塞等症状。而且，环境因素也不容忽视，长期生活在空气污染严重、气候干燥或多变的环境中，鼻腔黏膜容易受损，形成慢性鼻炎。并且，个人体质差异也是重要因素，如在自身免疫功能低下、内分泌失调等状况下，鼻腔黏膜抵御外来侵害的能力减弱，易于受到感染或过敏原侵袭，从而导致鼻炎的发生。

2.鼻窦炎发病机制的深入探讨

鼻窦炎往往继发于鼻炎，尤其是在鼻腔炎症未能及时得到有效控制时，炎症扩散至鼻窦，造成鼻窦开口阻塞，引流不畅，分泌物潴留，形成细菌或真菌的繁殖基地，进而发展为鼻窦炎。解剖异常，如鼻中隔偏曲、鼻息肉、鼻甲肥大等，也是导致鼻窦炎的重要原因，这些解剖结构的改变会阻碍鼻窦的正常通气和引流，利于炎症的发生。全身性疾病如免疫缺陷病、糖尿病、贫血等，可削弱机体免疫能力，使鼻窦黏膜对病原微生物的抵抗力下降，更容易罹患鼻窦炎。另外，生活方式和环境因素同样对鼻窦炎有影响，如长期吸入有害气体或颗粒物、缺乏足够的休息和锻炼、饮食不均衡等，都可能间接促成鼻窦炎的发生和发展。在特殊情况下，如鼻窦外伤、鼻窦手术后感染等，也会成为鼻窦炎的直接病因。

（二）听力下降、耳鸣的常见原因及其诊断

1.听力下降的常见原因详解

听力下降，即听觉功能减退，涉及多种病理机制和病因。其中，外耳和中耳

疾病是引发听力损失的常见原因。例如，耵聍栓塞、外耳道炎或异物刺激，通过妨碍声音的有效传导，从而导致传导性听力下降。中耳炎，尤其是慢性中耳炎，可导致鼓膜穿孔、听小骨损伤或固定，进一步影响到声音的能量传递至内耳。此外，突发性耳聋可能与病毒感染、血液循环障碍等因素有关，短时间内造成听力急剧下降。内耳疾病也是听力丧失的重要原因，梅尼埃病、老年性耳聋（即年龄相关性听力损失）、噪声性聋、药物中毒性耳聋等，均可损害耳蜗内的感觉细胞——螺旋神经节细胞，影响声音信号转化为神经冲动的过程。遗传性耳聋、自身免疫性疾病以及内耳微循环障碍等，也可能导致感音神经性听力下降。此外，全身性疾病如高血压、糖尿病、心血管疾病等会影响内耳血液供应，产生听力损失。颅内占位性病变、听神经瘤、颞骨骨折等中枢神经系统疾病，会直接影响听神经通路的功能，从而引发听力下降。

2. 耳鸣的病因探索与诊断路径

耳鸣是一种主观听觉感知异常，表现为无外界相应声源的情况下听到持续或间歇的声音。其发生机理复杂多样，通常与听觉系统的结构或功能障碍有关。常见的耳鸣病因包括耳部器质性病变，如上述提及的耳垢堆积、中耳炎、听神经瘤、耳硬化症等，这些病变可以直接或间接引起耳鸣。另外，长期暴露于高强度噪声环境下可导致听觉神经元功能紊乱，诱发噪声性耳聋并伴随耳鸣。血管性疾病，如颈动脉狭窄、椎基底动脉供血不足等，因血流动力学改变影响内耳血供，也可能引发耳鸣。此外，精神心理因素、内分泌系统疾病、维生素 B_{12} 缺乏、铁元素失衡等全身性状况也可能与耳鸣的发生存在关联。在诊断耳鸣时，医生首先会进行详尽的病史询问和体格检查，包括耳鼻喉科专业检查，然后根据需要选择听力测试（如纯音测听、言语测听）、耳鸣匹配测试、听性脑干反应（ABR）、耳蜗电图（ECochG）、颞骨 CT 或 MRI 等影像学检查来判断耳鸣的性质和可能来源。有时还会结合心理咨询、睡眠评估和血液生化指标等综合性检查，以便全方位了解患者耳鸣状况，并据此制订个性化的治疗方案。

（三）咽喉炎、扁桃体炎的早期识别与筛查

1. 咽喉炎的早期识别与筛查

在咽喉炎的早期阶段，患者可能会感到咽喉部位有轻微的干燥感或异物感，这是由于炎症引起的黏膜充血和肿胀所导致的。随着病情的发展，患者可能会出现咽喉疼痛，尤其是在吞咽时更为明显。而且，声音嘶哑也是咽喉炎的常见症状之一，这是因为炎症波及到了声带，影响其正常振动。为了早期识别咽喉炎，个体应该时刻关注自己的咽喉状况，特别是在季节交替、气候变化或长时间使用嗓子等易感时期。一旦出现上述症状，应及时就医进行检查。医生通常会通过详细的问诊和体格检查来初步判断病情，如观察咽喉部位的充血、肿胀情况，听诊呼吸音等。必要时，医生还可能会建议患者进行喉镜检查，以便更直观地了解咽喉部位的病变情况。除了依靠医生的诊断外，还可以通过改善生活习惯、增强免疫力等措施来预防咽喉炎的发生。例如，保持室内空气湿润、避免长时间高声说话、戒烟限酒等，都有助于减少咽喉炎的风险。

2. 扁桃体炎的早期识别与筛查

扁桃体炎的早期症状通常包括咽部不适、轻微咽痛以及可能的吞咽困难。患者可能会感到喉咙干燥，有时伴有异物感或刺激感。在病情进一步发展时，咽痛可能逐渐加剧，甚至影响正常饮食和言语。而且，患者还可能出现发热、头痛、乏力等全身症状，这些都是机体对感染做出反应的表现。特别是在季节更替、流感高发期或长时间处于人群密集环境时，更应提高警惕。一旦出现上述症状，应立即就医进行筛查。医生会通过详细的病史询问、体格检查和实验室检查来综合评估病情。其中，观察扁桃体是否红肿、有无脓点或渗出物是诊断的关键步骤。同时，血液检查也有助于明确感染病原体的类型，从而指导后续治疗。除了专业医疗筛查外，个人预防措施同样重要。保持良好的口腔卫生习惯、避免与感染源直接接触、增强自身免疫力等都是预防扁桃体炎的有效方法。通过早期识别筛查与个人预防措施结合，个体可以大大降低扁桃体炎的发病率和并发症风险，维护个人健康。

二、耳鼻喉头颈健康误区破解

（一）鼻炎并非需要通过手术治疗

1. 鼻炎的非手术治疗作为主要治疗手段

鼻炎这一广泛的术语涵盖了一系列鼻腔黏膜炎症性疾病，其中包括急性鼻炎、慢性鼻炎、变应性鼻炎、鼻窦炎等不同类型。对于大多数鼻炎患者来说，手术并不是必需的治疗手段，而是优先采取一系列非手术治疗来管理和控制病情。药物治疗占据核心地位，针对不同类型的鼻炎采取相应的药物方案。例如，细菌性鼻炎可通过应用抗生素消除感染源；过敏性鼻炎的治疗重点在于抗过敏药物的使用，包括口服或鼻喷抗组胺药、鼻用皮质类固醇等，以抑制炎症反应和减轻鼻部症状。除此之外，鼻腔冲洗也是一种常见的辅助治疗手段，利用生理盐水清洗鼻腔，去除过敏原、病毒或细菌以及炎性分泌物，有助于改善鼻腔环境。非手术治疗还包括免疫疗法，如针对特定过敏原的脱敏治疗，以及调整生活习惯，如避免接触已知的过敏原，保持室内空气质量良好，增强免疫力等。对于鼻腔因黏膜水肿导致的轻度或中度呼吸不畅，有时还会借助鼻腔减充血剂，但此类药物不建议长期依赖。中医在治疗鼻炎方面也提供了一定的补充治疗，如中药调理、针灸、拔罐等，不过需结合西医标准治疗，并在专业医师指导下进行。

2. 在特定鼻炎情况下手术治疗的必要性与适用范围

尽管非手术治疗足以解决许多鼻炎患者的症状，但对于一部分特殊或复杂情况，尤其是经过规范的药物治疗后仍无明显改善或反复发作的慢性鼻炎患者，手术治疗则具有重要意义。这主要包括慢性肥厚性鼻炎、鼻息肉、鼻中隔偏曲、解剖结构异常（如鼻甲肥大阻碍鼻腔通气）等情况。手术的目的在于纠正解剖学异常、去除病灶、改善鼻腔通气功能，从而减轻鼻塞、头痛等症状，提高生活质量。现代鼻科学中鼻内镜手术技术进步显著，使得手术更加微创且精准，例如低温等离子消融术可用于减少鼻甲体积，鼻中隔矫正术可以纠正鼻中隔偏曲。此外，对于一些药物治疗效果欠佳的严重慢性鼻炎或鼻窦炎合并症患者，手术治疗也是不可或缺的治疗环节。

（二）听力下降并非一定是老年性耳聋

1. 听力下降并非等同于老年性耳聋

听力下降这一症状，在个体的日常生活中时有出现，尤其是在年长者群体中更为普遍。然而，将听力下降简单地等同于老年性耳聋，却是一个常见的误区。老年性耳聋，确实是随着年龄增长，听觉系统逐渐出现退行性病变的一种表现，它通常会导致听力的逐渐下降。但个体必须明确，听力下降并非仅仅由老年性耳聋所引起。事实上，听力下降可能由多种因素导致，包括但不限于长时间处于噪声环境、耳部遭受外伤、患有某些慢性疾病，以及服用某些具有耳毒性的药物等。这些因素都可能对听觉系统造成不同程度的损害，进而引发听力下降的症状。因此，个体不能将所有听力下降的情况都归结为老年性耳聋。而且，有些人可能只是轻微地感觉听力不如以前，而有些人则可能出现严重的听力障碍。这其中的差异，既与个体的生理状况、遗传因素有关，也与个人的生活习惯、环境因素等密切相关。

2. 听力下降的多元成因及与老年性耳聋的区分

虽然老年性耳聋是导致听力下降的一个重要因素，但并非唯一原因。实际上，听力下降的成因是多元化的，这需要个体进行深入的探讨和区分。老年性耳聋主要与年龄增长相关，是听觉系统退行性病变的自然结果。而除了老年性耳聋之外，还有许多其他因素也可能导致听力下降。例如，长时间暴露于高强度的噪声环境中会对听觉系统造成损害，导致听力逐渐下降。这种噪声性听力损失在当今社会中越来越普遍，尤其是对于那些经常接触高噪声环境的人群来说。此外，一些慢性疾病如高血压、糖尿病等也可能对听觉系统产生不良影响，进而引发听力下降。这些疾病可能通过影响血液循环、损害神经传导等方式对听力造成损害。因此，在面对听力下降的症状时，个体不能仅仅将其归结为老年性耳聋，还需要考虑其他可能的病因。并且，即使是同样患有老年性耳聋的患者，其听力下降的速度和程度也可能存在显著差异。这可能与个体的遗传因素、生活习惯、环境因素等多种因素有关。因此，在面对听力下降的问题时，个体需要进行个体化的评估和管理，以制订针对性的治疗方案。

（三）喉咙不适并非一定是咽喉炎

1. 喉咙不适可能涉及的多种原因

（1）声带疾病

如声带水肿、结节、息肉、囊肿等病变，可能导致声音嘶哑、喉咙疼痛或异物感。

（2）反流性喉炎

胃酸反流至食管及喉咙部位，刺激喉部黏膜，造成慢性喉咙不适，尤其在餐后和躺下时症状加剧。

（3）过敏反应

对空气中的粉尘、花粉、宠物毛发等过敏原产生过敏反应，可引起喉咙痒、痛或干燥感，通常伴有打喷嚏、流涕等症状，形成过敏性咽炎。

（4）干燥性喉炎

气候干燥、长时间讲话、吸烟饮酒等都可能导致喉咙黏膜干燥，引发喉咙痛或紧绷感。

（5）感染性疾病

除常见的病毒性或细菌性咽喉炎外，如流感、麻疹、风疹等传染性疾病也可出现喉咙不适的症状。

（6）心理压力与情绪紧张

长期的精神压力和情绪波动也可能引发喉咙紧张和不适感，表现为功能性咽痛或癔球症。

2. 咽喉炎与喉咙不适的关系及诊断辨识

咽喉炎主要分为急性咽喉炎和慢性咽喉炎两种，前者多由病毒或细菌感染引起，症状通常包括喉咙疼痛、吞咽困难、咳嗽、发热等；后者则可能与吸烟、饮酒、环境污染、职业暴露、反流性食管炎等多种因素相关，症状持续时间较长，进展较慢，常伴有喉咙干涩、痒、疼痛、痰多等表现。在确定喉咙不适的原因时，医生会基于病史询问、体格检查以及必要的辅助检查（如喉镜检查、喉部影像学检查、过敏原检测、胃镜检查等）来判断是否为咽喉炎或排除其他可能性。因此，当出现喉咙不适时，切勿自行断定为咽喉炎，及时就医并通过专业的医学评估找出确切病因至关重要，这样才能采取合理的治疗措施，避免延误病情。

第四节 保护耳鼻喉头颈的小贴士

一、耳鼻喉头颈的日常保护基础

（一）耳鼻喉头颈的脆弱性与保护的意义

1. 耳鼻喉头颈系统的脆弱性

耳朵作为听觉和平衡的中心，其内部结构精细且易受损伤。长时间暴露于噪声环境、使用耳机音量过大，或是频繁掏耳等不当行为，都可能对耳朵造成不可逆的伤害。鼻子作为呼吸系统的入口，不仅负责过滤空气中的杂质，还承担着调节温度和湿度的重要任务。然而，环境污染、过敏原以及鼻部疾病都可能对鼻子的正常功能构成威胁。咽喉作为食物和空气的通道，其健康状态直接关系到人体的消化和呼吸功能。咽喉部位的炎症、感染或是肿瘤等疾病，都可能对个体的生活质量产生严重影响。头颈部则包含了众多的血管、神经和肌肉组织，任何一处的损伤都可能引发严重的后果，如头痛、颈部僵硬甚至是神经功能障碍。因此，个体必须正视耳鼻喉头颈系统的脆弱性，通过增强健康意识、改善生活习惯以及定期进行体检等方式，来降低这些部位受损的风险。

2. 保护耳鼻喉头颈系统的意义

保护耳鼻喉头颈系统的健康，对于维持人体的整体功能和提升生活质量具有深远的意义。这些部位不仅关乎个体的听觉、嗅觉、味觉以及平衡感等基本感官功能，还涉及呼吸、吞咽、发音等重要生理功能。它的健康与否，直接关系到个体的日常生活质量。想象一下，如果个体的听力受损，将无法清晰地感知声音和语言，这将对交流和学习造成极大的障碍。如果鼻子功能受损，个体将难以享受食物的香气，甚至可能因呼吸不畅而影响睡眠质量。咽喉的问题则可能导致吞咽困难或声音嘶哑，影响个体的社交和表达。而头颈部的疾病则可能引发头痛、眩晕等症状，严重影响个体的工作和生活。此外，耳鼻喉头颈系统还与许多重要疾病的发生和发展密切相关。例如，鼻咽癌、喉癌等恶性肿瘤的早期发现和治疗，往往依赖于对这些部位的细致检查。因此，保护好耳鼻喉头颈系统，不仅有助于预防这些疾病的发生，还能在疾病早期提供宝贵的诊断和治疗线索。

（二）日常生活中的潜在威胁因素

1. 环境污染与鼻咽喉颈的健康隐患

随着工业化进程的加速和城市化的发展，空气、水源以及土壤中的污染物日益增多，这些污染物通过多种途径影响着个体的鼻咽喉颈健康。空气中悬浮的颗粒物、有毒气体和化学物质，如 PM2.5、二氧化硫、氮氧化物等，是环境污染的主要组成部分。这些物质不仅刺激和感染鼻腔、咽喉黏膜，导致慢性炎症、过敏性疾病的发病率上升，还可能通过呼吸进入肺部，对整个呼吸系统造成深远影响。长期暴露在受污染的环境中，个体容易出现鼻塞、流涕、咳嗽、喉咙不适等症状，严重时还可能诱发鼻炎、咽喉炎甚至呼吸系统疾病。水源污染同样不容忽视。工业废水、农业排水以及生活污水中的重金属、有害化学物质和病原微生物，一旦进入饮用水源，将对人体健康构成威胁。这些污染物质通过饮水、食物链等途径进入人体，可能对鼻咽喉颈部位的黏膜造成刺激和毒性作用，增加患病风险。因此，环境保护和健康意识的提高对于预防鼻咽喉颈疾病至关重要。个体应关注环境质量信息，避免在污染严重时外出活动，使用空气净化器、口罩等防护用品减少污染物吸入，同时倡导绿色低碳生活，共同改善环境质量。

2. 生活习惯与鼻咽喉颈的潜在威胁

在快节奏的生活中，个体常常为了工作、学习或娱乐而牺牲休息时间，长时间处于紧张、焦虑的状态，这不仅影响了身体的整体健康，也对鼻咽喉颈部位造成了不小的压力。而过度摄入辛辣、油腻、刺激性食物，以及缺乏新鲜蔬菜水果的摄入，都可能导致鼻腔、咽喉黏膜的受损和炎症反应。同时，烟酒嗜好更是加剧了这种损害，烟草和酒精的刺激不仅使得咽喉干燥、充血，还可能诱发癌变等严重后果。此外，长时间高声讲话、唱歌或过度使用嗓子，容易造成声带疲劳、充血甚至形成声带小结或息肉。而缺乏锻炼导致的体质下降，也使得个体对鼻咽喉颈部位的细菌和病毒更为敏感，易于发生感染和炎症。为了维护鼻咽喉颈的健康，个体应养成良好的生活习惯。保证充足的睡眠，避免过度劳累；保持均衡的饮食，多吃新鲜蔬菜水果；戒烟限酒，减少对黏膜的刺激；注意正确用嗓和适度发声；加强体育锻炼，提高身体素质。通过这些措施的实施，可以有效降低鼻咽喉颈疾病的发生风险。

二、耳鼻喉头颈的日常保护小常识

（一）耳部保护小贴士

1. 保持耳部干燥与清洁的重要性

耳部感染是日常生活中常见的健康问题，其中以中耳炎和外耳道炎最为常见。预防这类感染的关键在于养成良好的耳部卫生习惯，保持耳部干燥与清洁。水分滞留在耳道内是引发耳部感染的重要诱因，尤其是在沐浴、游泳或雨天涉水后，水分容易渗入耳朵内部，为细菌或真菌提供了繁殖的温床。因此，个体应当学会正确地清洁耳朵，避免用棉签等物品深入耳道，以免损伤耳膜或推动耳垢向内积累。在淋浴或游泳后，可以用干净柔软的毛巾轻轻擦干耳廓外部，若有必要，可使用专门的耳道干燥剂或者倾斜头部使水分自然流出。另外，定期到医院进行耳道清理也有助于预防耳部感染的发生，保持耳部环境卫生，降低感染风险。

2. 远离噪声危害与合理使用耳机

无论是工作场所的机器轰鸣，还是日常生活中频繁接触的高音量音乐、电子设备播放的声音，乃至突发性的爆炸巨响，都有可能对听觉器官造成不可逆的损害。为了保护听力，首先要远离过强的噪声环境，如无法避免，则务必佩戴符合安全标准的专业耳塞或耳罩。另一方面，随着科技的发展，耳机成了个体聆听音乐、学习、工作的常用工具，但长时间高音量使用耳机同样会对听力构成威胁。故而在使用耳机时，应遵循"60-60"原则，即音量不超过最大音量的60%，连续使用时间不超过60分钟，之后适当休息，确保耳朵得到恢复。选择降噪功能较好的耳机，能在一定程度上减少对外界过高音量的需求，也是保护听力的有效手段。

3. 耳部按摩与保健操有助于促进血液循环以维护听力健康

在日常生活中，个体可以进行简单的耳部按摩，如轻轻揉搓耳廓，按压耳垂下方的翳风穴，以及用双手掌心交替摩擦耳部，这些动作有助于刺激耳部的微循环，增强耳部的抵抗力。此外，有一些特别设计的耳部保健操，如耳廓牵拉运动、颈部转动放松等，通过协调头部与颈部肌肉的活动，间接带动耳部血管扩张收缩，促进血液流动，对于预防耳部疾病、延缓听力衰老有着积极的意义。坚持进行耳部按摩与保健操，不仅能防治耳部疾患，更能全面呵护个体的听力健康。

（二）鼻部保健指南

1. 鼻腔清洁与加湿是维护正常呼吸功能的有效方式

鼻腔是人体呼吸系统的第一道防线，它能过滤、湿润、温暖吸入的空气，保护下呼吸道免受外界有害物质侵害。定期进行鼻腔清洁和保持适宜的鼻腔湿度是维持鼻腔正常呼吸功能的关键。鼻腔清洁可以通过温和的鼻腔冲洗法实现，例如使用生理盐水进行鼻腔冲洗，不仅可以清除附着在鼻腔内的尘埃、病毒、细菌等有害物质，还可以帮助软化并排出过多的黏液，减轻鼻塞、流涕等症状，预防鼻窦炎、感冒等呼吸道疾病的发生。与此同时，尤其是在干燥季节或空调环境中，保持室内适宜的湿度亦极为重要。使用加湿器可以有效防止鼻腔黏膜干燥、破裂，减少因鼻腔干燥引起的出血、疼痛和不适感，从而保障鼻腔黏膜的正常功能，进一步提升整个呼吸系统的防御能力。

2. 避免接触过敏原的策略

预防鼻部过敏的核心便是识别并尽可能避免接触引发过敏反应的物质，即过敏原。过敏原种类繁多，常见的有花粉、尘螨、霉菌孢子、动物皮屑等。这就需要保持生活环境洁净，定期清扫卫生死角，减少尘螨和霉菌滋生；换季时注意关注气象部门发布的花粉浓度报告，尽量减少户外活动，外出时佩戴口罩。而且，对宠物过敏的人群应尽量避免接触宠物或避免让宠物进入卧室。并且，选用低致敏性或经过深度清洁的床上用品和衣物，以减少皮肤直接接触过敏原的机会。通过实施以上预防措施，可以大大降低过敏原对鼻腔的刺激，从而预防和减轻鼻部过敏症状，保障鼻部健康。

3. 增强鼻部抵抗力的方法

鼻部按摩可以通过轻轻揉捏鼻翼、按压迎香穴（位于鼻翼外缘中点旁开约0.5寸处）等方式，促进鼻部血液循环，舒缓鼻部肌肉，减轻鼻塞症状，提高鼻腔的自我调节能力。同时，深呼吸练习和鼻腔瑜伽等方法也能增强鼻腔黏膜的功能，通过充分扩张鼻腔通道，增加氧气摄入量，提高肺部气体交换效率，进而优化全身新陈代谢，增强整体抵抗力。另外，适当的呼吸练习还能锻炼鼻部肌肉，使其在面对冷空气、干燥环境或潜在的过敏原刺激时，能更好地进行自我防护，降低鼻部疾病的发病率。通过持之以恒的鼻部按摩与呼吸练习，可以在很大程度上提高鼻部对各类不良刺激的适应力和抵御能力，达到强健鼻部、维护呼吸系统健康的效果。

（三）咽喉保护与护理

1. 避免干燥与寒冷刺激

咽喉作为人体的重要通道，承担着呼吸、吞咽及发声等多重功能，其健康状态直接关乎个体的日常生活质量。保持咽喉的湿润与温暖，是维护其正常功能的关键。干燥的环境或寒冷的空气，都可能对咽喉黏膜造成刺激，引发不适甚至炎症。在干燥的环境中，咽喉黏膜的水分容易流失，导致黏膜干燥、紧绷，进而出现咽喉干痒、疼痛等症状。为了保持咽喉的湿润，个体可以多饮水，尤其是在干燥的季节或环境中，更应增加水分的摄入。同时，使用加湿器增加室内空气的湿度，也是有效的保湿措施。另外，还可以通过多吃富含水分的水果和蔬菜，如西瓜、梨、黄瓜等，来补充身体所需的水分。而冷空气会刺激咽喉黏膜，使其收缩、痉挛，导致咽喉疼痛、声音嘶哑等症状。因此，在寒冷的季节里，个体要做好咽喉的保暖工作。出门时可以佩戴口罩，减少冷空气对咽喉的直接刺激；同时，还可以通过喝热水、吃温热的食物等方式，来保持咽喉的温暖状态。

2. 合理用声与休息

合理用声是预防声音嘶哑的基础。个体在说话或唱歌时，应该学会用腹式呼吸来支持声音，避免过度使用喉部肌肉。同时，要注意调整音量和音调，避免长时间高声喊叫或过度用力发声。在需要长时间说话的场合，如演讲、教学等，可以适时喝水润喉，或者通过调整说话节奏、穿插休息等方式来减轻喉部负担。当声音嘶哑出现时，及时休息和处理非常重要。个体应该尽量减少说话时间，给喉部充分的休息时间。而且，可以通过喝温水、含润喉片等方式来缓解喉部不适。如果声音嘶哑持续不减或者伴有其他症状，应及时就医检查，以排除潜在的咽喉疾病。

3. 选择对咽喉有益的食物

对于咽喉而言，最好的食物莫过于那些富含维生素和矿物质的新鲜水果和蔬菜。比如，梨、苹果、柚子等水果，它们富含水分和维生素 C，能够滋润咽喉黏膜，增强咽喉的免疫力。同时，绿叶蔬菜如菠菜、芹菜等，则含有丰富的维生素和矿物质，有助于消炎、降火，对咽喉健康大有裨益。除了水果和蔬菜，一些具有特殊功效的食物也对咽喉有好处。例如，蜂蜜具有润喉、止咳的作用，可以缓解咽喉干燥和疼痛；绿茶则富含抗氧化物质，能够减轻咽喉炎症，预防咽喉疾病的发生。此外，像海带、紫菜等富含碘的食物，也有助于消除咽喉异物感，维护咽喉健康。在选择食物时，个体还应避免那些对咽喉有害的食物，如辛辣、油腻、过冷或过热的食物等。这些食物会刺激咽喉黏膜，加重咽喉负担，不利于咽喉健康。通过合理搭配食物，个体不仅能够享受到美食的乐趣，同时还能呵护好个体的咽喉。

（四）头颈部健康与保护

1. 正确坐姿与定期活动

在快节奏的现代生活中，颈椎问题已成为困扰许多人的健康难题。颈椎作为连接头颅与躯干的桥梁，承载着重要的生理功能，其健康状态直接关系到个体的生活质量。因此，保护颈椎，从调整坐姿开始，显得尤为关键。正确的坐姿不仅能够有效减轻颈椎负担，还能预防因长时间不良姿势导致的颈椎疾病。当个体坐下时，应确保腰背挺直，双肩放松下沉，避免佝偻或过度前倾。同时，将电脑屏幕或工作资料放置在视线水平略下方，以减少低头造成的颈椎压力。除了保持正确坐姿外，定期活动也是颈椎保护的重要一环。长时间的静止不动会使颈椎肌肉僵硬，关节灵活性下降，进而增加颈椎受损的风险。因此，无论工作多忙，个体都应每隔一段时间起身活动，做些简单的颈椎操或伸展运动。这些活动能够有效促进颈椎部位的血液循环，缓解肌肉紧张，增强颈椎的柔韧性和稳定性。通过坚持正确的坐姿和定期活动，个体不仅能够远离颈椎疾病的困扰，还能拥有更加健康、活力的生活状态。

2. 注意头部安全与防护措施

无论是在家中、办公室还是户外，个体都应时刻保持警惕，避免不必要的风险。例如，在行走或骑车时，务必遵守交通规则，注意观察周围环境，以防发生碰撞或跌倒等意外。在进行体育运动或健身活动时，应选择合适的防护装备，如头盔、护颈等，以减少头颈部受伤的可能性。而且，对于从事高风险职业或经常进行危险操作的人群来说，更需要加强安全意识，严格执行安全操作规程。预防头颈部外伤不仅关系到个人的身体健康，更牵涉到家庭和社会的幸福与安宁。因此，每个人都应将安全放在首位，通过增强防范意识和采取有效措施，共同构建一个更加安全的生活环境。

3. 头颈部肌肉放松与锻炼，有助于缓解紧张与疲劳

现代生活的快节奏和高压力常常使个体的头颈部肌肉长时间处于紧张状态，这不仅会导致肌肉疲劳和僵硬，还可能引发头痛、颈肩酸痛等不适症状。为了缓解这些困扰，个体需要学会如何放松和锻炼头颈部的肌肉。放松头颈部肌肉的方法有很多，如深呼吸、热敷、按摩等。深呼吸有助于降低身体紧张度，减轻肌肉压力；热敷则能促进血液循环，舒缓肌肉紧张；而按摩则可直接作用于紧张的肌肉群，帮助其放松和恢复弹性。除了放松措施外，个体还应加强对头颈部肌肉的锻炼。适当的锻炼能够增强肌肉的耐力和柔韧性，提高头颈部的稳定性和灵活性。

例如，个体可以定期进行颈部伸展运动、耸肩运动等简单的锻炼动作。这些运动不仅易于掌握，还能在日常生活中轻松实践。通过坚持放松与锻炼相结合的方法，个体能够有效缓解头颈部肌肉的紧张与疲劳，享受更加轻松舒适的生活。

第三章 爱护内分泌系统，享受健康人生

第一节 内分泌系统与你的日常生活

一、内分泌系统基础知识

（一）内分泌系统的构成与功能

1.内分泌系统的构成

内分泌系统是人体内一个复杂而精细的调节网络，由多个内分泌腺和散布在身体各处的内分泌细胞所组成。这些内分泌腺包括垂体、甲状腺、甲状旁腺、肾上腺、胰岛、松果体和生殖腺等，它们分布在人体的不同部位，各司其职，共同协作以维护人体内环境的稳定。垂体位于颅底，被誉为"内分泌腺之王"，它分泌多种激素，如生长激素、促甲状腺激素等，这些激素能够调节其他内分泌腺的活动。甲状腺位于颈部，它分泌的甲状腺激素对人体的新陈代谢、生长发育以及神经系统的兴奋性具有重要影响。甲状旁腺紧贴在甲状腺左右两叶的后缘，它分泌的甲状旁腺激素主要参与体内钙和磷的代谢调节。肾上腺则位于肾脏的上方，它分泌的激素包括肾上腺素、去甲肾上腺素等，这些激素在应激反应中发挥着关键作用，能够迅速调动身体的能量应对突发状况。胰岛是胰腺中的内分泌部分，由分散在胰腺外分泌部之间的岛状细胞团所组成，它分泌的胰岛素和胰高血糖素是调节血糖水平的重要激素。松果体位于脑内，它分泌的褪黑素主要参与调节人体的生物钟和睡眠－觉醒周期。除了这些主要的内分泌腺外，生殖腺也是内分泌系统的重要组成部分。在男性中，睾丸分泌睾酮等雄性激素，这些激素对男性的生殖器官发育、第二性征维持以及精子生成具有重要作用。在女性中，卵巢分泌雌激素和

孕激素等，这些激素不仅参与女性的生殖周期调节，还对女性的骨骼健康、心血管系统等方面产生深远影响。

2. 内分泌系统的功能

激素作为高效的生物活性物质，能够在极低的浓度下发挥显著的调节作用。它们通过血液循环被运送到全身的各个器官和组织，与特定的受体结合，从而触发一系列的生理效应。内分泌系统在人体的生长发育、新陈代谢、免疫调节以及生殖等方面发挥着至关重要的作用。例如，生长激素能够促进骨骼和肌肉的生长发育，使人体在青春期实现身高的快速增长。甲状腺激素则能够加速体内物质的新陈代谢过程，提高神经系统的兴奋性，使人保持充沛的精力。胰岛素则通过调节血糖水平来维持人体能量的稳定供应。此外，内分泌系统还与神经系统密切合作，共同构成人体的神经－内分泌调节网络。这个网络通过快速的神经传递和慢速的内分泌调节相结合的方式，使人体能够迅速而准确地应对各种内外环境的变化和挑战。因此，保持内分泌系统的健康和功能正常对于维持人体的整体健康状态具有至关重要的意义。

（二）内分泌系统的调节与控制

1. 内分泌系统的自然生理调节

反馈调节是内分泌系统的主要调控机制。例如，下丘脑－垂体－甲状腺轴就是一个典型的负反馈系统。当体内甲状腺激素水平降低时，下丘脑会分泌促甲状腺激素释放激素（TRH），刺激垂体释放促甲状腺激素（TSH），进而促使甲状腺产生更多的甲状腺激素。而当甲状腺激素水平恢复正常或过高时，会反过来抑制下丘脑和垂体的活动，从而保持激素水平的动态平衡。而且，内分泌系统内的激素间存在显著的协同作用。例如，胰岛素与胰高血糖素共同参与血糖的调节，胰岛素促进血糖进入组织细胞利用或储存，降低血糖；而胰高血糖素则在血糖过低时，促使肝糖分解及脂肪酸转化为葡萄糖，升高血糖。两者相互配合，确保血糖浓度处于适宜范围。此外，内分泌系统的运行还受到神经系统的严密调控，并与环境因素、生活行为习惯（如饮食、睡眠、运动等）紧密相关，形成一种高度适应性的动态稳态。

2. 人为干预下的内分泌系统调节与控制

随着医学科技的发展，对于内分泌系统疾病的预防、诊断和治疗有了更为深入的理解和精准的手段。针对内分泌失衡引发的各种疾病，如糖尿病、甲状腺功能亢进或减退、肾上腺疾病等，现代医学主要通过药物干预、手术治疗、替代疗法等多种方式，对内分泌系统进行人工调节与控制。例如，在糖尿病治疗中，医生会根据患者的具体情况，采用口服降糖药、胰岛素注射等方式，模拟正常胰岛素分泌模式，调控血糖水平。同时，患者自身的饮食控制、规律运动等生活方式调整也是内分泌调节的重要组成部分。另一方面，对于某些内分泌腺体肿瘤或功能障碍，可能需要采取手术切除病灶或移植健康腺体组织的方式，恢复机体的正常内分泌功能。此外，对于激素缺乏的患者，如生长激素缺乏症或性腺功能减退症，可采用激素替代疗法，补充相应激素以纠正体内激素失衡。

二、内分泌系统与日常饮食的关系

（一）饮食对内分泌系统的影响

1. 营养均衡与内分泌失调的关系

内分泌系统作为调节机体代谢和生理功能的重要系统，其正常工作依赖于身体获得全面、适量的营养素。营养均衡意味着摄取的食物种类多样、数量适宜，既能满足身体的能量需求，又能提供必需的维生素、矿物质和其他营养素。当营养摄入不均衡时，内分泌系统的正常功能就可能受到干扰。例如，长期摄入不足的热量和营养素，机体可能会通过减缓新陈代谢来应对，这会导致内分泌失调，表现为甲状腺激素水平下降、性激素失衡等。相反，过量的营养摄入，尤其是高热量、高脂肪的食物，会增加体内脂肪含量，影响胰岛素等激素的分泌和作用，从而可能引发肥胖、糖尿病等内分泌相关疾病。此外，维生素和矿物质的摄入也与内分泌平衡密切相关。如维生素 D 对于钙的吸收和利用至关重要，缺乏维生素 D 可能导致甲状旁腺功能亢进。而硒作为抗氧化剂，对于保护甲状腺免受氧化应激损伤、维持甲状腺功能正常也有重要作用。因此，营养均衡不仅是维持一般健康的必要条件，更是预防内分泌失调的关键因素。通过合理的饮食规划，确保身体获得全面、适量的营养素，有助于维护内分泌系统的平衡，减少疾病的发生风险。

2. 特定营养素对内分泌系统的调节作用

在营养学中，特定营养素对内分泌系统的调节作用不容忽视。这些营养素在适量的情况下，能够作为内分泌系统正常工作的支持者和促进者，发挥着至关重要的作用。举例来说，碘是甲状腺激素的重要组成部分，适量的碘摄入对于维持正常的甲状腺功能至关重要。缺碘可能导致甲状腺功能减退，而过量摄入也可能引发甲状腺问题。因此，通过合理的饮食摄入适量的碘，如食用海产品等富碘食物，有助于维护甲状腺的健康。铬是另一种对内分泌系统具有重要调节作用的营养素。它能够增强胰岛素的作用，帮助身体更有效地利用葡萄糖。对于糖尿病患者而言，适量的铬摄入有助于控制血糖水平。此外，铬还能影响其他激素如生长激素、睾酮和雌激素等激素的代谢，从而对人体的生长和发育产生积极影响。镁也是一种关键的营养素，它在 300 多种酶反应中扮演着辅助因子的角色，其中包括许多与能量代谢和激素合成有关的反应。镁缺乏可能导致胰岛素抵抗和糖尿病风险增加，而充足的镁摄入则有助于维护胰岛素的敏感性和血糖的稳定。除此之外，维生素 D、锌、硒等营养素也都在内分泌系统的调节中发挥着各自的作用。维生素 D 不仅影响钙的吸收和利用，还与多种激素如胰岛素、甲状旁腺激素等活性有关。锌则参与多种酶的合成，对性腺发育和性激素的合成与分泌有重要影响。硒则通过其抗氧化功能保护内分泌腺体免受损伤。

（二）内分泌相关疾病与饮食调整

1. 糖尿病患者的饮食管理

糖尿病患者的饮食应秉持均衡、定量、定时的原则，着重控制总热量摄入，合理分配各类营养素的比例，以维持血糖稳定，预防并发症的发生。而糖类作为提供能量的主要来源，其摄入需严格控制。选择低 GI（血糖生成指数）食物，如全谷类、豆类、蔬菜水果，而非精制糖及高糖食品，有助于平缓餐后血糖上升速度。同时，鼓励患者食用富含膳食纤维的食物，增加饱腹感，延缓糖分吸收，有助于血糖控制。而且，优质蛋白如鱼、禽、蛋、奶及其制品应占一定比例，避免过多饱和脂肪和反式脂肪的摄入，转而选择不饱和脂肪，如坚果、鱼油等，有助于改善血脂水平，降低心血管疾病风险。并且，定时定量进食，避免暴饮暴食和长时间禁食，以防血糖大幅波动。此外，合理搭配餐饮，提倡少食多餐，尤其对于使用胰岛素治疗的患者来说，与药物作用时间相匹配的饮食安排尤为关键。不仅如此，饮水充足，限制含糖饮料和酒精摄入，这些都是糖尿病患者饮食管理的重要环节。患者应在专业医师或营养师指导下，根据个人病情、生活习惯等因素制定个性化的饮食计划，并定期随访调整，确保饮食管理的有效性和可行性。

2. 甲状腺疾病患者的饮食建议

对于甲亢患者，由于基础代谢率增高，能量消耗大，饮食应保证充足的热量供应，同时注意摄入足够的高质量蛋白质以支持组织修复。碘元素与甲状腺激素合成密切相关，患者需依据医嘱，适当调整碘摄入量，特别是对于 Graves 病等自身免疫性甲状腺疾病患者，往往需要限制碘摄入。而对于甲减患者，由于代谢减慢，体重易增加，因此应注意控制总热量，减少饱和脂肪和胆固醇的摄入，预防动脉硬化和心血管疾病。同时，确保摄入足够的碘元素，尤其是对于缺碘性甲状腺肿或甲状腺功能减退的患者，适量补碘有助于改善甲状腺功能。此外，所有甲状腺疾病患者均应注重微量元素硒的补充，硒具有抗氧化、保护甲状腺细胞的作用。

新鲜果蔬、全谷类、海产品等都是良好的硒来源。在饮食调理过程中，同样推荐在医生或营养师指导下，根据具体病情和个体差异，设计合理的饮食方案，以辅助临床治疗，促进康复。

三、内分泌系统与运动健身的联系

（一）运动对内分泌系统的益处

1. 运动对激素分泌的促进作用

运动，作为人类生活的重要组成部分，其对身体健康的益处广为人知。而在众多益处中，运动对激素分泌的促进作用尤为显著。激素作为内分泌系统的重要信使，在调节人体新陈代谢、生长发育以及应对环境挑战等方面发挥着关键作用。通过运动，人体能够刺激多种激素的分泌，从而维持或改善身体的生理状态。在运动的刺激下，肾上腺素、去甲肾上腺素等应激激素的分泌会增加。这些激素能够迅速提升心率、血压和血糖水平，为身体提供应对突发状况所需的能量。同时，运动还能促进生长激素的分泌，尤其是在深度睡眠和剧烈运动后。生长激素对于骨骼和肌肉的生长、修复以及脂肪代谢具有重要作用，是维持身体年轻态的关键激素之一。此外，运动还能刺激内啡肽等"快乐激素"的分泌。内啡肽不仅具有镇痛作用，还能改善情绪、减轻焦虑和压力。因此，运动常被作为缓解精神压力、提升心情的有效手段。对于胰岛素敏感性和胰高血糖素的调节，运动也发挥着积极作用。规律的运动能够增强胰岛素受体的敏感性，促进葡萄糖转化为 ATP，为运动提供能量，同时也有助于控制体重和血糖水平。值得一提的是，运动对性激素的分泌也有显著影响。在男性中，适度的力量训练能够刺激睾酮的分泌，有助于增强肌肉力量和性欲。在女性中，有氧运动则能够促进雌激素和孕激素的平衡，有助于缓解经前不适和更年期症状。

2. 运动在预防和治疗内分泌疾病中的作用

内分泌疾病是一类由内分泌腺或内分泌细胞功能异常引起的疾病，对人体的新陈代谢、生长发育以及免疫系统等多个方面产生深远影响。而运动，作为一种非药物治疗手段，在预防和治疗内分泌疾病中发挥着越来越重要的作用。对于糖尿病这一典型的内分泌疾病，运动被证明是有效的预防和治疗手段。通过规律的有氧运动和力量训练，身体能够更好地利用葡萄糖，提高胰岛素敏感性，从而有助于控制血糖水平。此外，运动还能帮助糖尿病患者减轻体重、改善血脂状况，进一步降低心血管疾病等并发症的风险。在甲状腺疾病方面，虽然运动不能直接治愈甲状腺功能亢进或减退，但它能够改善患者的身体状况和心理状态。适量的运动有助于缓解甲亢患者的焦虑和压力，提高生活质量；对于甲减患者，运动则能促进新陈代谢，减轻疲劳和体重增加等症状。而且，运动还对骨质疏松等由激素失调引起的骨骼疾病具有积极影响。通过增加骨密度、改善骨骼结构，运动能够降低骨质疏松性骨折的风险。特别是对于更年期女性这一骨质疏松高发人群，规律的运动结合适当的钙和维生素 D 摄入，是维护骨骼健康的重要措施。除了上述具体疾病外，运动在预防和治疗其他内分泌疾病中也具有潜在作用。例如，通过调节性激素水平，运动可能有助于缓解多囊卵巢综合征等妇科内分泌疾病的症状；通过促进生长激素的分泌，运动则可能对矮小症等生长发育相关疾病产生积极影响。

（二）不同运动类型对内分泌的影响

1. 有氧运动与无氧运动的比较

有氧运动，以其持续、节奏性的运动形式，如慢跑、游泳、骑自行车等，深受大众喜爱。这类运动主要依赖心肺系统的持久耐力，能够有效提高心率和呼吸频率，促使大量氧气进入体内参与能量代谢。在这一过程中，内分泌系统得到良性刺激，特别是能够促进血液循环，使得各种激素和生物活性物质得以快速、有效地传输到身体各个角落。有氧运动还能够刺激生长激素的分泌，有助于身体组织的修复和再生，同时对改善胰岛素敏感性、降低糖尿病风险也有显著效果。相对而言，无氧运动则更侧重于肌肉在短时间内产生爆发力的训练，如举重、冲刺等。这类运动对肌肉的刺激更为直接和强烈，主要依赖肌肉内的糖原进行无氧酵解来提供能量。无氧运动对内分泌系统的影响体现在促进睾酮、生长激素等合成代谢激素的分泌上，这些激素对于增加肌肉质量、提高骨密度具有重要作用。此外，无氧运动还能有效促进脂肪分解，帮助塑造身体线条。两种运动方式各有千秋，有氧运动在提升心肺功能、促进整体健康方面表现突出，而无氧运动则在增强肌肉力量、塑造身体形态方面更具优势。在实际运用中，根据个人的身体状况和运动目标，将两者合理结合，能够更全面地促进内分泌系统的平衡与健康。

2. 高强度间歇训练（HIIT）对内分泌的挑战与益处

HIIT 的挑战在于其高强度与间歇性相结合的特点。在进行 HIIT 训练时，人体需要在极短的时间内进行高强度运动，如快速跑步、跳跃等，紧接着是短暂的休息或低强度运动。这种快速的心率和代谢率变化对内分泌系统提出了更高的要求。在高强度运动阶段，身体会大量分泌应激激素，如肾上腺素和去甲肾上腺素，以应对急剧增加的能量需求。长期过度的应激激素分泌可能导致内分泌失衡，甚至引发疲劳和恢复困难。然而，HIIT 也带来了显著的益处。通过高强度间歇训练，身体的新陈代谢率在运动后的数小时内仍能保持在较高水平，这被称为"后燃效应"，有助于燃烧更多脂肪，塑造身体线条。而且，HIIT能够刺激生长激素的分泌，促进肌肉生长和修复，对于增强力量和耐力具有积极作用。此外，适度的HIIT训练还能提高胰岛素敏感性，降低糖尿病等代谢性疾病的风险。因此，在进行HIIT训练时，应根据个人身体状况和运动经验合理安排训练强度和时长，以确保在挑战与益处之间找到最佳平衡点。同时，结合合理的饮食和充足的休息，将有助于内分泌系统更好地适应HIIT训练带来的挑战，并充分享受其带来的健康益处。

四、内分泌系统与生活习惯之间的联系

（一）睡眠与内分泌系统的关系

1. 睡眠不足对激素分泌的影响

睡眠，这一人体不可或缺的生理过程，对于维持内分泌系统的平衡至关重要。而在现代快节奏的生活中，睡眠不足已成为许多人的常态，这种不良的生活习惯对激素分泌产生了深远的影响。睡眠不足会干扰多种激素的正常分泌。其中，生长激素是一个显著的例子。生长激素主要在深度睡眠期间分泌，对于儿童的生长发育和成人的组织修复至关重要。长期睡眠不足会导致生长激素分泌减少，从而影响身体的生长和恢复能力。此外，睡眠不足还会对胰岛素和胰高血糖素的分泌产生影响。这两种激素在调节血糖水平中起着关键作用。睡眠不足可能导致胰岛素抵抗，增加患糖尿病等代谢性疾病的风险。同时，睡眠不足也会干扰瘦素和胃饥饿素的分泌，这两种激素在调节食欲和能量代谢中发挥着重要作用。睡眠不足时，胃饥饿素水平升高，而瘦素水平降低，这可能导致食欲增加，尤其是对高糖高脂食物的渴望，从而增加肥胖的风险。除了上述激素外，睡眠不足还会影响皮质醇等应激激素的分泌。皮质醇是一种在应对压力时释放的激素，它有助于提高身体的应对能力。然而，长期睡眠不足会导致皮质醇水平持续升高，这可能导致慢性压力、焦虑、抑郁等心理问题，以及免疫系统功能下降等生理问题。

2. 改善睡眠质量以支持内分泌健康

为了改善睡眠质量，建立规律的睡眠时间表是关键。每天尽量在同一时间入睡和起床，这样可以帮助调整身体的生物钟，使其适应一种稳定的睡眠模式。其次，创造一个舒适的睡眠环境也很重要。确保卧室安静、黑暗且凉爽，使用舒适的床垫和枕头，这些都有助于促进深度睡眠。在睡前放松身心也是改善睡眠质量的有效方法。可以尝试进行深呼吸练习、瑜伽或冥想等放松活动，这些都有助于降低应激激素的水平，让身体更容易进入睡眠状态。此外，避免在睡前使用电子设备，

因为屏幕发出的蓝光可能干扰褪黑素的分泌，这是一种调节睡眠－觉醒周期的重要激素。饮食和锻炼也对睡眠质量有着直接影响。尽量避免在睡前摄入咖啡因和大量液体，以免干扰睡眠。同时，定期进行有氧运动和力量训练，这不仅可以提高身体的耐力，还有助于减轻压力和焦虑，从而改善睡眠质量。

（二）环境内分泌干扰物及其避免策略

1. 日常生活中的内分泌保护措施

合理的饮食习惯是内分泌保护的基础，个体应该摄入丰富多样的食物，确保身体获得必需的维生素和矿物质。同时，避免过量摄入含有激素或添加剂的食物，以减少对内分泌系统的干扰。规律的运动也是不可或缺的，它能够增强身体的代谢能力，促进激素的正常分泌。此外，保持良好的睡眠质量至关重要，因为睡眠不足会扰乱激素的分泌节奏，对内分泌系统造成不良影响。除了这些基本措施，个体还应该学会管理压力，因为长期的精神压力会导致激素失衡。通过冥想、瑜伽等放松技巧，个体可以有效降低压力水平，维护内分泌的稳定。

2. 减少塑料使用以降低激素暴露风险

一种有效的方法是使用可重复使用的购物袋、水瓶和食品容器，以替代一次性的塑料制品。此外，个体还可以选择使用不锈钢、陶瓷或玻璃等材质的餐具和厨房用品，避免食物与塑料直接接触。在购买个人护理产品和化妆品时，个体也应该仔细阅读成分表，避免购买含有潜在激素干扰物质的产品。同时，倡导和支持环保政策，推动制造商减少有害化学物质的使用，是保护个体内分泌系统的长远之计。通过这些措施，个体不仅能够降低个人激素暴露的风险，还能为地球环境做出积极的贡献。

3. 选择无毒家居和个人护理产品

为了保护个体的健康，选择无毒的产品变得尤为重要。在购买家居清洁用品时，个体应该仔细查看产品标签，避免使用含有有害化学物质的产品，如邻苯二甲酸盐、三氯生等。同时，选择使用天然成分的清洁剂，如醋、柠檬汁等，不仅环保而且安全。在个人护理方面，个体也应该尽量选择不含有害添加剂的产品，如无毒化妆品、有机护肤品等。这些产品通常使用天然植物提取物作为原料，对皮肤的刺激性小，且不会干扰内分泌系统的正常功能。通过选择无毒的家居和个人护理产品，个体可以为自己和家人创造一个更加健康、安全的生活环境。

第二节 保持内分泌健康的秘诀

一、内分泌疾病的预防与早期发现

（一）常见内分泌疾病的症状识别

1. 糖尿病的症状识别

在糖尿病的早期阶段，患者可能会出现多尿、口渴和饥饿感增加的症状。这是由于高血糖导致肾脏过滤血液的糖分增多，进而产生更多的尿液，带走了体内大量的水分，引发口渴感。同时，由于胰岛素分泌不足或细胞对胰岛素的抵抗，身体无法有效利用血糖，导致能量供应不足，从而产生饥饿感。随着病情的进一步发展，糖尿病患者可能会出现体重下降、疲劳和视力模糊等症状。体重下降是由于身体无法充分利用血糖，导致脂肪和肌肉消耗增加所致。疲劳则是由于能量供应不足，身体各系统功能下降所引发的。而视力模糊则是由于高血糖导致眼球晶状体渗透压改变，进而影响视力。此外，糖尿病患者还可能出现皮肤感染、伤口愈合缓慢以及手脚麻木或刺痛等神经系统症状。这些症状都是由于高血糖对身体各系统的损害所致。皮肤感染和伤口愈合缓慢是因为高血糖降低了免疫系统的功能，同时影响了血液的正常循环。而手脚麻木或刺痛则是由于高血糖损害了神经系统，导致神经传导异常。因此，对于出现上述症状的人群，应及时进行血糖检测，以确诊是否患有糖尿病。一旦确诊，患者应在医生的指导下进行规范的治疗和生活方式调整，以控制病情的发展。

2. 甲状腺功能亢进的症状识别

甲亢患者常会出现代谢率增高的表现，如心跳过速、心悸和不耐热。这是由于甲状腺激素能促进机体新陈代谢，导致能量消耗加速，心脏为了泵出更多的血液以供应氧气和养分，便会加快跳动。同时，患者也可能因为体内热量产生过多而感觉异常怕热。此外，甲亢还会导致患者出现明显的消瘦和食欲亢进。虽然患者食欲增加，但由于代谢率升高，身体无法保留足够的营养，从而导致体重下降。同时，患者还可能出现手抖、肌肉无力和周期性瘫痪等肌肉骨骼系统的症状。这些症状都是因为甲状腺激素过量影响了肌肉的正常功能和电解质的平衡。对于女性患者来说，甲亢还可能导致月经紊乱甚至闭经。而男性患者则可能出现性欲减退和阳痿等症状。这些都是由于甲状腺激素对性腺功能的干扰所致。因此，一旦出现上述症状，尤其是当这些症状持续存在且逐渐加重时，应及时就医并进行甲状腺功能检查。早期诊断和治疗对于控制甲亢的病情发展、减轻症状并预防并发症的发生至关重要。

（二）针对特定人群（如女性、中老年人）的内分泌健康管理

1. 女性内分泌健康管理的特殊考量

青春期，是女性内分泌系统快速发育的时期。此时，卵巢开始分泌雌激素和孕激素，促使女性特征的显现。然而，这一阶段也容易出现月经不规律、痛经等问题。因此，对于青春期女性，内分泌健康管理的重点在于指导和教育。通过科普知识，让她们了解自身的生理变化，学会正确的卫生习惯，以及如何在饮食和运动上调节自己，从而平稳度过这一时期。随后，当女性步入育龄期，内分泌系统的稳定直接关系到生育能力。此时，除了常规的体检外，还应关注甲状腺功能、性激素水平等关键指标。随着卵巢功能的逐渐衰退，雌激素水平下降，女性可能会出现潮热、盗汗、心悸等一系列更年期症状。这一阶段，内分泌健康管理的重点在于缓解症状、预防疾病。通过激素替代疗法、生活方式调整、心理支持等综合措施，帮助女性平稳度过更年期，减少骨质疏松、心血管疾病等远期风险。

2. 中老年人内分泌健康管理的挑战与对策

中老年人内分泌健康管理的核心在于早期筛查、及时干预和持续监测。由于中老年人往往同时患有多种慢性疾病，在制定治疗方案时需要综合考虑各种因素，避免药物之间的相互作用和不良反应。此外，中老年人的生活方式和饮食习惯也与年轻人有所不同，在进行生活调整时需要更加细致和个性化。而随着年龄的增长，中老年人可能会面临退休、子女离家等生活变化，这些变化可能会对他们的心理状态产生影响，进而影响到内分泌系统的健康。因此，需要为中老年人提供必要的心理支持和社交机会，帮助他们保持积极乐观的心态，从而更好地管理自己的内分泌健康。

二、内分泌健康的个性化方案制定与实施

（一）根据个体差异制订内分泌健康计划

1. 基于个体体质与生活习惯制订内分泌健康计划

制订个性化的内分泌健康计划，需要深入了解个体的体质特征与生活习惯。这包括但不限于遗传背景、年龄、性别、体型、饮食偏好、运动习惯、睡眠质量、

压力承受能力等因素。针对不同的体质特点，内分泌健康计划应着重于调整优化相关的生活方式和保健措施。例如，对于易患糖尿病的高风险人群，如家族中有糖尿病史或已有糖耐量受损的人群，健康计划应强调合理膳食控制，减少精制碳水化合物和高糖食物的摄入，增加全谷类、果蔬和优质蛋白质的摄取。同时，鼓励规律的有氧和力量锻炼，以改善胰岛素敏感性和促进血糖平衡。对于存在甲状腺功能异常风险的个体，特别是已知存在碘摄入不平衡或压力较大的人群，内分泌健康计划应引导其科学补碘，食用含碘丰富的食物如海藻、海鱼等，同时教授应对压力的技巧，保持良好的心态，避免情绪对甲状腺功能的影响。此外，对于处于不同生命周期阶段的个体，如青少年、育龄期女性、更年期男女及老年人，内分泌健康计划需特别关注各年龄段的激素变化特点，如青春期的生长发育管理、育龄期妇女的月经周期调整与孕期保健、更年期的激素替代疗法与骨密度维护、老年人的抗衰老策略等。

2. 针对特定内分泌疾病订制康复与预防计划

针对已患有内分泌疾病的个体，制订健康计划需紧密结合疾病特点、病情严重程度以及个体对治疗的响应。例如，对于糖尿病患者，健康计划应涵盖血糖监测、药物治疗、饮食调理、运动计划等多个层面，以实现血糖控制达标、延缓并发症发生为目标。对于甲状腺疾病患者，如甲亢或甲减患者，除了药物治疗外，计划应包括监测 TSH、FT3、FT4 等甲状腺功能指标，调整饮食结构以适应甲状腺功能状态，如甲亢患者限制碘摄入，甲减患者适量补充富含碘的食物。同时，关注情绪调节，以减轻心理压力对甲状腺功能的影响。而对于肥胖症患者，内分泌健康计划应聚焦于体重管理，结合热量摄入控制、均衡膳食搭配、规律性的体育活动、充足睡眠以及心理疏导，旨在改善胰岛素抵抗、降低肥胖相关并发症风险。

（二）持续跟踪与评估内分泌健康状况

1. 建立并执行内分泌健康监测计划

制订一个定期的内分泌体检计划是至关重要的，包括定期测量血压、血糖、血脂、体重和身高等基本生命体征数据，以及进行必要的内分泌功能测试，如甲状腺功能五项、性激素水平、糖耐量试验、尿游离皮质醇等，以捕捉早期的内分泌异常迹象。而且，借助现代科技手段，利用智能穿戴设备实时监测生理参数，如心率、睡眠质量、步数等，这些信息有助于发现潜在的内分泌问题。同时，养成记录每日饮食、运动、心情变化的习惯，这对于评估生活作息对内分泌系统的影响至关重要。并且，密切关注任何可能反映内分泌失衡的症状变化，如不明原因的体重骤增或骤减、疲劳、脱发、皮肤变差、情绪波动、性功能障碍、月经不调等。及时将这些症状反馈给医生，以便对现有的内分泌健康计划进行微调或升级。不仅如此，遵循医生建议，定期回访复查，根据检测结果和个人感受调整生活方式和治疗方案，形成一个动态的、个体化的内分泌健康管理闭环，确保内分泌系统始终处于最佳的工作状态。

2. 应用科学方法和工具评估内分泌健康改善进程

运用问卷调查和量表评估，如糖尿病生活质量量表、焦虑抑郁量表等，量化患者在生理、心理和社会功能方面的改善情况。同时，采用数字化健康管理平台，记录并分析患者的连续性健康数据，如血糖日记、饮食日志、运动记录等，通过大数据分析和人工智能算法，预测病情发展趋势，为医生提供精确的治疗决策依据。此外，重视患者的自我感知与反馈，鼓励患者积极参与内分泌健康的自我管理，通过学习和实践健康知识，提高自我护理能力，增强遵医行为，以达到内分泌系统恢复平衡、防止疾病复发的目标。

第三节 遇到内分泌问题时怎么办？

一、自我观察与初步判断

（一）关注身体信号

1. 内分泌失衡的身体信号解读

在众多的身体信号中，皮肤状况的改变往往是最为直观的。例如，突然出现的痤疮、色斑或者皮肤干燥，都可能是内分泌失衡的表现。这背后，可能是雄性激素、雌激素等关键激素的分泌异常在作祟。同时，体重的变化也是不容忽视的信号。若在饮食和运动习惯未变的情况下，体重却出现大幅波动，那么很可能是甲状腺激素、胰岛素等激素的分泌出了问题。除了这些，情绪的不稳定、睡眠质量的下降，甚至是性欲的减退，都可能是内分泌失衡的"警报"。这些看似不相关的症状，实则都是内分泌系统通过身体向个体发出的"求救信号"。因此，个体必须学会倾听身体的声音，及时捕捉这些信号，才能防患于未然。当然，解读身体信号并非易事，它需要个体具备一定的医学知识和敏锐的自我觉察能力。但只要个体愿意花时间去了解、去观察，就一定能够把握住身体与内分泌之间的微妙联系，从而为自己的健康保驾护航。

2. 应对内分泌问题的身体信号策略

面对内分泌问题所带来的身体信号，个体不应惊慌失措，而应采取科学、合理的应对策略。需要做的便是细心观察并记录这些信号。通过对比不同时间段的身体状况，个体可以更准确地判断出哪些信号是异常的，哪些可能与内分泌问题有关。接下来，便是寻求专业的医疗建议。在医生的帮助下，个体可以通过血液检查、影像学检查等手段，深入了解自己的内分泌状况。同时，医生还能根据个体的具体情况，制定出个性化的治疗方案。而仅仅依靠医生的治疗是远远不够的。个体还需要在日常生活中做出积极的调整。例如，保持规律的作息习惯、均衡的饮食习惯以及适度的运动习惯，都是维护内分泌平衡的重要措施。此外，学会调节情绪、减轻压力也同样重要。因为长期处于高压状态下，很容易导致内分泌失调。并且，通过定期的监测，个体可以及时了解自己内分泌状况的变化，从而调整治疗方案和生活习惯。这样不仅能有效应对当前的内分泌问题，还能预防未来可能出现的问题。

（二）记录生活习惯与内分泌症状变化

1. 生活习惯的记录与内分泌症状变化的观察

生活习惯，作为塑造个体健康状态的基石，其影响力不容忽视。通过详细记录每日的作息时间、饮食习惯、运动频率以及情绪状态，个体能够描绘出一幅清晰的生活画卷，进而洞察其中可能存在的内分泌干扰因素。例如，作息不规律可能导致生物钟紊乱，进而影响激素的正常分泌；高糖高脂的饮食习惯可能诱发胰岛素抵抗，成为糖尿病的潜在风险；缺乏运动则可能导致新陈代谢放缓，影响内分泌系统的整体效率。因此，每一次的记录都是对自我生活方式的审视，也是对内分泌健康负责的表现。与此同时，观察并记录内分泌症状的变化同样至关重要。这些症状可能是微妙的，如皮肤的轻微干燥或油腻，也可能是显著的，如体重的突然增加或减少。无论症状轻重，都是内分泌系统状态变化的直接反映。通过持续的观察和记录，个体可以追踪症状的发展趋势，及时发现异常情况，并在必要时寻求专业医疗建议。在这个过程中，耐心和细心是不可或缺的。内分泌系统的调节是一个复杂而精细的过程，它需要时间来适应和恢复。因此，个体需要给予身体足够的耐心，同时保持敏锐的觉察力，以便在生活习惯与内分泌症状之间找到那些微妙的联系。这样，个体不仅能够更好地理解自己的身体，也能够在追求内分泌健康的道路上迈出坚实的步伐。

2.生活习惯的调整与内分泌症状的改善

针对作息习惯，个体应努力保持规律的睡眠确保每晚获得充足的休息。良好的睡眠质量有助于平衡激素分泌，特别是生长激素和褪黑素，它们对于调节新陈代谢和免疫系统至关重要。同时，避免熬夜和不足的睡眠时间，以减少对内分泌系统的负面影响。在饮食方面，个体应选择富含健康碳水化合物、优质蛋白质和必需脂肪酸的食物，如全谷物、瘦肉、鱼类、坚果和种子等。这些食物不仅提供必要的营养，还支持内分泌腺体的正常功能。此外，增加蔬果摄入，减少加工食品和糖分的摄入，有助于维持血糖水平的稳定，进而促进内分泌系统的健康。在运动方面，适度的体育锻炼能够增强心血管健康，提高新陈代谢率，并有助于减轻压力和焦虑情绪。无论是散步、瑜伽、跑步还是力量训练，选择一种适合自己的运动方式并坚持下去是至关重要的。长期的压力和负面情绪会干扰激素的正常分泌，导致内分泌失调。因此，学会放松身心、培养积极的生活态度和寻求社会支持是维护内分泌健康不可或缺的一部分。通过综合调整作息、饮食、运动和情绪管理等方面的生活习惯，个体可以显著改善内分泌症状，提高整体健康水平。

二、寻求专业医疗建议

（一）选择合适的医疗机构与专家

1.如何选择优质的内分泌诊疗医疗机构

在寻求内分泌疾病的诊疗服务时，选择一家专业且权威的医疗机构至关重要。首要考量的是对医院整体医疗水平的评估，包括医院是否具备内分泌科的专业设置，科室的技术力量、设备先进程度、科研成果以及在业界的影响力。专业的内分泌科应拥有齐全的实验室检测设备，能进行各类激素水平测定以满足内分泌疾病的精准诊断需求，并配备动态功能实验室、核医学影像检查等高级设施用于复杂病情的进一步探究。而且，理想的内分泌科应拥有一支由经验丰富、技术精湛的内分泌专家组成的专业队伍，他们不仅精通内分泌疾病的临床诊治，还应及时掌握最新的学术研究成果和治疗手段，为患者提供个体化的诊疗方案。此外，良好的医患沟通能力和人文关怀意识也是评价医师品质的重要标准。并且，高效的预约挂号系统、合理的就诊流程设计、舒适的就医环境，以及完善的随访制度等都是体现医疗服务水准的重要标志。尤其对于需要长期管理的内分泌疾病患者来说，医院能否提供持续跟踪、定期复查以及健康教育等全方位的健康管理服务至关重要。不仅如此，了解医院在内分泌疾病治疗方面的特色和优势也很重要，比如某些医疗机构可能在糖尿病、甲状腺疾病、肾上腺疾病或性腺疾病等领域有独到的研究和丰富的治疗经验，这些都将有利于患者得到更为针对性和有效的治疗。

2. 如何找到擅长内分泌疾病的专家医师

优秀的内分泌专家通常会在国内外著名医学院校接受严格的训练，并持有内分泌与代谢病学等相关专业的博士学位和执业医师资格证书。我们还要了解专家的临床实践经验，这包括其主攻方向、诊疗过的病例数量、治愈率及患者满意度等方面的信息。尤其在处理复杂或罕见的内分泌疾病时，专家的实战经验及其在相关领域内的成功案例尤为关键。并且，我们可以通过查阅患者的在线评价或向其他已就诊的患者咨询，以了解专家的实际诊疗效果和服务态度。而且，专家是否能够耐心倾听患者诉求、详细解释病情、制定个性化治疗方案，以及对患者生活指导的关注度等人文关怀特质，同样是衡量一位优秀内分泌专家不可或缺的标准。因此，在选择内分泌疾病诊疗专家时，务必全面考虑以上各方面因素，力求找到最符合自己需求的专业医疗服务。

（二）准备就诊资料与问题清单

1. 准备内分泌诊断所需的详细资料

（1）个人基本信息与既往病史

包括年龄、性别、体重、身高、生活习惯（饮食、运动、睡眠状况）、职业性质、家族遗传疾病史、既往手术史、药物过敏史等。如有慢性疾病如高血压、糖尿病等需特别注明，以及相关疾病的发病时间、治疗过程和目前用药情况。

（2）症状描述记录

清晰记录近期出现的内分泌相关症状，如体重增减、疲劳感、心慌、多汗、畏寒或发热、失眠或多梦、性功能障碍、月经不调、皮肤病变、体毛分布异常等，并注明症状出现的时间、持续时间和频率。

（3）相关检查报告

收集近期内已完成的所有内分泌相关实验室检查报告，如血液生化全套（血糖、血脂、肝肾功能）、甲状腺功能全套、性激素六项、尿游离皮质醇、ACTH、生长激素、肾上腺素、去甲肾上腺素、IGF-1 等。如果有做过影像学检查，如 B 超、CT、MRI 或者核医学扫描（如甲状腺 SPECT/CT、PET/CT 等），也需要携带相应报告。

（4）其他专科就诊经历

如果在内分泌问题出现前后曾在其他科室就诊，如妇科、男科、心血管科、眼科等，将那些科室的就诊记录、检查报告和诊断结论一并整理带上，因为很多内分泌疾病会表现出跨系统的症状。

（5）生活方式与饮食记录

记录日常饮食习惯、运动量以及压力状态，若有特殊饮食（如素食、低碳饮食等）或长时间熬夜、高压工作等情况，也应详细说明。

（6）药物使用情况

列出目前正在服用的所有药物（包括非处方药、保健品、草药等），包括名称、剂量、用法及服药开始和结束时间。

2. 内分泌情况认知方面

（1）诊断依据解析

请医生解读各项检查结果的意义，尤其是异常指标，为何它们指向某种内分泌疾病，是否还需要做进一步的检查以确认诊断。

（2）治疗方案探讨

详细了解医生提出的治疗方案，包括目标是什么、具体药物的作用机制、可能的副作用、疗程长短、何时复查等。对于生活方式调整、营养补充或其他辅助疗法也要进行详细咨询。

（3）病情管理与自我监测

询问如何在家进行病情的自我监测，比如血糖自测、尿液检测、体重监控等，以及监测频率和达标标准。了解在何种情况下需要及时复诊或就医。

（4）长远健康规划

对于慢性内分泌疾病患者，应询问如何预防并发症的发生，疾病对生活质量及预期寿命的影响，以及如何根据疾病进展适时调整治疗方案。

（5）心理支持与咨询服务

对于因内分泌疾病引发的心理困扰或情绪问题，可以询问医院是否有相关的心理辅导或支持小组，以便在必要时获取帮助。

三、积极参与康复与自我管理

（一）保持良好的作息与饮食习惯

1. 保持良好的作息习惯对内分泌健康的重要性

早睡早起，这一传统的作息观念在现代依然具有不可忽视的科学依据。早晨的阳光能够刺激体内褪黑素的减少，促使个体自然醒来，同时启动一天的新陈代谢。而夜晚的黑暗则促进褪黑素的分泌，帮助个体进入深度睡眠，修复身体机能。长期坚持早睡早起，能够使生物钟保持稳定，进而促进内分泌系统的正常运作。并且，短暂的午休不仅能够缓解上午工作的疲劳，还能够为下午的工作储备能量。

更重要的是，午休期间，身体可以得到短暂的休息，内分泌系统也能借此机会进行调整和修复。加班、熬夜、不规律的饮食等因素都可能打乱个体的生物钟，进而对内分泌系统造成不良影响。因此，个体需要有意识地调整自己的生活方式，尽量遵循自然的生物钟节奏，保持良好的作息习惯。只有这样，个体才能确保内分泌系统的健康与稳定，从而享受更加美好的生活。

2. 饮食习惯对内分泌系统的深远影响

个体所摄入的食物不仅为身体提供必需的营养和能量，还在无形中影响着体内激素的合成、分泌与代谢。因此，培养良好的饮食习惯对于维护内分泌系统的健康至关重要。均衡饮食是保持内分泌稳定的基础。人体需要多种营养物质来维持正常的生理功能，包括蛋白质、脂肪、碳水化合物、维生素和矿物质等。这些营养物质在摄入时应该保持适当的比例，避免偏食或暴饮暴食。例如，过量的糖分摄入会导致胰岛素分泌增加，长期如此可能引发胰岛素抵抗和糖尿病等代谢性疾病。而富含蛋白质的食物则有助于促进生长激素等激素的合成，对身体的生长发育和修复具有重要意义。此外，规律的饮食能够确保体内血糖水平的稳定，避免因长时间饥饿或暴饮暴食引起的激素波动。同时，适量控制食物的摄入量还有助于保持健康的体重，减少肥胖等内分泌相关疾病的风险。在选择食物时，个体还应该注重食物的质量和来源。新鲜、天然的食材富含多种生物活性物质，如抗氧化剂、植物雌激素等，这些物质对于调节内分泌、预防疾病具有积极作用。而加工过度、含有大量添加剂的食物则可能干扰体内激素的平衡，对内分泌系统造成不良影响。

（二）适度运动与增强体质

1. 适度运动在预防内分泌问题中的作用

内分泌系统负责调控身体各种生理过程，包括生长发育、代谢、情绪以及性功能等，其正常运作对于人体的整体健康至关重要。运动能够刺激多种激素的合理分泌。比如，运动时身体会释放使胰岛素敏感性增高的激素，如GLP-1等，这有助于改善胰岛素抵抗，预防和辅助治疗糖尿病。同时，运动还可以刺激生长激素、甲状腺激素等多种激素的平衡分泌，维护身体各器官组织的正常发育和功能。而且，长时间的压力可导致皮质醇持续升高，影响内分泌平衡，引发一系列健康问题。而规律性的运动可以帮助缓解精神压力，降低皮质醇水平，进而保护内分泌系统免受过度应激的影响。并且，运动还能促进睡眠质量的提升，有助于恢复和调整内分泌节律。夜间是许多激素如褪黑素等进行调控的重要时间，良好的睡眠对于内分泌系统的正常运行具有重要意义。通过适度运动，人们可以改善入睡质量和睡眠时长，从而间接维护内分泌系统的稳定性。

2. 增强体质与适度运动对内分泌系统的保护

一个健康的体质意味着体内各系统和谐共存，功能协调，这其中就包含了内分泌系统的稳定与高效工作。通过适度运动，能够提升机体的基础代谢率，使体内能量消耗与储存达到动态平衡，避免因代谢异常而导致的内分泌紊乱。例如，适当的有氧运动能够提高脂肪分解速率，减少过多的脂肪细胞对激素敏感性的影响，从而预防因肥胖引起的内分泌疾病，如多囊卵巢综合征等。而且，适度运动能够加强身体各器官的功能协同，尤其对于内分泌腺体如甲状腺、肾上腺、性腺等有积极的保健效果。通过运动，能够促使这些腺体活动旺盛，确保各类激素按需适量分泌，防止因分泌不足或过量造成的内分泌失衡。

第四章 爱护口腔，享受生活的每一刻

第一节 了解你的口腔

一、口腔概述

（一）口腔的生理功能与结构

1.口腔的生理功能

口腔是食物摄入的门户，是个体品味美食的首要场所。通过牙齿的咀嚼和舌头的搅拌，食物被初步破碎并与唾液混合，形成食糜，为后续消化过程做好准备。这一过程中，口腔内的消化酶也开始分解食物，尤其是碳水化合物，使其转化为简单的糖类，便于后续的吸收。而且，舌头、牙齿、唇颊等结构协同工作，使得个体能够发出清晰、准确的声音，进行有效的沟通。不同的语音、语调、语速，都离不开口腔结构的精密配合。此外，口腔还是呼吸的通道之一。在某些情况下，如鼻塞或进行某些特殊活动时，口腔可以辅助或替代鼻子进行呼吸，确保身体获得足够的氧气。并且，口腔具有感知功能。舌头上的味蕾能够感知到甜、咸、酸、苦等多种味道，为个体提供了丰富的味觉体验。同时，口腔内的温度感受器、触觉感受器等也能感知到食物的温度、质地等信息，使个体能够全面、准确地感知食物。不仅如此，口腔还具有自我清洁和保护功能。唾液中的溶菌酶等成分可以杀死或抑制口腔内的细菌繁殖，预防口腔感染。同时，个体通过漱口、刷牙等行为，也能清除口腔内的食物残渣和细菌，保持口腔的清洁和健康。

2.口腔的结构

口腔前部由唇和颊构成，它们不仅为口腔提供了保护，还参与了语音的发音和食物的摄取。唇部的柔软和灵活性使得个体能够自由地张闭口腔，进行呼吸、说话和进食。颊部则贴紧牙齿，防止食物残渣堆积。在口腔的中央，是排列整齐的牙齿。牙齿是口腔的主要咀嚼工具，通过它们的咬合和摩擦，食物被破碎成小块，便于后续的消化。牙齿的排列和形状也是人类进化的结果，它们适应了不同食物的需求，使得个体能够摄取和消化多种食物。此外，口腔内还有舌和腭等结构。舌是味觉的主要器官，它表面的味蕾能够感知到食物的味道。同时，舌的灵活运动也帮助个体进行食物的摄取和咀嚼。腭则位于口腔的顶部，它分隔了口腔和鼻腔，确保了呼吸和进食的独立性。当食物被破碎并准备好后，咽喉会协调舌、软腭等结构，将食物顺利送入食管，进入消化系统。同时，咽喉也是呼吸的重要通道，确保气体的顺畅流通。在口腔的两侧，还有唾液腺的开口。唾液腺分泌的唾液不仅能够帮助食物的消化和吸收，还能够保持口腔的湿润和清洁。唾液中的溶菌酶等成分还具有杀菌作用，能够预防口腔感染。

（二）口腔与全身健康的关系

1. 口腔健康与全身健康的紧密联系

口腔健康是全身健康的基石。一个健康的口腔意味着牙齿整齐、牙龈健康、唾液分泌正常，这为食物的充分咀嚼和消化提供了有力保障。当食物被牙齿细细咀嚼后，其表面积增大，与消化液的接触更加充分，从而提高了食物的消化率和吸收率。这不仅有助于营养的全面吸收，还能减轻胃肠道的负担，降低消化系统疾病的风险。此外，口腔中的微生物群落与全身健康息息相关。口腔是众多细菌和病毒的栖息地，当口腔卫生状况不佳时，这些病原微生物可能大量繁殖，并通过血液、淋巴等渠道进入全身循环，引发或加剧全身性疾病。例如，牙周炎患者口腔中的细菌可能进入血液循环，导致动脉粥样硬化等心血管疾病的风险增加。因此，维护口腔健康对于预防全身性疾病具有至关重要的意义。另一方面，全身健康状况也直接影响着口腔健康。许多全身性疾病，如糖尿病、风湿性关节炎、骨质疏松症等，都可能在口腔中有所表现。以糖尿病为例，高血糖环境为口腔细菌提供了丰富的营养，容易导致牙龈炎、牙周炎等口腔感染的发生。同时，糖尿病患者伤口愈合能力下降，口腔溃疡等病变也可能久治不愈。因此，对于这类患者而言，控制全身疾病的发展是维护口腔健康的关键。

2. 口腔疾病对全身健康的影响

口腔感染是口腔疾病中最常见的一种，它可能由细菌、病毒或真菌等病原微生物引起。这些病原微生物在口腔内繁殖，不仅破坏口腔组织的完整性，还可能通过血液、淋巴或呼吸道等渠道进入全身循环，引发全身性感染。例如，严重的牙周炎可能导致细菌进入血液循环，进而引发心内膜炎等致命性疾病。除了口腔感染，其他口腔疾病也可能对全身健康造成不良影响。例如，龋齿和牙周病可能导致牙齿缺失，影响患者的咀嚼功能和营养吸收，进而引发营养不良、消化系统疾病等问题。同时，牙齿缺失还可能改变患者的面部形态和发音方式，影响患者的社交和心理健康。因此，个体应该高度重视口腔健康，定期进行口腔检查，及时发现并治疗口腔疾病。并且，个体还应该养成良好的口腔卫生习惯，保持口腔清洁，降低病原微生物的滋生风险。只有这样，个体才能有效地维护全身健康，享受美好的生活。

二、牙齿的奥秘

（一）牙齿的种类与功能

1 牙齿的类型

（1）切牙

切牙位于口腔前部，上下颌骨各有四颗。它们形状扁平，边缘锐利，犹如一把精巧的匕首，主要负责切割食物。每当个体品尝美食时，切牙便首当其冲，将食物切割成小块，为后续的咀嚼和消化作好准备。此外，切牙还参与发音过程，与舌头、唇部等语音器官协同作用，发出清晰悦耳的声音。

（2）尖牙

尖牙又称犬齿，位于切牙与前磨牙之间，上下颌骨各有两颗。尖牙形状尖锐，牙根粗壮，是口腔中最坚固的牙齿之一。它们的主要功能是撕裂食物，特别是肉类等纤维较为坚韧的食物。在野外生存或食用肉类时，尖牙的作用尤为显著，能够帮助个体轻松地将肉块撕裂成小块，便于吞咽和消化。

（3）前磨牙与磨牙

前磨牙和磨牙则位于口腔的后部，主要负责咀嚼和磨碎食物。前磨牙形状较为方正，磨牙则更加宽大扁平，表面布满了凹凸不平的牙尖和沟槽。这些结构增加了牙齿与食物的接触面积，使个体能够更加充分地咀嚼食物，将其磨碎成细小的颗粒。经过前磨牙和磨牙的充分咀嚼，食物变得更加柔软易消化，减轻了胃肠道的负担。

2. 牙齿的功能

牙齿在发音过程中起着至关重要的作用。当个体发出某些音节或单词时，需要借助牙齿与舌头、唇部等语音器官的协同作用，才能发出清晰准确的声音。例如，在发出"t"和"d"等音节时，个体需要用舌尖抵住上前牙的背面进行发音。而且，牙齿还承担着维持面部美观的重任。整齐洁白的牙齿能够提升面部的美感，使人在微笑时更加自信迷人。相反，牙齿缺失、排列不齐或色泽不佳等问题则可能影响面部的美观度，甚至对人的自信心和社交能力造成负面影响。除了上述功能外，牙齿还具有引导颌骨发育的作用。在儿童生长发育过程中，牙齿的萌出和替换对颌骨的发育起着重要的引导作用。如果牙齿发育异常或缺失，可能会影响颌骨的正常发育，导致面部畸形等问题。

（二）牙齿的结构与构成

1. 牙齿的结构

牙齿的结构可以分为外部结构和内部结构两大部分。外部结构即个体肉眼可见的牙冠部分，它呈现出的形状和色泽，都与其内在的结构和成分密不可分。牙冠外层是坚硬的牙釉质，它主要由无机物构成，包括钙、磷等矿物质，这些矿物质以特定的晶体形式排列，赋予了牙齿无与伦比的硬度。牙釉质的厚度和质地，直接关系到牙齿的耐磨性和使用寿命。牙釉质之下是牙本质，它是一种更加柔软的组织，主要由胶原蛋白和有机物构成。牙本质起到了连接牙釉质和牙髓的作用，同时也具有一定的弹性和抗压能力。内部结构则包括牙髓和牙根。牙髓位于牙齿的中心，它包含了神经、血管和淋巴管等软组织，是牙齿的生命之源。牙髓对于牙齿的营养供应、感觉传导以及免疫防御都起着至关重要的作用。牙根则是牙齿深入牙槽骨的部分，它主要由牙骨质构成，起到了固定牙齿和传导咀嚼力的作用。牙骨质的结构与牙本质相似，但更加坚硬和耐磨。健康的牙齿需要个体日常的呵护和保养，包括定期刷牙、洁牙、避免过度咬硬物等。只有当个体充分了解和尊重牙齿的结构，才能更好地保护牙齿，让牙齿陪伴个体走过更长的人生旅程。

2. 牙齿的构成

牙齿，作为人体最为坚硬的器官，其构成并非单一的组织或材料，而是由多种元素和成分共同组合而成，这些元素和成分在牙齿的不同部位和层次中发挥着各自的作用，共同维持着牙齿的正常结构和功能。牙齿的主要成分包括钙、磷、氧、碳等矿物质和有机物。其中，钙和磷是牙齿中含量最高的矿物质，它们以羟基磷灰石的形式存在，赋予了牙齿坚硬和耐磨的特性。而有机物则主要包括胶原蛋白和蛋白质等，它们为牙齿提供了弹性和韧性，使得牙齿在承受外力时不易断裂。在牙齿的不同部位，这些成分的含量和分布也有所不同。例如，牙釉质中矿物质含量较高，尤其是钙和磷，这使得牙釉质具有极高的硬度和耐磨性。而牙本质中则含有更多的有机物，如胶原蛋白，这使得牙本质具有一定的弹性和韧性。除了这些基本的成分外，牙齿中还含有一些微量元素和维生素，如氟、镁、锌等，它们对牙齿的健康和发育也起着重要的作用。例如，氟元素可以增强牙齿的抗龋能力，减少龋齿的发生；镁元素则参与牙齿的形成和矿化过程；锌元素则对牙齿的生长和修复具有促进作用。了解牙齿的构成对于个体日常的口腔保健和牙齿疾病的预防和治疗具有重要意义。例如，通过补充适量的氟元素，个体可以增强牙齿的抗龋能力；而通过摄入足够的钙和磷等矿物质，个体可以维持牙齿的正常结构和功能。此外，对于牙齿损伤或疾病的治疗，也需要根据牙齿的构成和特性来选择合适的修复材料和方法。

（三）牙齿的生长发育过程

1. 牙齿的生长发育之初始阶段

牙齿的生长发育是一个复杂而精细的过程，从胚胎时期的牙胚形成到最终牙齿的萌出和成熟，每一步都受到遗传和环境因素的共同调控。在牙齿生长发育的初始阶段，即牙胚的形成期，这一过程主要发生在胚胎期的口腔上皮和外胚间充质组织中。在胚胎发育的早期，口腔上皮组织开始增厚，形成牙板。牙板是牙齿发育的起始结构，它进一步发育成多个独立的牙胚，每一个牙胚都预示着未来一颗牙齿的诞生。随着牙胚的不断发育，它们逐渐分化出牙釉质、牙本质和牙髓等不同的牙齿组织。这些组织在后续的发育过程中将逐渐硬化和成熟，最终形成个体口腔中的坚硬牙齿。值得一提的是，牙齿的生长发育不仅受到遗传因素的调控，还受到多种环境因素的影响。例如，母体在怀孕期间的营养状况、疾病状态以及用药情况等都可能对胎儿的牙齿发育产生影响。此外，婴幼儿时期的饮食习惯、口腔卫生习惯以及是否接受过牙齿保健指导等也会对牙齿的生长发育产生重要影响。因此，在牙齿生长发育的初始阶段，个体就应该给予足够的重视和关注。通过加强孕期保健、提倡科学喂养、推广口腔卫生知识等方式，为牙齿的健康发育奠定坚实的基础。

2. 牙齿的生长发育之成熟阶段

在牙齿萌出的过程中，牙根逐渐形成并稳固地扎根于牙槽骨中，为牙齿提供稳固的支撑。同时，牙冠部分逐渐露出牙龈，展现在个体眼前。每一颗牙齿都有其特定的萌出时间和位置，这确保了牙齿在口腔中的有序排列和功能的正常发挥。随着牙齿的萌出和生长，它们逐渐与对颌的牙齿建立起紧密的咬合关系。这种咬合关系不仅有助于提升个体的咀嚼效率，还能促进面部骨骼和肌肉的正常发育。同时，牙齿在生长过程中还会经历不断的磨耗和再矿化过程，以适应口腔环境的变化和满足个体的咀嚼需求。而牙齿的生长发育并非一帆风顺。在这个过程中，个体可能会遇到各种牙齿问题，如牙齿拥挤、错位萌出、形态异常等。这些问题的出现不仅会影响个体的咀嚼功能和面部美观，还可能对个体的心理健康造成负面影响。因此，在牙齿生长发育的成熟阶段，个体需要密切关注口腔状况，定期接受口腔检查，及时发现并处理各种牙齿问题。

第二节 常见的口腔问题

一、常见口腔问题及其症状

（一）龋齿（蛀牙）

1. 龋齿的症状

龋齿，俗称蛀牙，是牙齿在多种因素的作用下，牙釉质、牙本质或牙骨质上发生的一种进行性破坏的疾病。其症状表现多样，初期可能仅为牙齿表面的微小变色，难以被察觉，但随着病变的深入，症状会逐渐明显。最直观的症状是牙齿表面出现黑色或棕色的斑点，这些斑点会逐渐扩大，形成洞穴状缺损，即龋洞。当龋洞深入至牙本质时，患者对冷热酸甜等刺激会产生敏感反应，出现短暂的酸痛不适。若不及时治疗，龋洞进一步加深，可能触及牙髓，引发牙髓炎，此时的疼痛将变得剧烈且持续，甚至可能影响睡眠和日常生活。此外，龋齿还可能导致牙齿结构的破坏，如牙冠的碎裂或牙根的暴露，严重时可能导致牙齿的丧失。因此，对龋齿的症状不容忽视，一旦发现应及时就医治疗。

2. 龋齿的原因

龋齿的形成并非一蹴而就，而是由多种因素长期共同作用的结果。其中，最主要的致病因素是牙菌斑。牙菌斑是由口腔内的细菌在牙齿表面聚集形成的生物膜，它能产生酸性物质，不断侵蚀牙齿的硬组织。饮食习惯也是龋齿形成的重要原因之一。过多摄入糖分，尤其是黏性强的甜食，如糖果、巧克力等，这些食物残渣易滞留在牙齿表面和牙缝中，为细菌提供了丰富的营养来源。口腔卫生习惯不佳，如不经常刷牙、刷牙方式不正确或使用无效的洁牙工具，都会导致牙菌斑和食物残渣无法及时清除，从而加速了龋齿的发展。而且，个体的牙齿形态、排列以及唾液的量和质等因素，也会对龋齿的发生和发展产生影响。综合来看，龋齿的形成是一个多因素的复杂过程，需要从多个方面进行预防和控制。

（二）牙周病

1. 牙周病的症状

牙周病，是一种常见的口腔疾病，其症状多样，且随着病情的进展而逐渐显现。在初期，患者可能仅感觉到轻微的牙龈不适，如刷牙时的轻微出血或吃硬物时的轻度疼痛。这些症状往往被忽视，因为人们常常将其归咎于上火或牙龈敏感。然而，随着病情的加重，症状会逐渐明显。牙龈可能出现红肿，甚至发展到牙龈退缩，露出牙齿的根部。更为严重的是，牙周袋的形成，即牙龈与牙齿之间出现空隙，这为细菌提供了一个生长繁殖的温床。随着细菌的不断增多，牙周袋可能加深，甚至引发脓肿，导致牙齿松动，最终可能导致牙齿脱落。牙周病的症状不仅仅局限于口腔，它还可能对全身健康产生影响。例如，牙周病可能增加心脏病和中风的风险，因为口腔中的细菌可以通过血液循环到达其他部位，引发炎症和感染。此外，牙周病还可能影响糖尿病的控制，因为炎症反应可以加重胰岛素抵抗，使血糖难以控制。因此，对于牙周病的症状，个体不能掉以轻心，应及时就医，以免延误治疗时机。

2. 牙周病的原因

口腔中的细菌是牙周病的主要病原体，而口腔卫生不佳则为细菌提供了繁殖的温床。不正确的刷牙方法、刷牙次数不足、使用不合适的牙刷和牙膏等都可能导致口腔卫生不佳。此外，牙石的形成也是牙周病的重要原因。牙石是由牙菌斑和食物残渣混合形成的硬结，它附着在牙齿表面，难以清除。牙石不仅为细菌提供了一个保护屏障，还会刺激牙龈，引发炎症。除了口腔卫生不佳外，其他因素也可能导致牙周病的发生。例如，吸烟是牙周病的一个重要风险因素。烟草中的化学物质不仅损害口腔黏膜，还抑制免疫系统，使口腔更容易受到细菌感染。此外，一些全身性疾病如糖尿病、风湿病等也可能增加牙周病的风险。这些疾病可能影响口腔的血液循环和免疫功能，使口腔更容易受到病原体的侵袭。因此，预防牙周病，个体需要从改善口腔卫生开始，同时关注其他可能的风险因素，如吸烟和全身性疾病。只有综合考虑各种因素，才能有效地预防和治疗牙周病。

（三）口腔溃疡

1. 口腔溃疡的症状

口腔溃疡，一种常见的口腔黏膜疾病，其症状表现明显且多样。最典型的症状便是口腔黏膜上出现的圆形或椭圆形溃疡，其边缘清晰，中心凹陷，表面常覆盖有一层淡黄色的假膜，周围则呈现出红肿状态。这种溃疡大小不等，数量也可能因个体差异而有所不同。在发病初期，患者可能会感到病变部位有轻微的刺痛或不适，但随着病情的发展，疼痛感会逐渐加剧，尤其是在进食、说话或舌头活动时，疼痛更为显著。除了直接的疼痛外，口腔溃疡还可能伴随有其他症状，如口干、口苦、口臭等，给患者的生活带来诸多不便。此外，一些患者还可能出现发热、头痛、淋巴结肿大等全身症状，这些都是口腔溃疡不容忽视的表现。

2. 口腔溃疡的原因

免疫因素在口腔溃疡的发病中起着重要作用。当机体免疫力下降时，口腔黏膜的防御能力也会相应减弱，容易受到各种病原体的侵袭，从而引发溃疡。一些研究表明，口腔溃疡具有明显的家族聚集性，可能与遗传基因有关。而且，精神因素如长期焦虑、紧张、睡眠不足等，也可能导致口腔溃疡的频繁发作。在生活习惯方面，饮食不均衡、缺乏维生素和微量元素、口腔卫生不佳等，都是口腔溃疡的潜在诱因。并且，还需要注意的是，一些系统性疾病如消化系统疾病、内分泌系统疾病等，也可能伴随口腔溃疡的出现。

（四）口腔干燥症

1. 口腔干燥症的症状

口腔干燥症，又称为口干症，是一种常见的口腔不适症状。其核心症状主要表现为口腔内部的持续干燥感，这种干燥感可能会随着时间的推移而加重，影响患者的日常生活和饮食。患有口腔干燥症的人可能会感到口腔黏膜缺乏润滑，导致说话、吃饭甚至吞咽都变得困难。此外，口腔干燥还可能引发一系列连锁反应，如口腔内的细菌滋生、牙齿脱矿质化、龋齿增多等。除了上述直接症状外，口腔干燥症还可能给患者带来一些间接的不适。例如，由于口腔内环境的改变，患者可能会更容易感染口腔疾病，如口腔溃疡、口腔炎等。同时，持续的口腔干燥还可能影响到患者的味觉，使食物失去原有的美味。更为严重的是，长期的口腔干燥症还可能增加患口腔癌的风险。因此，对于口腔干燥症的症状，个体不应掉以轻心，而应及时寻求医生的帮助。

2. 口腔干燥症的原因

生理性原因主要包括年龄增长、药物副作用等。随着年龄的增长，人体的唾液分泌量会逐渐减少，导致口腔干燥。此外，某些药物如抗抑郁药、利尿剂等也可能导致唾液分泌减少，从而引发口腔干燥症。病理性原因则更为复杂，包括但不限于自身免疫性疾病、内分泌失调、神经系统疾病等。例如，干燥综合征是一种常见的自身免疫性疾病，其主要症状之一就是口腔干燥。此外，糖尿病、风湿性关节炎等疾病也可能导致口腔干燥症的发生。这些疾病通过影响唾液腺的正常功能或破坏唾液腺组织，导致唾液分泌减少或质量下降，从而引发口腔干燥症。

因此，对于口腔干燥症的治疗和预防，个体需要综合考虑患者的年龄、健康状况、用药情况等因素，找出导致口腔干燥的根本原因，然后针对性地进行治疗和预防。

（五）口臭

1. 口臭的症状

口臭是一种常见的口腔问题，其症状主要表现为口腔内散发出难闻的气味。这种气味通常是持续性的，不仅患者本人能够感知到，有时周围的人也能明显闻到。口臭的气味可能因个体差异而有所不同，有些人描述为腐臭味、鱼腥味或酸臭味等。除了气味本身，口臭还可能伴随其他症状，如口干、口苦、口腔内的不适感或轻微的疼痛。在严重的情况下，口臭还可能影响患者的食欲和社交活动，造成心理上的困扰。值得注意的是，口臭有时可能是某种潜在疾病的信号，因此口臭不应被轻视。

2. 口臭的原因

当食物残渣在牙齿间和舌头上停留时间过长时，细菌会分解这些食物残渣，产生难闻的气味。此外，口腔疾病如龋齿、牙龈炎、牙周炎等也可能导致口臭，因为这些疾病会破坏口腔内的正常环境，为细菌繁殖提供有利条件。除了口腔本身的问题，口臭还可能与消化系统疾病、呼吸系统疾病以及某些全身性疾病有关。例如，胃食管反流、胃溃疡等消化系统疾病可能导致胃酸逆流至口腔，从而产生口臭；而鼻窦炎、扁桃体炎等呼吸系统疾病则可能由于炎症分泌物的影响而导致口臭。此外，长期吸烟、饮酒以及不良饮食习惯也可能加重口臭问题。

二、口腔保健方法

（一）正确的刷牙方法

1. 正确刷牙方法的重要性

正确的刷牙方法不仅仅是一个简单的日常习惯，更是维护口腔健康、预防牙周病和牙齿脱落的关键所在。而错误的刷牙方法不仅不能有效清除这些有害物质，还可能损伤牙齿和牙龈，导致更多的口腔问题。通过正确的刷牙技巧，个体可以将牙齿表面的牙菌斑和食物残渣彻底清除，从而防止这些物质在口腔中滋生细菌，引发口腔疾病。同时，正确的刷牙方法还能够按摩牙龈，促进血液循环，增强牙龈的健康和抵抗力。牙齿脱落的主要原因之一是牙周病，而牙周病的发生往往与不正确的刷牙方法有关。通过正确的刷牙方法，个体可以有效地清除牙齿周围的牙菌斑和牙石，减少牙周病的发生风险，从而保护牙齿的健康和稳固。因此，正确的刷牙方法对于维护口腔健康、预防口腔疾病和牙齿脱落具有非常重要的意义。

个体应该养成每天刷牙的好习惯，并掌握正确的刷牙方法，以确保口腔的健康和卫生。

2. 正确刷牙的步骤与技巧

选择一个适合你的牙刷和牙膏。牙刷应该具有柔软的刷毛，以便在清洁牙齿时不会损伤牙龈。牙膏则应该选择含氟牙膏，因为它有助于保护牙齿免受蛀牙的侵害。接下来，个体需要学习正确的刷牙姿势。站在镜子前，将牙刷放在牙齿和牙龈的交界处，以 45 度角倾斜。然后，用适中的力度，以画圆的方式刷牙。确保每个牙齿的每一个面都被清洁到，包括牙齿的内侧、外侧和咬合面。同时，不要忘记清洁舌苔，以去除细菌和食物残渣。一般来说，每次刷牙应该持续 2 到 3 分钟，以确保彻底清洁每个牙齿。每天至少刷牙两次，早晚各一次。如果你有条件的话，还可以在饭后刷牙，以清除食物残渣和细菌。此外，个体还需要注意刷牙的频率和力度。刷牙的频率过高或力度过大都可能对牙齿和牙龈造成损伤。因此，个体应该遵循适中的频率和力度进行刷牙，以保护牙齿和牙龈的健康。刷牙后，个体可以使用漱口水来进一步清洁口腔，并帮助预防口腔疾病。同时，定期到口腔科医生处进行口腔检查和洁牙也是非常重要的。口腔检查和洁牙可以帮助个体及时发现并处理口腔问题，保持口腔的健康和卫生。

（二）定期进行口腔检查

1. 定期进行口腔检查的重要性

口腔健康是整体健康的重要组成部分，而定期进行口腔检查则是维护口腔健康的关键环节。这种预防性的健康行为不仅有助于及时发现并处理口腔问题，还能预防更为严重的全身性疾病。在快节奏的现代生活中，人们往往容易忽视口腔的微小变化，而这些变化恰恰可能是潜在口腔疾病的信号。因此，将口腔检查纳入日常健康管理计划，显得尤为重要。口腔检查能够全面评估牙齿、牙龈、舌头、唾液分泌以及颞下颌关节等口腔各个部位的健康状况。专业的口腔医生会仔细观察牙齿是否有龋坏、裂纹或牙周病等问题，并检查牙龈是否红肿、出血。同时，他们还会评估患者的咬合关系，确保牙齿排列整齐，功能正常。这些细致的检查有助于在疾病早期就进行干预，从而避免病情恶化。除了对口腔健康的直接影响，定期进行口腔检查还与全身健康密切相关。口腔是身体的门户，许多全身性疾病，如心血管疾病、糖尿病、风湿病等，都可能在口腔中表现出早期症状。通过定期的口腔检查，医生能够及时发现这些潜在的健康问题，并建议患者进行进一步的医学检查和治疗。这种跨学科的健康管理方法，有助于实现疾病的早期发现和综合治疗。并且，每个人的口腔状况都是独一无二的，因此，根据个体的具体情况制订合适的口腔保健计划至关重要。口腔医生会根据患者的年龄、性别、生活习惯、口腔病史等因素，提供针对性的建议，包括刷牙方式、牙膏选择、饮食习惯等。这些建议能够帮助患者改善口腔卫生习惯，降低口腔疾病发生的风险。

2.定期进行口腔检查与生活质量提升

口腔问题常常会导致疼痛、不适和功能障碍，影响患者的正常进食和言语表达。例如，严重的牙周病可能导致牙齿松动甚至脱落，影响咀嚼功能；而龋齿和牙髓炎则可能引发剧烈的牙痛，让患者难以忍受。通过定期进行口腔检查，这些问题可以在早期得到诊断和治疗，从而避免对生活造成严重影响。除了直接影响生活质量，口腔问题还可能对个人的心理和社会层面产生负面影响。口腔异味、牙齿不整齐等问题可能会影响个人的自信心和社交意愿，导致患者在社交场合感到尴尬和自卑。而定期进行口腔检查则有助于及时发现并处理这些问题，让患者重拾自信，更好地融入社会。而且，将口腔检查纳入日常健康管理计划，意味着患者对自己的身体状况更加关注和负责。这种积极的态度会促使患者在生活的其他方面也更加注重健康，如合理饮食、规律运动等，从而全面提升生活质量。

第三节 日常维护口腔的小妙招

一、日常口腔清洁篇

（一）正确刷牙的主要方式

1.刷牙工具的选择：牙刷、牙膏选购建议

牙刷和牙膏作为刷牙的两大核心工具，其选购需细心且科学。牙刷方面，应关注刷毛的材质、硬度和刷头的形状。优质尼龙丝材质的刷毛，既能够深入牙缝清洁，又具备足够的弹性，不易变形。硬度适中的刷毛既能有效去除牙菌斑，又不会损伤牙釉质。刷头形状则以小巧为宜，以便灵活操作，深入口腔各个角落。此外，根据个人口腔健康状况，选择电动牙刷或普通牙刷均可，关键在于确保每个牙面都能得到均匀且充分的清洁。牙膏的选购同样不容忽视。理想的牙膏应具备清洁、防蛀和护龈多重功效。含氟牙膏是预防龋齿的首选，因为氟化物能够增强牙齿的抗酸能力。同时，牙膏中的摩擦剂应细腻均匀，以减少对牙釉质的磨损。

针对牙齿敏感的人群，可选购含有脱敏成分的牙膏。口味和泡沫丰富度则可根据个人喜好选择，但需注意，泡沫的多少并非衡量牙膏好坏的标准，关键是其清洁效果。

2. 巴氏刷牙法步骤解析

巴氏刷牙法，作为一种科学且系统的刷牙方法，被广大口腔医学专家所推荐。其步骤虽简单，却能有效去除牙菌斑，维护口腔健康。巴氏刷牙法首先是将牙刷置于牙面与牙龈交界处，刷毛与牙面呈45度角，确保刷毛能够深入牙龈沟内。接着，以小幅度的震颤动作进行清洁，每个牙位持续10秒左右，注意动作轻柔，避免损伤牙龈。完成一个区域的清洁后，将牙刷移至下一组牙齿，确保每颗牙齿都得到充分清洁。在刷前牙舌侧时，可将牙刷竖放，使用刷毛的尖端进行上下提拉式清洁。最后，别忘了轻轻刷洗舌苔，以去除口腔内的细菌和异味。整个过程持续约3分钟，每个区域都应得到均衡的清洁。

3. 每日刷牙次数及时间推荐

一般来说，每日至少刷牙两次，即早晚各一次，是保持口腔清洁的基本要求。早晨起床后的刷牙能够去除夜间口腔内滋生的细菌，清新口气，为一天的活动打下良好的基础。晚上睡前的刷牙则更为关键，因为它能够彻底清洁牙齿和口腔，避免食物残渣和细菌在夜间长时间滞留，从而预防龋齿和牙周疾病的发生。每次刷牙的时间应控制在2 ~ 3分钟，确保每个牙面和牙缝都得到充分的清洁。此外，若有条件，也可在饭后进行漱口或使用牙线等辅助工具进行口腔清洁，以进一步维护口腔健康。

（二）口腔漱口水的应用

1. 漱口水类型介绍与选择

了解和选择适合自己的漱口水，对于维护口腔健康至关重要。常见的漱口水类型包括抗菌型、防敏感型、清新口气型等。抗菌型漱口水主要含有抗菌成分，能够抑制口腔内细菌繁殖，预防口腔感染。这类漱口水适合患有口腔疾病或存在感染风险的人群使用，但长期使用可能会导致口腔内菌群失调，因此建议在医生的指导下使用。防敏感型漱口水则主要适用于牙齿敏感的人群。它含有能够舒缓牙齿敏感的成分，减轻牙齿对冷热酸甜等刺激的敏感反应。清新口气型漱口水则侧重于改善口腔异味，让口气保持清新。这类漱口水通常含有薄荷、柠檬等清新口气的成分，适合日常使用。然而，需要注意的是，仅仅依赖漱口水并不能从根本上解决口腔异味问题，还需要注意口腔卫生和饮食习惯。在选择漱口水时，除了考虑其类型和功能外，还应考虑个人的口腔健康状况和需求。例如，对于口腔健康状况良好的人来说，选择一款具有清新口气功能的漱口水即可；而对于患有口腔疾病或存在感染风险的人来说，则需要在医生的指导下选择适合的抗菌型漱口水。此外，选择漱口水时还应注意其成分是否温和，避免选择过于刺激或含有过多添加剂的产品。

2. 如何正确使用漱口水

不同的漱口水有不同的功能和成分，因此选择时应考虑自己的实际需求。例如，如果您有口腔感染或炎症，可以选择抗菌型漱口水；如果牙齿敏感，可以选择防敏感型漱口水。一般来说，每次使用约 20 毫升的漱口水即可。将漱口水倒入口腔中，然后用力漱口，让漱口水充分接触牙齿、牙龈和口腔黏膜。在漱口时，应注意让漱口水在口腔中停留一段时间，以便充分发挥其作用。建议每次漱口持续 30 秒至 1 分钟，以确保漱口水能够充分清洁口腔。同时，漱口水并不能替代刷牙，因此在使用漱口水后，仍需进行正常的刷牙和使用牙线等口腔清洁工作。需要注意的是，虽然漱口水可以帮助维护口腔健康，但过度使用或滥用可能导致口腔内菌群失调或其他问题。因此，建议按照说明书或医生的建议使用漱口水，并定期咨询口腔科医生以获取专业建议。

二、定期口腔检查篇

（一）定期到专业机构洁牙与口腔健康检查

1. 洁牙周期与流程介绍

合理的洁牙周期不仅能够有效清除牙菌斑和牙结石，还能预防多种口腔疾病的发生。一般来说，专业的口腔医生建议每半年至一年进行一次全面的口腔洁牙。这样的周期设置既考虑到了牙齿自然清洁的需要，也兼顾了牙菌斑滋生的速度。过于频繁的洁牙可能会对牙釉质造成不必要的磨损，而间隔过长则可能导致口腔问题的滋生。洁牙流程通常包括口腔检查，医生会仔细评估牙齿和牙龈的健康状况，确定是否存在需要特别关注的区域。接下来是超声波洁牙，利用高频振动将牙齿表面的牙结石和色素沉积物震碎并清除。这一步骤中，医生要特别注意操作手法，确保既干净又安全。随后是喷砂处理，通过细小砂粒的冲刷，进一步清除牙齿表面的微小污渍和牙菌斑。最后，医生会对牙齿进行抛光，使牙齿表面光滑，减少牙菌斑的附着。整个流程完成后，患者会明显感觉到口腔的清新和舒适。在洁牙过程中，医生还应向患者提供必要的口腔护理建议，包括刷牙方法、牙线使用等，以帮助患者在日常生活中更好地维护口腔健康。因此，定期的洁牙不仅是清洁牙齿的过程，更是一次全面的口腔健康教育和自我护理能力的提升。

2. 口腔检查内容与频次建议

全面的口腔检查涵盖了多个方面，包括牙齿的完整性、牙龈的健康状况、口腔黏膜的状态以及唾液分泌情况等。医生会仔细观察每颗牙齿，检查是否有龋齿、裂纹或牙体缺损等问题。同时，牙龈的颜色、质地和出血情况也是检查的重点，这些都能反映牙龈炎症的程度。此外，医生还会评估口腔黏膜是否有溃疡、白斑等异常表现，以及唾液分泌是否充足，因为这些都是口腔健康的重要标志。关于口腔检查的频次，专业机构通常建议每年至少进行一次全面的口腔检查。这样的频次能够在疾病早期就发现问题，从而及时采取有效的治疗措施。然而，对于某些高风险人群，如吸烟者、糖尿病患者或有口腔癌家族史的人，口腔检查的频次可能需要相应增加。因此，根据个人的口腔健康状况和风险因素，合理调整口腔检查的频次是至关重要的。通过定期的口腔检查，个体不仅能够及时了解自己的口腔状况，还能够在医生的指导下采取更加科学有效的口腔护理措施。

（二）龋齿、牙周病早期发现与筛查

1. 龋齿的早期发现与筛查

龋齿，俗称"虫牙"或"蛀牙"，是一种由多种因素导致的慢性进行性疾病，主要发生在牙齿的硬组织上。其特点是无自限性和进行性，分布广泛，发病率高。龋齿的早期发现与筛查对于预防和控制其进一步发展至关重要。早期发现龋齿主要依赖于个人日常的口腔自我检查和定期的口腔专业检查。自我检查可以在刷牙或照镜子时进行，观察牙齿表面是否有黑色或棕色的斑点，牙齿质地是否发生变化，如变得粗糙或有小坑。此外，还要留意是否有牙痛、牙敏感等症状。一旦发现异常情况，应及时就医进行进一步检查。专业检查则更为全面和精确。牙医会通过视诊、探诊和X光检查等多种手段来诊断龋齿。视诊主要是观察牙齿的颜色、形态和质地；探诊则是用探针轻触牙齿表面，检查是否有凹陷或软化的区域；X光检查则可以透过牙齿看到其内部结构，有助于发现早期的、尚未形成明显病变的龋齿。

在筛查方面，除了个人的日常检查和定期的口腔专业检查外，还可以采用一些先进的技术手段，如电子口腔镜和激光荧光诊断等。这些技术能够更早、更准确地发现龋齿，提高诊断的准确性和效率。早期发现与筛查龋齿的意义不仅在于及时发现并治疗病变，更在于预防和控制其进一步发展。一旦发现龋齿，应根据牙医的建议进行适当的治疗，如补牙、根管治疗等。同时，还要加强日常的口腔护理，如定期刷牙、使用牙线、漱口水等，以预防新的龋齿发生。

2.牙周病的早期发现与筛查

牙周病是一种影响牙齿周围支持组织的疾病，包括牙龈、牙周膜和牙槽骨等。其早期发现与筛查对于维护口腔健康至关重要，因为早期治疗通常更为有效，能够防止疾病的进一步恶化。牙周病的早期信号可能并不明显，因此定期的口腔检查至关重要。专业牙医通过视诊、探诊和X光检查等手段，能够更全面地评估牙周组织的健康状况。在视诊中，牙医会观察牙龈的颜色、形态和质地，以及是否有出血、肿胀等异常表现。探诊则会用探针检查牙龈袋的深度和牙周组织的附着情况。X光检查则能够揭示牙槽骨的吸收和牙周组织的病变情况。除了专业检查，个人日常的口腔自我检查也是牙周病早期发现的重要手段。这包括观察牙龈是否红肿、出血，牙齿是否有松动、移位等异常情况，以及是否有持续的口臭等问题。一旦发现这些症状，应及时就医进行进一步检查和治疗。

在筛查方面，除了常规的口腔检查外，还可以采用一些先进的技术手段，如数字化口腔摄影和牙周探测仪等。这些技术能够更精确、更全面地评估牙周组织的健康状况，提高早期发现的准确性。牙周病的早期治疗通常包括基础治疗、手术治疗以及维护期治疗等。基础治疗主要包括口腔卫生指导、牙周洁治和龈下刮治等，旨在清除牙菌斑和牙石，控制炎症发展。手术治疗则适用于病情较严重的患者，如牙周翻瓣术和植骨术等。维护期治疗则强调定期的口腔检查和专业的牙周护理，以预防牙周疾病的复发。

第四节 不同人群的口腔健康指南

一、儿童群体口腔健康

（一）儿童龋齿的预防与治疗

1.儿童龋齿的预防

儿童龋齿，作为儿童口腔健康的常见问题，其预防工作显得尤为重要。龋齿，俗称"蛀牙"，是由于牙齿表面的细菌与食物中的糖分反应，产生酸性物质，进而腐蚀牙齿的结果。因此，预防儿童龋齿，关键在于控制口腔内的细菌数量和减少糖分的摄入。家长应从小就培养孩子养成良好的口腔卫生习惯。刷牙是最基本的口腔清洁方式，儿童应在家长的指导下学会正确的刷牙方法，并坚持每天早晚刷牙。此外，牙线的使用也是预防龋齿的重要步骤，它能有效清除牙缝间的食物残渣，减少细菌滋生的环境。家长还应定期带孩子去专业牙医处进行口腔检查，及时发现并处理潜在的口腔问题。除了日常的口腔清洁，饮食习惯也是预防龋齿的关键。家长应控制孩子糖分的摄入，尽量减少零食和甜饮料的消费，特别是在晚上临睡前。鼓励孩子多食用富含纤维的蔬菜和水果，这些食物在咀嚼过程中能起到自然清洁牙齿的作用。同时，增加钙质食物的摄入，如牛奶、奶制品等，有助于增强牙齿的抗龋能力。此外，家长还可以通过涂氟、窝沟封闭等专业的口腔保健措施，进一步增强孩子牙齿的抵抗力。涂氟是将含氟物质涂在牙齿表面，形成一层保护膜，减少酸性物质对牙齿的侵蚀。而窝沟封闭则是针对牙齿表面的深窝沟，使用封闭剂填充，防止食物残渣和细菌在此滋生。

2. 儿童龋齿的治疗

治疗儿童龋齿的首要任务是清除被侵蚀的牙组织。牙医会根据龋坏的程度，选择适当的器械和技术来清除病变组织，同时确保过程中尽可能地减少孩子的不适感。在清除病变后，牙医会仔细评估牙齿的状况，决定是否需要进行填充或修复。填充材料的选择也是治疗过程中的重要环节。针对儿童的龋齿填充，牙医通常会选择耐用、美观且对牙齿刺激性小的材料，如复合树脂或玻璃离子等。这些材料不仅能恢复牙齿的形态和功能，还能在一定程度上减少继发龋的风险。除了直接的填充修复，对于某些严重的龋齿病例，可能还需要采取更复杂的治疗措施，如根管治疗或牙齿拔除。在这些情况下，牙医会与家长详细沟通治疗方案，确保家长和孩子都能充分了解治疗的必要性和可能的风险。治疗结束后，定期的复查和口腔健康维护同样重要。牙医会建议家长定期带孩子进行口腔检查，以确保治疗效果的持久性，并及时发现和处理任何新出现的口腔问题。同时，家长和孩子也应继续坚持良好的口腔卫生习惯和饮食习惯，为孩子的长期口腔健康打下坚实基础。

（二）儿童口腔卫生习惯的培养

1. 家庭教育的角色

父母作为孩子的第一任教育者，他们的言传身教对于孩子形成正确的口腔卫生观念至关重要。在孩子还未完全独立掌握刷牙技巧之前，父母的引导和监督是必不可少的。通过共同参与刷牙活动，父母不仅可以教授孩子正确的刷牙方法和频率，还能在此过程中增强亲子互动，让孩子在愉快的氛围中养成良好的口腔卫生习惯。除了日常的刷牙指导，家庭教育还应该注重对孩子进行口腔健康知识的普及。父母可以利用图画书、动画视频等生动有趣的形式，向孩子讲解牙齿的结构、功能以及保护牙齿的重要性。这些知识不仅能帮助孩子更好地理解口腔卫生的意义，还能激发他们对自身健康负责的意识。此外，父母还可以通过制订奖励机制，鼓励孩子坚持刷牙、定期看牙医等良好行为，从而进一步巩固他们的口腔卫生习惯。值得一提的是，家庭教育中口腔卫生习惯的培养不应仅限于孩子个人。全家人都应共同营造一个重视口腔卫生的环境，例如定期更换牙刷、使用牙线、减少糖分摄入等，都能对孩子产生积极的影响。这种家庭氛围的熏陶，将使孩子在成长过程中自然而然地形成对口腔健康的重视和维护。

2. 学校的责任

学校是儿童成长的重要场所，通过课堂教育和集体活动，可以系统地向学生传授口腔卫生知识，引导他们养成良好的卫生习惯。例如，在健康教育课上，老师可以利用多媒体教学资源，向学生展示刷牙的正确方法、讲解龋齿的形成原因及预防措施等。同时，学校还可以定期组织口腔卫生检查活动，让儿童在实际操作中加深对口腔卫生重要性的理解。

二、成年人群体口腔健康

（一）成年人牙齿保健的基本原则

1. 日常护理与习惯养成

牙齿，作为人体中最为坚硬的器官，承担着咀嚼食物、辅助发音以及维持面部美观等多重功能。然而，随着年岁的增长，牙齿也面临着诸多挑战，如龋齿、牙周病、牙齿磨损等。因此，坚持日常护理和养成良好习惯，对于维护成年人牙齿健康至关重要。日常护理中，刷牙是最为基础且重要的一环。成年人应该选择刷头适中、刷毛柔软的牙刷，以及含氟牙膏，早晚各刷牙一次，每次持续三分钟以上。刷牙时，需采用正确的刷牙方法，如巴氏刷牙法，确保每一颗牙齿的每一个面都得到充分清洁。此外，牙线的使用也是日常护理中不可或缺的一部分。牙线能够有效清除牙缝间的食物残渣和牙菌斑，预防邻面龋和牙周病的发生。在习惯养成方面，成年人需要注重饮食的选择。高糖、高酸性的食物和饮料是牙齿的"天敌"，长期大量摄入会加速牙齿的脱矿和腐蚀。因此，应该减少碳酸饮料、果汁、糖果等食物的摄入，多食用富含纤维的蔬菜水果，以及含钙、磷等矿物质的食物，如牛奶、坚果等。并且，戒烟限酒也是维护牙齿健康的重要习惯。烟草和酒精不仅会对牙齿造成直接损害，还会降低口腔的免疫力，增加患口腔疾病的风险。除了上述的日常护理和习惯养成，成年人还应该定期接受口腔检查。口腔检查能够及时发现并处理潜在的口腔问题，避免问题进一步恶化。一般建议每年至少进行一次口腔全面检查，包括牙齿、牙龈、口腔黏膜等各个方面。

2. 预防意识与专业治疗

预防，总是优于治疗，这一点在牙齿保健上体现得尤为突出。成年人应该充分认识到牙齿疾病的严重性和不可逆性，从而在日常生活中时刻保持警惕，避免不良习惯对牙齿造成的损害。预防意识不仅体现在日常生活中的细心呵护，更包括定期接受专业的口腔健康检查。这些检查能够及时发现牙齿的微小变化，如牙菌斑的堆积、牙龈的轻微炎症等，从而在疾病早期就进行干预和治疗，防止问题进一步恶化。当遇到牙齿问题时，寻求专业治疗是至关重要的。许多成年人在面对牙齿疼痛或不适时，往往选择自行用药或忍耐，这种做法不仅无法根治问题，还可能延误最佳治疗时机。因此，一旦出现牙齿问题，应立即咨询专业牙医，接受全面检查和治疗。专业治疗不仅包括针对具体问题的治疗措施，如补牙、根管治疗等，还包括个性化的口腔健康指导。牙医会根据患者的口腔状况和生活习惯，提供针对性的保健建议，帮助患者更好地维护牙齿健康。通过树立预防意识和寻求专业治疗，成年人能够更有效地保护自己的牙齿，享受健康、自信的生活。

（二）成年人牙齿缺失的修复选择

1. 传统修复方法

成年人牙齿缺失是一种常见的口腔问题，它不仅影响美观，更关系到咀嚼功能和口腔健康。在传统修复方法中，有几种常见的选择可以帮助成年人恢复牙齿的完整性和功能。其中，烤瓷牙是一种广泛应用的修复方式。烤瓷牙通过制作一个与缺失牙齿形状、颜色相匹配的瓷质牙冠，然后固定在相邻牙齿上，从而填补缺失的空隙。这种方法不仅具有较高的美观度，而且瓷质材料的耐磨性和生物相容性也非常好，能够确保修复后的牙齿在功能和舒适度上接近自然牙。然而，烤瓷牙需要对邻近牙齿进行磨削，这可能对健康牙齿造成一定损伤，因此在选择时需权衡利弊。

另一种传统修复方法是牙齿桥接。牙齿桥接是利用缺失牙齿两侧的牙齿作为基牙，制作一个或多个连体的假牙，通过黏接或固定装置连接在基牙上，从而恢复缺失牙齿的形态和功能。这种方法适用于连续缺失多颗牙齿的情况，可以有效恢复咀嚼功能和面部美观。不过，牙齿桥接同样需要对基牙进行一定程度的磨削，且长期使用时可能对基牙造成额外负担，因此定期的口腔检查和维护至关重要。除了上述两种修复方法，对于某些特定情况的牙齿缺失，还可以考虑使用活动义齿。活动义齿是一种可以自行摘戴的修复体，适用于缺失牙齿较多或剩余牙齿健康状况不佳的患者。活动义齿的优点在于制作简单、成本较低，且对剩余牙齿的损伤较小。但其稳定性和舒适度可能不如固定修复方法，且需要患者具备一定的摘戴和清洁技巧。在选择传统修复方法时，成年人应根据自身牙齿缺失的情况、口腔健康状况以及个人需求和偏好进行综合考虑。同时，咨询专业牙医的意见也至关重要，他们可以根据患者的具体情况提供个性化的修复方案和建议。

2. 现代先进技术

随着科技的进步，现代先进技术为成年人牙齿缺失的修复提供了更多创新且高效的选择。这些技术不仅注重美观与功能的恢复，更强调舒适度和长期效果的稳定性。其中，种植牙技术被誉为牙齿缺失修复的"金标准"。它通过手术将人工牙根植入牙槽骨内，待其与骨组织融合后，再在上面安装牙冠，从而模拟自然牙的结构和功能。种植牙的优点在于不依赖邻近牙齿的支持，最大限度地保留了口腔内的健康组织。而且，其稳固性和舒适度极高，几乎可以媲美自然牙。然而，种植牙手术对技术和设备要求较高，且费用相对昂贵，需要患者在选择时进行全面的考虑。另一种备受关注的现代修复技术是数字化口腔重建。这种技术利用计算机辅助设计和制造技术，根据患者的口腔扫描数据，精确制作出与缺失牙齿相匹配的修复体。数字化口腔重建的优点在于精度高、速度快、痛苦小，且能够实现个性化的美学设计。它不仅适用于单颗牙齿的缺失修复，还可用于全口牙齿的重建和美学提升。不过，这种技术对医生和设备的要求同样较高，患者在选择时应确保医疗机构具备相应的资质和条件。在选择现代先进技术进行牙齿缺失修复时，成年人应充分了解各种技术的优缺点，并结合自身情况进行评估。同时，与专业牙医的深入沟通和交流也至关重要，以确保所选方案既符合个人需求，又能达到预期的治疗效果。

三、老年人群体口腔健康

（一）老年人牙齿磨损与修复

1. 老年人牙齿磨损的原因与防控

随着年龄的增长，老年人牙齿磨损的问题日益凸显，主要由自然生理老化过程、长期磨耗、咀嚼压力不均等因素导致。一方面，随年龄增长，牙釉质逐渐脱矿，牙本质暴露，使得牙齿更易磨损；另一方面，多年来的咀嚼运动会使牙齿面产生正常磨损，若咀嚼习惯不良，如偏侧咀嚼或过度硬食，则会加速磨损进程。此外，酸性环境（如频繁胃酸反流、饮食过酸）、夜磨牙症等也会加剧牙齿磨损程度。

针对老年人牙齿磨损的防控，建议均衡饮食，减少高糖、过硬的食物摄入，以减轻牙齿负荷。提倡双侧咀嚼，保持口腔环境 pH 值平衡，如有胃酸反流等症状应及时就医。对于存在夜磨牙情况的老人，可佩戴牙科医生定制的咬合板以保护牙齿。定期口腔检查也是必不可少的环节，可帮助我们及时发现并干预潜在的磨损因素。

2. 老年人牙齿磨损后的修复与治疗策略

面对已经出现磨损的牙齿，现代口腔医学提供了多种修复手段以恢复咀嚼功能，美化外观，并防止进一步损伤。其中，最常见的包括牙齿充填、牙齿磨耗层修复术（如复合树脂修复、瓷贴面、全瓷冠等）、种植牙等。对于轻度磨损，可通过牙齿充填技术进行修复，即通过在磨损部位填充与牙色相近的材料以恢复牙齿形态和功能。对于中重度磨损，可能需要采用更高阶的修复手段，如陶瓷贴面或全冠，它们能更好地模拟天然牙齿的色泽和纹理，提供良好的美观效果和耐磨性能。在多颗牙齿严重磨损且伴有牙列缺失的情况下，种植牙结合固定桥或活动义齿等方式可以恢复完整的咀嚼系统，保障老年患者的口腔功能和生活质量。同时，配合个性化的口腔卫生指导、定期复查和适时调改修复体，可以有效延长修复体使用寿命，保障老年人长久享受健康的口腔生活。

（二）老年人牙周病的防治与护理

1. 老年人牙周病的防治措施

许多老年人可能由于年龄、行动能力或认知功能的限制，忽视了日常的口腔清洁。这就需要家人和医护人员的耐心引导和帮助，确保老年人每天至少两次的全面口腔清洁，包括刷牙和使用牙线清除牙缝间的食物残渣。此外，定期到专业牙医处进行口腔检查和洁牙，是预防牙周病的有效措施。牙医能够及时发现并处理老年人口腔中的潜在问题，如牙结石、牙菌斑等，从而避免这些问题的恶化。除了日常的口腔清洁，老年人还应该注重饮食结构的调整。随着年龄的增长，老年人的牙齿和牙周组织逐渐退化，对硬、韧食物的咀嚼能力下降。因此，老年人应该选择易于咀嚼和消化的食物，同时减少糖分和黏性食物的摄入，以降低牙齿和牙周组织的负担。增加富含维生素 C、维生素 D 和钙的食物摄入，如新鲜蔬菜、水果、奶制品等，有助于增强牙齿和牙周组织的健康。此外，老年人还应该积极治疗全身性疾病，如糖尿病、心血管疾病等，这些疾病与牙周病之间存在着密切的关联。通过控制这些疾病的病情，可以有效降低牙周病的发病风险。对于已经出现牙周病症状的老年人，应及时就医，接受专业的牙周治疗，如龈上洁治、龈下刮治等，以阻止病情的进一步发展。

2.老年人牙周病的护理措施

在日常护理方面，应特别关注老年人的刷牙习惯和用具。由于年龄增长带来的手部灵活度下降，老年人可能难以彻底清洁牙齿。因此，为他们选择刷头小、刷毛柔软的牙刷，或是使用电动牙刷，都是有效的辅助手段。此外，对于牙周病较重的老年人，可能需要使用特殊的口腔护理产品，如含有抗菌成分的漱口水、牙缝刷等。这些产品能更深入地清洁口腔，减少细菌滋生，从而改善牙周病症状。在使用这些产品时，应确保老年人了解正确的使用方法和注意事项，避免出现不必要的问题。除了日常的口腔清洁，定期到专业医疗机构进行口腔检查和护理也是必不可少的。牙医会根据老年人的具体情况，制定个性化的护理方案，如定期洁牙、牙周刮治等。这些专业的护理服务能够更有效地控制牙周病的进展，保持口腔健康。同时，老年人的牙周病护理还需关注其心理状态。由于牙周病可能引发的口臭、牙齿松动等问题，会影响老年人的社交和自信。所以，在护理过程中，应给予老年人足够的关心和鼓励，帮助他们积极面对牙周病带来的困扰，增强战胜疾病的信心。

第五节 当口腔出现问题时怎么办

一、自我诊断与初步处理

（一）家庭急救箱的准备

1.家庭急救箱的必要性

在日常生活中，口腔问题常常不期而至，从轻微的牙龈出血到较为严重的牙齿疼痛，这些症状都可能在毫无预兆的情况下出现。因此，家中准备一个专门的口腔初步处理急救箱至关重要。这个急救箱不仅是应对突发口腔问题的有力武器，更是家庭成员口腔健康的守护者。一个完备的口腔初步处理家庭急救箱，应当包含止痛药、消炎药以及漱口水等必需品。止痛药在口腔疼痛难以忍受时，能够起到迅速缓解的作用，减轻患者的痛苦。消炎药则是对抗口腔感染的利器，它能够帮助控制炎症的扩散，加速口腔创口的愈合。而漱口水则在清洁口腔、预防继发感染方面发挥着重要作用，尤其对于那些因口腔疾病而导致刷牙困难的患者来说，漱口水更是不可或缺的辅助清洁工具。除了上述基本药品，口腔初步处理家庭急救箱还应考虑家庭成员的个体差异和特殊需求。例如，对于有口腔溃疡病史的家庭成员，可以额外准备一些口腔溃疡贴膜，以减轻溃疡处的疼痛和促进溃疡面愈合；对于经常佩戴假牙或牙套的成员，则可以添加一些假牙清洁剂或牙套专用的清洁片。此外，急救箱的管理和维护同样重要。药品应定期检查更新，确保在有效期内；急救箱应放置在家庭成员都易于取用的地方，如客厅或卫生间的显眼处，以便在需要时能够迅速找到并使用。通过准备这样一个全面而贴心的口腔初步处理家庭急救箱，家庭成员在面对突发的口腔问题时，就能更加从容不迫地采取应对措施，有效减轻症状，为后续的专业治疗赢得宝贵时间。

2. 口腔初步处理家庭急救箱的应用指导

当遇到口腔问题时，家中的初步处理急救箱就显得尤为重要。它能够为个体提供及时有效的初步救助，减轻症状，避免问题进一步恶化。而正确地使用这些急救用品同样重要，下面就来谈谈如何合理应用口腔初步处理家庭急救箱中的止痛药、消炎药和漱口水。在遇到急性牙痛时，个体可以使用急救箱中的止痛药来缓解疼痛。但止痛药并非万能药，它只是暂时性地缓解症状，并不能解决根本问题。因此，在使用止痛药的同时，个体还应尽快联系牙医进行专业诊断和治疗。同时，需要注意的是，止痛药的使用应严格按照说明书的剂量和方法进行，避免过量使用或长期使用。无论是牙龈炎、口腔溃疡还是其他口腔感染，消炎药都能够帮助个体控制炎症的发展，促进患处愈合。在使用消炎药前我们应详细阅读说明书，了解可能的副作用和禁忌证。此外，对于症状持续不减或者恶化的情况，应及时就医，避免延误治疗。漱口水在口腔问题初步处理中同样不可或缺。它能够有效地清洁口腔，去除食物残渣和细菌，预防继发感染。但在选择漱口水时，个体应根据自己的口腔状况选择合适的种类。例如，对于口腔敏感的人群，应选择温和无刺激的漱口水；对于有特定口腔问题的人群，如牙龈炎或口腔溃疡患者，则可以选择具有相应治疗效果的药用漱口水。并且，漱口水的使用也不应过于频繁，以免破坏口腔内的菌群平衡。

（二）暂时缓解疼痛的方法

1. 冷敷在缓解口腔疼痛中的应用及原理

口腔疼痛常常源于各种原因，如牙龈炎、口腔溃疡、智齿冠周炎等。冷敷作为一种即时有效的缓解方法，在口腔疼痛管理中扮演着重要角色。其基本原理在于，低温可以收缩局部血管，降低炎症区域的血流量，从而减少炎症介质的释放，减轻肿胀和疼痛感。具体操作时，可将冰块包裹在干净的布袋内，或将冷藏过的毛巾轻轻敷在患处，每次持续时间约 15 分钟，每日多次重复。对于急性牙痛或术后疼痛，冷敷有助于镇静神经末梢，暂时阻断疼痛信号的传递，带来即时的舒缓效果。值得注意的是，冷敷虽能临时缓解疼痛，但并非根治之法。一旦疼痛持续不减或者反复发作，务必寻求专业口腔医生的帮助，查明病因并对症治疗。

2. 避免刺激性食物与口腔疼痛管理的关系

刺激性食物，如辛辣、酸涩、过烫或过冷的食物，可能会直接刺激到患处，加重疼痛感觉，甚至引发或加重口腔黏膜炎症。这些食物有可能会破坏已受损的口腔组织屏障，使敏感神经暴露在外，造成剧烈疼痛。因此，在口腔疼痛期间，患者应尽量避免食用这类刺激性食物，转而选择温和、易于咀嚼和消化的软食或半流质食物，如煮熟的蔬菜、瘦肉、鸡蛋、豆腐、酸奶等，既保证营养摄取，又减轻对口腔的物理和化学刺激。与此同时，保持口腔清洁，定期漱口，也有助于创造一个有利于口腔伤口愈合的良好环境。

二、常见口腔问题的治疗与护理

（一）牙龈出血与肿胀的处理

1. 牙龈出血的有效处理方式

牙龈出血是许多人都会遇到的问题，它可能由多种原因引起，如牙菌斑积累、牙龈炎、牙刷刷毛过硬或是刷牙方式不当等。处理牙龈出血，洁牙是最为基础且重要的一步。定期到专业牙科诊所进行洁牙，能有效去除牙齿表面和牙缝中的牙菌斑与牙结石，这些都是导致牙龈炎症和出血的罪魁祸首。洁牙过程中，牙医还会对口腔进行全面检查，及时发现并处理潜在的口腔问题。除了专业洁牙，日常的口腔清洁同样重要。选择刷毛柔软、刷头适中的牙刷，搭配温和的牙膏，是保护牙龈不受伤害的关键。刷牙时应采用正确的刷牙方式，比如巴氏刷牙法，它强调牙刷与牙齿呈 45 度角，轻柔地清洁牙齿与牙龈交界处，避免横向拉锯式刷牙造成的牙龈损伤。此外，在刷牙后，可以用手指轻轻按摩牙龈，从牙根向牙冠方向移动，每次持续几分钟。这样做能够促进牙龈的血液循环，增强牙龈的抵抗力，减少出血情况的发生。并且，保持良好的口腔卫生习惯，定期洁牙，正确刷牙，并结合牙龈按摩，这些都是预防和处理牙龈出血的重要措施。当然，如果牙龈出血持续不减或是伴有其他症状，应及时就医，寻求专业牙医的帮助。

2. 牙龈肿胀的药物治疗与护理处理方式

处理牙龈肿胀，药物治疗是常见且有效的手段。在牙医的指导下，可以使用含有抗菌消炎成分的漱口水、药膏或是口服药物，来帮助缓解炎症，减轻肿胀。在选择药物时，应根据牙龈肿胀的原因和严重程度来选择。例如，对于轻度的牙龈炎引起的肿胀，使用含有抗菌成分的漱口水可能就足够了；而对于较严重的牙龈感染，则可能需要口服抗生素类药物来控制炎症的进展。除了药物治疗，正确的口腔护理同样重要。在牙龈肿胀期间，应更加注意口腔的清洁，避免食物残渣和细菌在口腔内滋生。刷牙时要轻柔，避免触碰和刺激肿胀的牙龈。可以使用软毛牙刷或是特制的牙龈护理牙刷来清洁牙齿和牙龈。此外，饮食的调整也有助于缓解牙龈肿胀。避免过硬、过烫或是辛辣刺激的食物，选择软烂、易咀嚼且富含维生素的食物，如稀饭、蒸蛋、新鲜蔬果等，有助于促进牙龈的修复和愈合。

（二）口腔溃疡与炎症的缓解

1. 口腔溃疡的缓解措施与护理要点

缓解口腔溃疡的关键在于减轻症状、促进愈合以及寻找并消除诱因。在疼痛控制方面，患者可使用含有麻醉成分的口腔溃疡凝胶，如利多卡因凝胶，以迅速缓解疼痛。而且，使用专门的溃疡贴片覆盖在溃疡表面，既可以隔离刺激物，又能在局部形成保护层，帮助溃疡快速愈合。在日常护理上，保持口腔清洁至关重要，可用温盐水漱口杀菌消炎，减轻炎症反应。饮食宜清淡、柔软，避免过热、过冷、过硬、过辣等刺激性食物，以防疼痛加剧或溃疡恶化。补充足够的维生素B 和维生素 C，以及铁、锌等微量元素，有助于增强机体抵抗力，促进口腔黏膜修复。若溃疡反复发作或长时间不愈，应及时就诊查找病因，如排除免疫系统疾病、营养缺乏、精神压力过大等因素的影响。

2. 口腔炎症的缓解策略与综合治疗

口腔炎症涵盖范围广泛，从轻微的牙龈炎、口腔黏膜炎到严重的牙周炎、口腔颌面部间隙感染等。对于口腔炎症的缓解，基础的治疗原则是抗菌抗炎、减轻症状和治疗原发性疾病。在药物治疗层面，非处方类抗生素漱口水、外用抗菌药膏等可在一定程度上抑制口腔内细菌生长，减轻炎症。对于病情较重的患者，可能需要口服抗生素或激素药物，以控制全身或局部的炎症反应。同时，局部物理治疗如激光疗法、超声洁牙等也能起到消炎杀菌、促进愈合的作用。而且，戒烟限酒、规律作息、避免精神压力过大，都有利于提升身体免疫力，减少口腔炎症的发生。口腔卫生的维护是根本，每天定时刷牙、使用牙线清理牙缝，定期接受专业洗牙，能够有效预防牙周病等慢性炎症。

第五章 珍惜生命，关注输血安全

第一节 什么情况下需要输血

一、严重失血

（一）大量急性失血

当人体遭遇交通事故、意外伤害或手术并发症等突发状况，短时间内失去大量血液时，急性失血症状便会迅速显现。这一过程不仅导致血容量急剧减少，更会引发一系列严重的生理反应。心率加速、血压骤降，甚至休克，都是急性失血后可能出现的危险症状。在这些紧急情况下，输血成为挽救病人生命的关键措施。通过输血，可以迅速为患者补充失去的血液，有效地稳定其血容量，从而避免病情进一步恶化。输血不仅能够帮助患者维持基本生命体征，更是为后续治疗提供必要的支持和保障。对于急性失血患者来说，输血的意义重大。它不仅能够迅速缓解患者的痛苦和不适，更能够为其赢得宝贵的治疗时间。在输血的过程中，医生会根据患者的具体情况，选择合适的血液成分和输血方式，以确保输血的安全和有效。

（二）持续慢性失血

除了急性失血外，持续慢性失血同样是输血治疗的重要适应症。这种失血状态往往隐匿在慢性疾病或创伤愈合的漫长过程中，如消化道溃疡的悄然渗血、痔疮的反复发作，或是恶性肿瘤的缓慢侵袭。这些病症虽然不如急性失血那样迅猛，但长期下来，血液的缓缓流失同样会对身体造成深重的伤害。慢性失血的过程虽缓慢，但其累积效应却不容忽视。随着时间的推移，患者体内的血液逐渐减少，导致严重的贫血症状，如面色苍白、乏力、头晕等。更为严重的是，长期的贫血状态会对身体各个器官产生负面影响，心脏负担加重、肾功能受损等严重后果屡见不鲜。输血治疗在此时便显得尤为重要。通过输血，患者可以迅速补充体内缺失的血液成分，改善贫血状况，从而减轻心脏和肾脏等器官的负担。同时，输血还能为患者提供必要的营养支持，增强身体的抵抗力，提高生活质量。

（三）特殊原因导致的严重失血

在某些特殊情况下，患者可能会面临严重失血的风险，这通常源于特定的生理或治疗因素。凝血功能障碍，例如由于遗传因素或疾病导致的血液凝固能力下降，会使得患者易于发生出血，且一旦出血难以控制。此外，抗凝药物的过量使用也可能导致类似的后果，使得血液无法有效凝固，从而引发严重的出血事件。在医学领域中，器官移植和大型手术是高度复杂的治疗手段，伴随着一定的风险。手术创伤本身可能导致血管破裂和出血，而器官移植后的排斥反应也可能引发内出血等严重并发症。在这些情况下，患者的失血情况可能极为严重，甚至危及生命。在这些特殊情况下，输血成为关键的治疗手段。医生会根据患者的具体病因和失血情况，制定个性化的输血方案。对于凝血功能障碍的患者，可能需要输入特定的凝血因子或血小板，以恢复其血液凝固能力。对于手术后的患者，输血则主要用于补充因手术创伤而失去的血液，以维持其生命体征的稳定。

二、贫血或血液疾病

（一）重度贫血或极重度贫血

当贫血程度达到重度或极重度，血红蛋白浓度低于 60g/L 时，患者所经受的症状愈发明显且严重。头晕、头痛、乏力、心慌等不适症状不仅影响患者的日常生活，还可能威胁其生命安全。在这样的紧急关头，输血治疗成为挽救患者生命的关键措施。输血能够迅速提升患者的血红蛋白水平，为身体提供足够的氧气和营养物质。随着血液的补充，患者的头晕、头痛等症状会得到明显缓解，身体逐渐恢复活力。同时，输血还能有效改善心慌、乏力等症状，帮助患者稳定生命体征，为进一步治疗创造有利条件。值得注意的是，输血治疗并非一劳永逸。在输血过程中，医护人员需要密切关注患者的病情变化，确保输血的安全性和有效性。同时，患者也需要在输血后积极配合后续治疗，加强营养摄入，促进身体恢复。

（二）血液成分异常或缺乏

在血液疾病的治疗过程中，输血扮演着举足轻重的角色。某些血液成分的异常或缺乏，常常成为输血的必要指征。以血小板减少为例，当血小板数量明显减少时，患者的出血倾向会显著增加，此时轻微的外伤或自发的出血都可能发生。这时，通过输血补充血小板，能够迅速提升血小板水平，有效减少出血风险，保护患者的生命安全。凝血因子缺乏同样是一个常见的输血指征。凝血因子是血液凝固过程中的关键组成部分，一旦缺乏，患者的凝血功能将受到严重影响，可能出现难以控制的出血。输血治疗能够针对性地补充缺乏的凝血因子，恢复凝血功能，防止出血的发生。此外，对于某些遗传性血液病或代谢性疾病，输血治疗同样具有不可替代的作用。这些疾病往往导致血液成分或功能的异常，无法通过一般的药物治疗来纠正。

（三）急性失血伴贫血

在急性失血的情况下，如突发的外伤或手术过程中造成的大量出血，患者面临着巨大的生命威胁。这种突如其来的失血不仅导致血容量急剧减少，患者可能出现休克症状，如面色苍白、四肢湿冷、脉搏细速等，这些都是身体在失去足够血液供应时发出的紧急信号。同时，失血过多还可能加重患者原有的贫血状况，使其生命体征进一步恶化。在这种紧急关头，输血成为挽救患者生命的关键措施。通过输血，可以迅速补充患者失去的血容量，纠正休克状态，为身体各器官提供必要的血液供应。同时，输血还能够纠正贫血，提高血红蛋白水平，改善患者的贫血症状，如头晕、乏力等。这样不仅可以缓解患者的不适感，更可以为其后续治疗创造有利条件。值得注意的是，输血并非简单的血液输注过程，它需要在专业医护人员的严格操作下进行。医护人员会根据患者的具体情况，选择合适的血液成分和输血方式，确保输血的安全性和有效性。

三、凝血功能障碍

（一）急性大量出血

凝血功能障碍患者由于体内凝血机制的异常，常常面临着无法预测的出血风险。无论是因意外损伤、手术并发症，还是其他原因导致的急性大量出血，都可能导致患者生命垂危。当出血情况严重到无法通过患者自身的凝血机制来控制时，输血治疗成为挽救生命的必要手段。输血治疗可以快速而有效地补充患者体内的血容量和凝血因子。根据患者的具体情况，医生可能会选择输入新鲜全血或特定的血液成分，如红细胞、血小板或凝血因子等。这些血液成分能够迅速补充患者体内因出血而损失的重要物质，帮助稳定病情，防止因失血过多而引发的休克或其他生命危险。

（二）凝血因子缺乏

凝血功能障碍患者，其凝血机制受损，可能源于遗传缺陷、药物副作用或疾病侵袭等多种因素，导致体内凝血因子严重缺乏。在这种情况下，凝血因子的缺失使得血液无法正常凝固，从而增加了患者出血的风险。当常规的药物治疗或其他手段无法有效补充缺失的凝血因子时，输血治疗便成为挽救患者生命的关键手段。通过输血，可以迅速为患者体内引入含有相应凝血因子的血液成分，这些凝血因子能够直接参与血液凝固过程，从而显著提升患者体内的凝血因子水平。随着凝血因子的补充，患者的凝血功能得到明显改善，出血风险也大大降低。这种输血治疗不仅迅速有效，而且能够在短时间内稳定患者的病情，为后续治疗创造有利条件。

（三）手术前后预防性输血

凝血功能障碍患者在接受手术操作前，预防性输血是一项至关重要的措施，旨在确保手术过程的安全与顺利。通过提前输血，能够有效补充患者体内的血容量和凝血因子，进而降低手术过程中因凝血机制异常而引发的出血风险。这不仅能够减少手术中的不确定性和潜在风险，还能为医生提供更加稳定的手术环境，有助于手术的顺利进行。在手术后，患者可能因手术创伤、应激反应等多种因素导致凝血功能进一步下降。此时，输血同样扮演着重要的治疗角色。通过及时输血，能够迅速补充患者因手术而损失的血容量和凝血因子，帮助患者度过危险期，稳定病情。这不仅可以减少术后出血、感染等并发症的发生，还能为患者后续的康复治疗奠定坚实的基础。

四、感染性疾病

（一）重症感染伴组织缺氧

在重症感染的情况下，患者的身体犹如战场，微生物的侵袭与机体免疫反应的激烈碰撞，使得组织陷入缺氧的困境。此时，若患者的红细胞数量不足或功能受损，就如同战场上的运输车辆短缺或故障，氧气无法被有效输送到身体各个角落，组织的生命活力因此受到严重威胁。输血，此刻成为扭转战局的关键举措。它如同增援的运输队伍，通过输入红细胞，为患者的身体注入新的活力。红细胞的到来，提高了患者的血红蛋白水平，使得机体能够携带更多的氧气，穿越血管，深入组织，为那些缺氧的细胞带去生命的希望。随着氧气的充盈，组织的缺氧症状得到缓解，患者的身体逐渐恢复了往日的生机。原本苍白无力的组织，开始恢复红润，细胞的代谢活动也重新活跃起来。这一切，都得益于输血带来的红细胞支援。

（二）重症感染伴凝血功能障碍

部分重症感染患者面临凝血功能障碍的风险，这主要表现为容易出血或凝血时间延长。这一现象的背后，隐藏着复杂的病理生理过程。感染可能引发血管内皮损伤，导致血管通透性增加，血液易于渗出；同时，凝血因子的消耗也是凝血障碍的重要原因，感染状态下机体可能过度激活凝血系统，使得凝血因子大量消耗；此外，抗凝物质的增加也可能对凝血功能产生抑制作用。在这些情况下，输血成为纠正凝血功能障碍的重要手段。通过输入血浆，可以直接补充患者体内缺乏的凝血因子和其他血液成分，有助于恢复正常的凝血功能。对于特定凝血因子缺乏的患者，还可以选择输入相应的凝血因子制剂，实现精准治疗。

（三）重症感染伴血小板减少

在重症感染的严峻挑战下，患者往往面临着血小板数量减少的困境。血小板减少不仅削弱了机体的止血能力，更在感染引发的弥散性血管内凝血（DIC）中，加剧了血小板的消耗速度。面对这样的情况，输血成为一项紧急而重要的治疗措施。输血能够迅速为患者补充血小板，通过输入血小板浓缩液或全血，患者的血小板水平快速提升。这不仅增强了机体的止血能力，更为患者筑起了一道坚实的防线，有效降低了出血风险。在 DIC 的情况下，血小板的消耗尤为迅速，出血倾向也更为严重。此时，输血的重要性更加凸显。它不仅能够及时补充消耗的血小板，还能够通过改善机体的凝血机制，为治疗 DIC 创造有利条件。

五、肿瘤治疗

（一）化疗引起的骨髓抑制

在肿瘤治疗过程中，化疗药物虽然对肿瘤细胞具有显著的杀灭作用，但同时也无法避免地对正常细胞产生一定影响，特别是造血系统的细胞。骨髓，作为人体造血的主要场所，在化疗药物的攻击下可能遭受抑制，导致红细胞、白细胞和血小板等关键血液成分的产生明显减少。这种骨髓抑制一旦达到一定的程度，患者可能面临一系列严重的健康问题。贫血是常见的症状之一，患者可能因红细胞数量减少而感到乏力、头晕；白细胞减少则意味着患者的免疫力受到削弱，容易感染各种疾病；而凝血功能障碍更是可能引发出血不止等危险情况。

（二）营养缺乏导致的造血功能下降

部分肿瘤患者在疾病进展或治疗过程中，可能会面临食欲下降和消化不良等营养摄入不足的问题。这些问题不仅影响了患者的日常生活，更可能对身体的正常生理功能造成长期损害，其中以造血功能的下降最为显著。造血功能的降低，使得红细胞等血液成分的生成受到影响，进而引发贫血等一系列症状。贫血不仅加剧了患者的身体负担，还可能导致治疗效果的减弱，患者的生活质量也随之下降。在这样的困境下，输血成为一种迅速且有效的治疗手段。输血能够直接为患者补充体内缺乏的血液成分，如红细胞等，从而迅速改善贫血状况。随着血液成分的补充，患者的面色逐渐红润，体力也逐渐恢复，生活质量得到了显著提升。更重要的是，输血还为后续的治疗提供了必要的支持，使得患者能够更好地承受治疗带来的负担，提高治疗效果。

（三）手术及并发症的处理

在肿瘤治疗过程中，手术是不可或缺的治疗手段，尤其在切除肿瘤组织、减轻症状或改善生活质量方面发挥着关键作用。然而，手术过程中，尤其是大型或复杂手术，患者面临一定的失血风险。这种失血可能导致血容量减少，影响患者的生命体征和康复进程。除手术本身带来的失血风险外，术后并发症也是患者需要关注的重要问题。感染、出血等并发症不仅可能延长患者的康复时间，还可能对其生命安全构成威胁。在这些情况下，输血治疗成为保障患者生命安全、促进康复的重要手段。输血治疗能够快速补充患者因手术失去的血液成分，包括红细胞、血小板和凝血因子等，从而稳定患者的血容量和凝血功能。这有助于维持患者的生命体征，防止因失血过多导致的休克或其他严重后果。

六、免疫性疾病

原发免疫性血小板减少症和自身免疫性溶血性贫血等免疫性疾病，会对血液的正常生成或破坏过程产生不利影响。这类疾病常常导致血液成分异常减少或增多，进而引发一系列临床症状，如出血倾向、贫血等，严重威胁患者的生命安全和日常生活。在针对这类疾病的治疗中，输血作为一种重要的治疗手段，发挥着不可替代的作用。通过输注特定的血液成分，如血小板、红细胞等，可以迅速补充患者体内缺失的血液成分，纠正血液异常，缓解出血和贫血等症状。这有助于稳定患者的生命体征，为后续治疗创造有利条件。此外，对于某些免疫性疾病患者，免疫调节剂的应用也是输血治疗的重要组成部分。免疫调节剂能够调节患者的免疫状态，减轻免疫反应，进而减少血液成分的破坏。通过输血联合免疫调节治疗，可以更全面地控制病情，提高治疗效果。

第二节 输血过程揭秘

一、输血前的准备工作

（一）血型鉴定

1. 样本采集与预处理

血型鉴定工作始于样本的采集，这是整个鉴定流程中不可或缺的一环。在临床血型鉴定中，采集的样本通常为抗凝血全血或抗凝血血浆。这两种样本因其特有的性质，能够准确反映出血型特征，为后续的鉴定工作提供有利的依据。采集样本时，无菌操作是至关重要的。任何形式的污染都可能导致血型鉴定的结果出现偏差，进而影响到患者的输血安全。因此，医护人员必须严格遵守无菌操作规范，确保采集过程中使用的器具、环境等都达到无菌标准。同时，药物和其他治疗可能会影响血液成分，从而干扰血型鉴定的准确性。因此，为了确保样本的纯净与有效性，采集前必须确认患者已停药或未接受其他可能干扰血型鉴定的治疗。

2. 血型鉴定与筛查

样本采集工作完成后，随即送往化验科或血液科进行血型检验，这是输血前至关重要的一步。血型检验主要聚焦于 ABO 血型系统和 Rh 血型系统的鉴定，这两项是确保输血安全的基础。在 ABO 血型系统中，关注的核心是红细胞上的 A 和 B 抗原。通过专业的技术手段，可以精准地鉴别出血液样本中红细胞所含的抗原类型，从而确定其属于 A 型、B 型、AB 型还是 O 型。每种血型都有其独特的抗原特征，这也是决定输血匹配度的关键因素。与此同时，Rh 血型系统的鉴定同样重要。这一系统主要关注红细胞上的 Rh 抗原，通过检测样本中 Rh 抗原的存在与否，将血型进一步细分为 Rh 阳性和 Rh 阴性。这种分类对于避免发生溶血反应等输血并发症至关重要。

3. 交叉配血实验

血型鉴定和不规则抗体筛查是输血前准备工作的关键步骤，这些完成后，接下来便进入交叉配血实验阶段。这一实验是输血前血型鉴定的最后一道关卡，其重要性不言而喻。交叉配血实验的核心目的是确保受血者的血清中不存在能够破坏供血者红细胞的抗体。在输血过程中，如果受血者体内存在与供血者红细胞不相配合的抗体，就可能引发输血反应，甚至威胁到患者的生命安全。

（二）血液筛选

1.供血者筛选

在输血前的准备工作中，供血者的筛选是至关重要的一环。为了确保血液的安全性和质量，必须严格收集供血者的详细个人信息。这些信息涵盖了供血者的健康状况、疾病史以及药物使用情况等方面，旨在全面了解供血者的身体状况和潜在风险。接下来，进行身体检查是必不可少的一步。通过对供血者的身体进行细致的检查，可以评估其整体健康状态，进一步确保血液的质量。身体检查包括观察供血者的体征、检查各项生理指标以及询问有关症状等，从而全面把握供血者的身体状况。最后，对供血者的血液进行检测是确保血液安全性的关键措施。

2.受血者筛选

在交叉配血试验这一关键环节中，详细记录受血者的个人信息和病史显得尤为重要。这些信息不仅是评估受血者健康状况的基础，更是确保输血安全的重要依据。通过全面的体检和实验室检查，医护人员能够深入了解受血者的整体健康状况，包括血压、心率、肝肾功能等关键指标。这些指标不仅反映了受血者的当前身体状况，也为判断输血适应症提供了有力支持。此外，血型鉴定和抗体筛查同样至关重要。

3.质量控制与管理

这一环节的核心在于确保筛选工作的准确性和可靠性，为输血安全奠定坚实基础。为此，制定明确的筛选标准和操作流程至关重要。这些标准和流程不仅为筛选工作提供了明确的指导，也确保了每一步操作都符合法律法规和专业标准。为了确保筛选工作的持续有效性，定期进行内部审核和外部认证是不可或缺的。内部审核旨在检查筛选工作的执行情况，及时发现问题并进行改进；而外部认证则是对筛选工作的一种权威认可，有助于提升公众对输血安全的信心。

（三）血液制品的选择

1.患者情况评估与需求分析

输血前，医生对患者的全面评估至关重要，这是决定输血方案的关键步骤。医生会仔细考虑患者的年龄、性别、体重，这些基本因素都会影响到输血的剂量和频率。同时，患者的病情严重程度也是评估的重要一环，它直接决定了输血的紧迫性和必要性。除此之外，患者的输血史和药物过敏史也是医生必须考虑的因素。了解患者的输血史有助于医生判断患者是否存在输血反应的风险，而药物过敏史则能帮助医生避免使用可能引发患者过敏的血液制品或相关药物。基于这些综合信息，医生会做出专业的判断，确定患者是否需要输血以及需要哪种类型的血液制品。

2. 血液制品类型与特性了解

在选择血液制品时，医生需对各类血液制品有深入的认知。红细胞，作为血液的主要组成部分，其关键作用在于携带氧气并运输至身体各处，因此常被用于纠正贫血症状，帮助患者恢复体力与活力。血小板，则是血液凝固的重要元素，对于治疗血小板减少或功能障碍至关重要，能有效防止出血风险，维护患者的生命安全。血浆作为血液的液体部分，含有丰富的凝血因子和其他生物活性物质，对于治疗凝血异常尤为关键。无论是遗传性还是获得性的凝血障碍，血浆都能提供必要的支持，促进血液正常凝固，防止出血不止。除此之外，还有一些特殊的血液制品，如冷沉淀和凝血因子制品。冷沉淀富含纤维蛋白原和其他凝血因子，适用于特定凝血障碍的治疗。而凝血因子制品则更为精准，能够针对某一特定的凝血因子进行补充，对于某些罕见的凝血障碍疾病有着不可替代的作用。

3. 合理选择与配血实验

在深入掌握患者具体需求以及各类血液制品的独特性质后，医生将承担起合理选择血液制品的重任。这一决策过程不仅涉及输血剂量和频率的精确计算，还需仔细考量输血的最佳时机。每一个细节都关乎患者的生命安全，因此医生必须谨慎行事。为了确保所选血液制品与患者血液完全相容，避免可能出现的输血反应，交叉配血实验成为输血前不可或缺的一环。这一实验的重要性不言而喻，它如同一道坚固的防线，守护着患者的生命安全。通过交叉配血实验，医生能够精准地检测出患者血清中是否存在可能破坏供血者红细胞的抗体。这样的检测为输血提供了有力的安全保障，让患者在接受输血治疗时能够更加安心。医生在进行血液制品选择时，还会充分考虑患者的年龄、病情以及身体状况等因素。例如，对于年幼或年老的患者，可能需要选择更加温和、易于吸收的血液制品；而对于病情严重的患者，则可能需要选择具有更强治疗效果的制品。

二、输血过程

（一）输血器的选择和使用

1. 输血器的选择

在选择输血器时，务必根据患者的实际情况与输血需求来做出决定。确保所选输血器完全符合医疗行业的各项标准和规定是至关重要的，这意味着它必须具备相应的认证与许可，以保障患者的安全与输血的有效性。患者的输血类型与所需血液成分也是选择输血器时需要考虑的关键因素。不同的输血类型与血液成分可能需要不同型号和规格的输血器。例如，对于需要输注特殊血液成分的患者，选择具备特定过滤功能的输血器将更为合适，这有助于过滤掉可能对患者造成不良影响的物质。

2. 输血器的准备与检查

在使用输血器之前，严格的准备和检查工作是确保输血过程安全无虞的关键环节。首要任务，便是细心检查输血器的包装情况。包装应完好无损，无任何破损或污染迹象，这是确保输血器洁净无菌的重要前提。同时，核对输血器的标签信息也至关重要，需确保标签上的信息与患者的医疗记录完全相符，以防出现任何差错。除了输血器本身，还需准备好其他输血所必需的设备和材料。输液包装袋、输液管、注射器等均需一应俱全，且质量上乘，以确保输血过程的顺利进行。在准备这些设备和材料时，务必遵循无菌操作原则，这是防止感染发生的重要措施。医护人员需严格遵守消毒规范，确保所有使用的物品都经过严格的消毒处理。

3. 输血器的使用与操作

使用输血器时，必须遵循严格的操作流程，以确保患者的安全和输血的有效性。找到合适的静脉通道是首要步骤，这需要对患者的身体状况和血管情况进行仔细评估。随后，对选定的静脉通道进行彻底的清洁和消毒，以预防细菌感染和其他并发症的发生。紧接着，将输血器与输液管紧密连接，确保连接处牢固且密封，避免在输血过程中出现漏气或漏液现象。这是确保输血顺利进行的关键一步，也是对医护人员操作技术的考验。在输血过程中，应根据患者的实际情况调整输血速度。输血速度过快可能导致患者身体出现不适，甚至引发严重的输血反应；而输血速度过慢则可能影响输血效果，延长治疗时间。

（二）输血速度的控制

1. 初始阶段速度控制

输血开始时，输血速度的控制显得尤为重要。这一阶段，输血速度应保持相对缓慢，为患者提供适应输血过程的时间，同时也为医护人员观察患者是否出现不良反应提供了宝贵的机会。一般而言，初始阶段的输血速度建议控制在每分钟2ml左右，并持续约15分钟。这样的速度既能保证输血进程的稳定进行，又使得医护人员有足够的时间观察患者的生命体征和输血反应。在这个过程中，医护人员应时刻保持警惕，仔细观察患者是否出现任何不适或异常反应，如寒战、发热、皮疹等。此外，缓慢输血还有助于减轻患者的身体负担，降低输血过程中可能发生的并发症风险。

2.稳定阶段速度调节

在确保患者输血初期无不良反应后，适时调整输血速度成为接下来的关键步骤。然而，这一过程中仍需保持高度谨慎，确保输血速度的提升是逐步且安全的。一般而言，输血速度应控制在每分钟 5 ~ 10ml 的适中水平，这一速度范围有助于维持输血过程的稳定性，同时减少患者的不适感。在调节输血速度时，医护人员需要密切观察患者的生命体征和输血反应。通过实时监测患者的心率、血压以及输血部位的状况，可以及时发现并处理任何潜在问题。此外，与患者保持沟通也是至关重要的，他们的反馈可以帮助医护人员更好地评估输血速度和效果。

3.特殊情况速度调整

在某些特殊情况下，输血速度的调整至关重要，这需要根据患者的具体状况来灵活应对。例如，在急性大出血的紧急情况下，患者的血容量迅速减少，生命垂危。此时，为了尽快补充血容量，稳定患者的生命体征，输血速度需要相应加快。在极端情况下，甚至可能需要借助外力，如手部加压等方式，来尽可能地加快输血速度，以确保患者能够及时获得所需的血液，挽救生命。然而，并非所有情况都适合快速输血。对于心肺功能不佳或老年人等患者，他们的身体机能相对较弱，对输血的耐受能力也较低。在这种情况下，如果输血速度过快，可能会导致循环负荷过重，进而引发心衰、肺水肿等严重并发症。

（三）输血期间的观察和监护

1.输血前准备与核对

输血前的准备工作至关重要，医护人员必须严格执行每一项步骤，以确保输血过程的安全与顺利。在开始输血前，核对患者的身份信息和输血记录是首要任务，这能够确保血液制品与患者完全匹配，避免任何因信息错误导致的风险。同时，仔细检查血袋的完整性、血液的颜色和是否有凝块等异常情况，是保障血液质量的重要一环。准备好必要的输血设备和药品同样不可或缺。输血器、生理盐水、抗过敏药物等一应俱全，能够确保在输血过程中随时应对可能出现的突发状况。这些设备和药品的准备，不仅是对医护人员专业技能的考验，更是对患者生命安全负责的表现。

2.输血过程中的严密观察

输血期间，医护人员肩负着全程密切观察患者反应和生命体征的重任。在这一过程中，任何细微的变化都可能关乎患者的生命安全，因此医护人员必须时刻保持高度警惕。过敏反应是输血过程中常见且可能危及生命的并发症之一。医护人员需密切关注患者是否出现皮肤瘙痒、呼吸困难等过敏症状。一旦发现这些迹象，应立即停止输血，并迅速采取抗过敏措施，如给予抗过敏药物，以确保患者的生命安全。除了过敏反应，患者的生命体征也是输血期间需要重点观察的内容。血压、心率、呼吸等指标的稳定与否，直接关系到输血过程的平稳进行。医护人员需定时测量并记录这些指标，以便及时发现并处理可能出现的异常情况。

（四）输血结束后的处理

1. 患者观察与护理

输血结束后，医护人员的工作并未画上句号，而是进入了另一个关键阶段——对患者的持续观察与记录。这一阶段同样至关重要，因为它直接关系到患者输血后的安全和康复。医护人员需密切注意患者是否出现迟发性输血反应。迟发性输血反应，如发热、溶血等，虽不常在输血后立即出现，但一旦发生，可能给患者带来严重的不良后果。因此，医护人员需保持高度警惕，通过定时巡查和询问患者感受，及时发现并处理这些异常情况。同时，对患者输血后的生命体征和反应情况进行详细记录，也是医护人员的重要职责。这些记录不仅有助于评估输血效果，还能为后续治疗提供宝贵的参考依据。通过对比输血前后的数据变化，医护人员可以更加准确地判断患者的康复状况，从而制定更加合理的治疗方案。

2. 输血器具与血液的处置

输血完成后，用过的输血器具处理是一项严谨且重要的工作。输血器作为直接接触血液的医疗器械，在使用完毕后需严格遵循医疗废物处理规定进行废弃，以确保其不会对环境和人员造成潜在危害。同时，血袋的处理同样不容忽视。根据相关规定，血袋需要被妥善放置在特定的冰箱中保存一段时间，这一措施不仅是为了防止废弃物的随意丢弃，更是为了在出现输血相关问题时，能够有依据进行核查，确保输血过程的可追溯性。此外，患者输血后的血液样本也是宝贵的信息来源。这些样本能够反映患者输血后的生理变化，为后续可能的检查和分析提供重要依据。

3. 病历记录与总结

在输血工作完成后，医护人员务必完善相关的病历记录，这是确保医疗过程透明化和可追溯性的关键步骤。记录内容应详尽且准确，涵盖输血过程中的各项观察数据、患者输血后的反应情况以及输血器具和血液的处置细节。这些记录不仅是对患者医疗历程的完整记录，也是后续医疗护理和可能纠纷处理的重要依据。此外，对整个输血过程进行总结也是必不可少的环节。医护人员需对输血效果进行全面评价，分析输血是否达到预期的治疗效果，以及是否存在可优化的环节。同时，总结经验教训，对于在输血过程中遇到的问题和挑战进行深入反思，提出改进措施，以便在未来的工作中避免类似问题的再次出现。

第三节 输血的风险与安全保障

一、输血风险的类型与原因

（一）免疫反应相关的风险

1. 同种异体免疫反应风险

同种异体免疫反应是输血中最常见的免疫反应类型，主要由供血者和受血者之间的免疫差异引发。这种免疫反应可能因供受血者之间的血型、抗原抗体差异等因素而触发。在输血过程中，患者的免疫系统可能识别供血者的某些抗原为"异物"，进而产生免疫反应。这种反应可能导致发热、寒战、低血压、呼吸困难、皮疹以及肾功能损害等一系列症状。在严重的情况下，同种异体免疫反应甚至可能引发危及生命的并发症。

2. 自身免疫反应风险

与同种异体免疫反应不同，自身免疫反应在输血过程中较为罕见，但其后果同样严重。在这种反应中，患者的免疫系统可能错误地攻击自身的正常细胞，导致一系列复杂的病症。例如，输血相关性急性肺损伤（TRALI）就是一种典型的由输血引发的自身免疫性疾病。TRALI 可能导致急性呼吸窘迫综合征（ARDS）等严重病症，对患者的生命安全构成威胁。

3. 输血相关移植物抗宿主病风险

输血相关移植物抗宿主病是另一种较为严重的免疫反应风险。在输血过程中，如果供血者的白细胞进入受血者体内并存活下来，这些白细胞可能攻击受血者的正常细胞，引发移植物抗宿主病。这种疾病可能导致高热、皮疹、肝脾肿大等症状，严重时甚至可能致命。

（二）感染传播风险

1. 血液传染病的传播风险

输血过程中，血液传染病的传播风险是首要关注的。这主要包括乙肝、丙肝、梅毒和艾滋病等传染性疾病。这些病毒或病原体可能通过血液传播给接受输血的患者。虽然现代的医疗技术已经相当先进，能够检测到病毒 DNA 的水平，但是在病毒处于窗口期时，现有的医疗技术可能无法准确检测出来，因此理论上仍存在感染的风险。医护人员在进行输血前，需要对患者的病史进行详细的了解，特别是对于患有血液传染病的患者，以便进行初步的评估。

2. 输血器具和过程的感染风险

除了血液本身可能带来的传染病风险外，输血器具和输血过程本身也可能成为感染传播的途径。如果输血器具未经严格消毒或存在质量问题，就可能导致细菌或病毒的传播。因此，医护人员在输血前需要对输血器具进行严格检查，确保其无菌和完好。同时，在输血过程中，医护人员需要严格遵守无菌操作规范，避免任何可能导致感染的行为。

3. 输血后感染并发症的风险

输血后，患者也可能面临感染并发症的风险。这主要包括发热反应、溶血反应等。发热反应可能是由于输血过程中输入了致热源，而溶血反应则主要是由于 ABO 血型不合所造成的。此外，如果输血量较大，还可能加重患者的心脏负担，导致心衰等严重并发症。医护人员需要在输血后密切观察患者的生命体征和反应情况，一旦发现异常，应立即采取相应的处理措施。

（三）过敏反应风险

1. 过敏反应的风险来源

当供血者血液中的某些抗原成分与受血者体内的抗体发生反应时，可能引发过敏反应。这些抗原成分可能包括蛋白质、酶或其他生物活性物质，它们在输血过程中进入受血者体内，从而触发受血者免疫系统的过度反应。

2. 过敏反应的临床表现

输血过程中的过敏反应临床表现多种多样，轻重不一。轻度过敏反应可能表现为皮肤瘙痒、荨麻疹、面部潮红等症状，这些症状通常较为轻微，但也可能给患者带来不适。中度过敏反应可能导致呼吸困难、喉头水肿、低血压等更为严重的症状，需要及时处理以避免病情恶化。在极少数情况下，重度过敏反应可能引发过敏性休克，这是一种危及生命的紧急情况，需要立即进行抢救。

3. 过敏反应的预防与应对措施

为了降低输血过程中过敏反应的风险，医疗机构需要采取一系列预防与应对措施。首先，通过严格的交叉配血测试，评估供血者与受血者之间的免疫差异，以提前发现潜在的风险。其次，医护人员应密切监测患者的生命体征和过敏症状，一旦发现过敏反应迹象，应立即停止输血并采取抗过敏措施。此外，使用预处理药物如抗过敏药物，以及采用洗涤红细胞技术等措施，也有助于降低过敏反应发生的风险。

（四）溶血反应风险

1. 血型不合导致的溶血风险

输血过程中，血型不合是导致溶血反应的主要原因之一。如果供血者与受血者的血型不匹配，输入的异型血可能导致血管内溶血。这种情况下，红细胞在体内大量破坏，释放出大量血红蛋白和其他物质，可能引发严重的生理反应。为了避免这种风险，医护人员在进行输血前必须进行血型鉴定和交叉配血试验，确保供血者与受血者的血型相符。

2. 血液质量问题引发的溶血风险

血液质量问题也是导致溶血反应的重要因素。如果输入的血液在采集、储存、运输或处理过程中受到污染或变质，其中的红细胞可能受到损伤，从而引发溶血。此外，如果血液中含有过多的抗凝剂或其他添加剂，也可能对红细胞造成损害。因此，医护人员需要严格把控血液的来源和质量，确保使用的血液制品安全有效。

3. 患者体质和免疫状态导致的溶血风险

患者的体质和免疫状态也可能增加输血过程中的溶血风险。一些患者可能存在自身免疫性疾病或过敏反应，使得他们的红细胞更容易受到破坏。此外，长期反复输血的患者或进行过特殊治疗（如造血干细胞移植）的患者，其血型可能发生变化或不稳定，增加了溶血反应的风险。

（五）输血相关的急性肺损伤

1.TRALI 的发生机制

TRALI 的发生主要是由于输入的血液中含有与受血者白细胞抗原相对应的抗体，这些抗体与受血者体内的白细胞抗原结合，引发抗原抗体反应。这种反应会激活受血者的免疫系统和补体系统，导致肺内中性粒细胞聚集和激活，进而释放大量炎性介质和氧自由基。这些物质会损伤肺血管内皮细胞和肺泡上皮细胞，引起肺血管通透性增加和肺水肿，最终导致急性呼吸功能不全和非心源性肺水肿。

2.TRALI 的临床表现

TRALI 的临床表现通常在输血开始后不久出现，患者可能出现发热、寒战、咳嗽、呼吸困难等症状。随着病情的进展，患者可能出现呼吸急促、皮肤发紫、低氧血症等严重表现。这些症状可能导致患者感到极度不适，并严重影响其生命安全。如果治疗不及时，患者可能会出现低血压、休克、肾衰竭、肝衰竭等严重并发症，甚至导致死亡。

3.TRALI 的预防与治疗

预防 TRALI 的关键在于对供血者和受血者进行严格的筛选和交叉配血试验，以避免使用可能引起免疫反应的血液制品。治疗方面，除了给予患者吸氧、保持呼吸道通畅等基础治疗外，还可以使用糖皮质激素类药物、肾上腺素等药物来减轻炎症反应和提升血压。对于严重的 TRALI 患者，可能需要使用机械通气等辅助呼吸手段来维持生命。

二、输血安全保障措施

（一）患者筛选与血液检测

为确保输血的安全性，供血者的严格筛选与血液检测是首要且至关重要的任务。在筛选献血者时，必须全面评估其健康状况、病史及生活习惯，以排除任何可能存在的传染病和其他潜在风险。这一过程中，不仅要求献血者提供详尽的个人信息，还需通过体检、血液化验等多种手段，对其身体健康状况进行深入了解。对于采集到的血液，同样需要进行严格的检测。血型鉴定是确保血液制品匹配性的基础，而病毒标志物和细菌污染的检测则直接关系到血液的安全性。通过采用先进的检测技术和设备，可以对血液中的各种病原体和有害物质进行高效、准确的筛查，确保每一份血液制品都符合安全标准。此外，为确保血液制品的有效性和稳定性，还需对血液储存、运输等环节进行严格把控。储存环境的温度、湿度等因素都可能影响血液的质量，因此必须严格按照规定进行储存和管理。在运输过程中，也应采取必要的措施，防止血液受到震动、污染等不良影响。

（二）血型鉴定与交叉配血

血型鉴定，作为输血前的一项至关重要的程序，承载着确保输血安全、预防输血反应的重要使命。在每一次输血前，对供血者与受血者的血型进行精确无误的鉴定，都是保障血液相容性的基础。通过科学的血型鉴定技术，能够准确判断供血者与受血者的血型是否匹配，从而避免由于血型不合而引发的溶血反应等输血风险。交叉配血试验同样是输血前不可或缺的一环。通过这一试验，可以进一步验证供血者与受血者之间的血液相容性，确保输血的安全性。在交叉配血试验中，如果发现供血者与受血者之间存在不相容的情况，就需要立即停止输血，并寻找其他合适的供血者。对于拥有特殊血型或稀有血型的受血者来说，这类血型的人群相对较少，匹配的血液资源也相对稀缺。因此输血前的准备工作尤为重要。

（三）输血操作规范

在输血过程中，医务人员扮演着至关重要的角色，医护人员必须严格遵守规范操作程序，以确保输血的安全性和有效性。这涉及多个环节，每一步都需严谨细致。选择适当的输血器材是首要任务，它直接关系到输血过程的顺利进行。医务人员需确保器材的完好无损、清洁无菌，以避免因器材问题导致的输血风险。同时，进行必要的消毒和清洗工作也必不可少，这有助于减少细菌感染的风险，保障患者的生命安全。核对血袋上的标识与受血者的身份信息是输血过程中的关键环节。医务人员需仔细比对血型、姓名、年龄等关键信息，确保输血准确无误。一旦发现任何不符之处，应立即停止输血，并查明原因。此外，控制输血速度和温度等参数也是确保输血安全的重要措施。医务人员需根据患者的具体情况和输血反应情况，灵活调整输血速度，避免过快或过慢导致的输血反应。同时，保持血液温度的恒定也有助于减少患者输血过程中的不适和并发症。

（四）输血反应监测与处理

输血反应是输血过程中可能出现的严重问题，它涉及受血者的生命安全，因此，医务人员在输血过程中必须保持高度警惕。输血时，受血者的生命体征变化是反映其身体状态的重要指标，医务人员需对其进行持续、细致的监测。特别是，体温、血压、脉搏和呼吸等指标的变化，往往能反映出输血反应的发生与否。体温升高可能意味着感染或过敏反应的发生；血压下降可能表明输血导致的循环功能异常；脉搏加快或不规则可能与心脏功能受影响有关；呼吸异常则可能反映肺部或全身性的病理变化。一旦这些指标出现异常，医务人员应立即停止输血，以阻断进一步损害。同时，应迅速评估受血者的状况，并根据具体情况采取相应的处理措施。抗过敏药物的使用可以缓解过敏反应的症状，补充血容量则有助于纠正因输血反应导致的循环功能异常。

（五）质量控制与卫生保障

输血安全是医疗工作中的重中之重，其中严格的质量控制和卫生保障措施扮演着关键角色。这涉及血液制品从采集到使用的每一个环节，每一步都需精细操作，以确保血液制品的质量和安全。在血液制品的采集阶段，必须严格遵守操作规程，确保采集的血液来源于健康、合格的献血者。储存环节同样重要，血液制品需要在特定的温度、湿度条件下保存，以防止血液变质或细菌滋生。运输过程中，必须确保血液的稳定性和安全性，避免因运输不当导致的血液损失或污染。而在血液制品的使用环节，更是需要严格把关。医疗机构需建立完善的输血管理制度，确保输血操作规范、准确。医务人员需经过专业培训，掌握输血知识和技能，能够正确识别和处理输血过程中可能出现的各种情况。此外，加强医疗机构的卫生管理也是确保输血安全的重要措施。医疗机构应建立严格的消毒制度，定期对医疗器械、环境等进行消毒，防止交叉感染的发生。同时，还需加强医疗废物的处理，确保医疗废物不会对环境和人员造成危害。

（六）患者教育与心理支持

在输血前，对患者进行充分的教育和心理支持，对于保障输血安全具有不可忽视的重要性。医务人员应详细地向患者解释输血的目的，即为何需要输血，以及输血的基本过程，让患者对整个治疗流程有清晰的认识。同时，医务人员还应坦诚地告知患者输血可能存在的风险，如感染、过敏反应等，并强调这些风险在严格的操作和监控下是可控的。此外，医务人员还应向患者强调输血前的注意事项，如饮食调整、避免剧烈运动等，以确保患者的身体状态适合接受输血。通过这些教育，患者能够更好地理解并接受输血治疗，减少因误解或恐惧而产生的抵触情绪。

第四节 特殊人群的输血关怀

一、特殊人群输血的注意事项

（一）儿童输血

1. 儿童血型的选择

（1）血型遗传与儿童血型形成

儿童的血型是由父母的遗传基因决定的。在人类的血型遗传中，A 和 B 是显性基因，而 O 是隐性基因。这意味着如果父母中有一人携带 A 或 B 基因，孩子就有可能是 A 型或 B 型血。如果父母都是 O 型血，那么孩子也一定是 O 型血，因为 O 型血的父母没有 A 或 B 基因可以传递给孩子。了解血型的遗传规律，可以帮助父母预测孩子的可能血型。

（2）不同血型儿童的特点与健康关注

不同的血型可能与一些特定的健康特点或潜在风险相关联。例如，A 型血的人可能血液黏稠度较高，建议多锻炼、饮食清淡；B 型血的人免疫力可能稍弱，应注意预防感冒；AB 型血的人适应能力良好，但易出现肥胖基因，应注意饮食控制；O 型血的人胰岛素易超标，患糖尿病风险较高，应避免高糖分食物。这些并不是绝对的规律，而是提醒家长根据孩子的血型特点，给予适当的关注和照顾。

（3）科学看待血型与儿童健康

尽管血型可能与某些健康特点有关，但并不能决定一个人的健康状况。儿童的健康成长需要综合考虑遗传、环境、营养、运动等多方面因素。家长不应过分迷信血型对健康的影响，而是应该通过科学的方式，为孩子提供均衡的饮食、适当的运动、良好的生活习惯和定期的健康检查，确保他们的健康成长。

2. 儿童输血的剂量和速度

（1）儿童输血的剂量

儿童输血的剂量取决于多种因素，包括孩子的体重、病情严重程度以及贫血程度等。一般来说，如果患儿病情较轻，每公斤体重的输血量应控制在相对较低的范围，大约在 200 ~ 250ml。然而，当病情较为严重时，输血量的需求可能会增加，但通常不会超过每公斤体重 350ml 的限制。同时，孩子的体重也是一个重要的考量因素，体重较轻的儿童可能需要较少的输血量，而体重较重的儿童则可能需要更多的血量。医生会根据每个孩子的具体情况，精确计算并确定最合适的输血剂量，以确保输血的安全性和有效性。

（2）儿童输血的速度

儿童输血的速度同样需要严格控制，以确保输血过程的平稳和安全。通常，输血速度以体重与毫升计算，大致为每分钟 5 ~ 7ml/kg 或 10 ~ 12ml/kg。这种速度的设定是为了让孩子的身体能够逐渐适应血液的输入，避免过快或过慢导致的不良反应。然而，在某些特殊情况下，如休克状态，可能需要加快输血速度以达到迅速补充血液的目的。但无论如何，都需要密切关注孩子在输血过程中的反应和体征。如果发现孩子出现任何不适或异常反应，如胸闷、呼吸困难等，应立即调整输血速度或暂停输血，并及时通知医生进行处理。

（二）孕妇输血

1. 孕妇血型的选择

（1）孕妇血型与遗传规律

孕妇的血型是由其父母的遗传基因所决定的。根据血型遗传的规律，孕妇的血型可能是 A 型、B 型、AB 型或 O 型，这取决于她所继承的父母的血型基因。因此，孕妇在受孕前就已经确定了自己的血型，无法进行选择。

（2）孕妇血型与胎儿健康

了解孕妇的血型对于确保胎儿的健康至关重要。在某些情况下，如果孕妇的血型与胎儿的血型不兼容，可能会引发溶血症等风险。例如，当孕妇是 O 型血而胎儿是 A 型或 B 型血时，就有可能发生溶血症。这是因为 O 型血中含有抗 A 和抗 B 的抗体，可能会对胎儿的红细胞造成破坏。因此，对于这类孕妇，需要密切监测并采取相应的预防措施。

（3）科学对待孕妇血型问题

虽然孕妇的血型无法选择，但人们可以通过科学的方法来应对与之相关的问题。首先，孕妇在产检时应进行血型检测，以了解自己的血型并评估潜在的风险。其次，对于存在血型不兼容风险的孕妇，医生会根据具体情况制定相应的预防和治疗方案，以确保母婴安全。此外，孕妇应保持健康的生活方式，包括均衡饮食、适量运动、定期产检等，以维护自身和胎儿的健康。

2. 孕妇输血的时机和注意事项

（1）孕妇输血的时机

通常情况下，孕妇在怀孕 6 个月左右进行自体输血是比较合适的时机。此时，胎儿的生长发育速度比较快，对铁元素的需求也相应增加。若孕妇未能及时补充足够的铁元素，可能导致胎儿出现宫内贫血的情况，严重时可能影响胎儿的生长发育。因此，在这个时期进行输血，有助于避免上述情况的发生。

（2）孕妇输血的注意事项

①应尽量避免输血：妊娠期输血应严格掌握指征，只有在必要时才进行输血，以降低或避免同种免疫和病毒感染的风险。

②注意不完全抗体的检测：妊娠、分娩、流产和产科手术等经历次数越多，体内产生血性抗体的可能性越大，包括不完全抗体。因此，对于孕产妇和曾有输血史者，在配血时除了进行常规的血型鉴定和交叉配血试验外，还应做胶体介质或抗球蛋白交叉配合试验，以确保输血的安全性。

③注意输血反应和不良反应：妊娠期输血易于发生不良反应，因此在输血过程中应密切监测孕妇的生命体征，如体温、血压、脉搏和呼吸等，以便及时发现并处理输血反应。同时，还应注意防止高血容量和高凝状态引起的不良后果。

（三）老年人输血

1. 老年人血型的选择

（1）血型与老年健康

尽管血型本身并不能直接决定一个人的健康状况，但某些血型可能与某些健康风险或特点存在一定的关联。例如，某些研究表明，AB 型血的人可能更容易出现记忆力减退的问题，这可能与神经递质代谢异常、血管病变风险增加以及遗传因素有关。但这并不意味着所有 AB 型血的老年人都会面临这些问题，每个人的健康状况都是多种因素综合作用的结果。

（2）血型鉴定与老年人

对于老年人来说，血型鉴定可能存在一些特殊注意事项。随着年龄的增长，一些老年人的红细胞抗原、抗体数量可能会减少，这可能导致血型鉴定的准确性下降。因此，在进行血型鉴定时，可能需要采用更为敏感和准确的方法，如试管法，以确保结果的准确性。

（3）科学对待血型与健康

无论是老年人还是其他年龄段的人，都应该科学对待血型与健康的关系。血型只是一个人遗传特征的一部分，并不能完全决定一个人的健康状况。保持健康的生活方式，如均衡饮食、适量运动、定期体检等，才是维护健康的关键。同时，如果老年人有任何健康疑虑或问题，应及时咨询医生，以便得到专业的建议和治疗。

2. 老年人输血的剂量和速度

（1）老年人输血的剂量

老年人输血的剂量应根据其具体情况而定。在一般情况下，老年人的输血量会较为谨慎，以避免给身体带来过大的负担。具体的输血量会考虑到老年人的体重、年龄、体质以及贫血程度等因素。在输血前，医生会进行全面的血液检查和相关评估，以确定最合适的输血剂量。对于严重贫血的老年人，输血剂量可能会相对较高，但也需要控制在一定范围内，以免引发不良反应。同时，还需要注意输血频率的控制，避免频繁输血对老年人身体造成不必要的负担。

（2）老年人输血的速度

老年人输血的速度需要特别控制，以确保输血过程的安全和有效。由于老年人身体机能相对较弱，心脏承受能力较差，因此输血速度应相对缓慢。在输血开始时，建议以较慢的速度进行，观察老年人的反应后再逐渐调整至合适的速度。一般来说，老年人输血的速度应控制在每分钟 10~20 滴，但具体的速度还需要根据老年人的体重、年龄和心功能等因素进行判断。在输血过程中，医护人员会密切监测老年人的生命体征，如血压、心率等，以确保输血过程的安全。

（四）免疫抑制患者输血

1. 免疫抑制患者血型的选择

（1）免疫抑制患者的血型特点

免疫抑制患者，如接受器官移植、化疗或长期使用免疫抑制剂的人群，其免疫系统功能减弱，对病原体的抵抗能力降低。在这样的生理状态下，血型可能成为一个额外的风险因素。例如，某些血型可能更容易引发输血反应或增加感染的风险。因此，对于免疫抑制患者来说，了解自己的血型特点，并在接受输血或其他医疗干预时特别关注与血型相关的潜在风险，是至关重要的。

（2）科学输血与血型匹配

对于免疫抑制患者来说，输血是一种常见的治疗手段。然而，由于免疫系统的功能减弱，这些患者更容易出现输血相关的并发症。因此，在输血过程中，确保血型的准确匹配尤为重要。医疗机构应严格按照输血规范操作，进行血型的鉴定和交叉配血试验，以确保输血的安全性和有效性。同时，对于免疫抑制患者，可能需要采取更为严格的输血策略和措施，如使用去白细胞血液制品、减少不必要的输血等，以降低输血风险。

2. 免疫抑制患者输血的注意事项

（1）血液选择与预处理

免疫抑制患者在选择血液时，应优先考虑去白细胞血液，以降低同种异体免疫反应的风险。由于免疫抑制患者的免疫系统功能较弱，选择血液制品时应确保质量上乘，并尽可能减少输血次数和输血量，避免不必要的输血，以减少患者接触外来抗原的机会。此外，预处理血液也至关重要，例如输注细胞性血液成分时，应尽量去除血浆，以减少患者接触血浆中的免疫活性物质。

（2）输血过程监控与不良反应处理

在输血过程中，对免疫抑制患者的监控至关重要。应严格控制输血速度，密切观察患者的反应，一旦出现不适或异常反应，应立即停止输血，并采取相应的处理措施。同时，要特别警惕输血相关性移植物抗宿主病等严重输血反应的发生，提前做好预防和应对措施。此外，交叉配血试验是确保输血安全的关键步骤，医疗机构必须严格执行。

二、特殊人群输血的风险与安全保障

（一）儿童输血风险

1. 儿童输血的风险

儿童输血虽然在一定程度上能够挽救生命或改善健康状况，但同样存在一定的风险。首先，过敏反应是输血过程中常见的风险之一，特别是对于那些过敏体质的儿童，可能会出现皮肤瘙痒、红肿等症状。其次，如果输血过程中没有严格消毒或操作不当，可能导致细菌或病毒侵入体内，引发感染。此外，血型不合可能导致溶血反应，表现为寒战、高热等症状，严重时甚至可能危及生命。心律失常也是输血过程中可能出现的风险，这通常与输血速度过快有关。

2.儿童输血的安全保障措施

为了确保儿童输血的安全，需要采取一系列保障措施。首先，在输血前必须进行严格的血型鉴定和交叉配血试验，确保血型匹配，避免溶血反应的发生。其次，输血过程中必须严格遵守无菌操作规程，防止感染的发生。同时，医务人员需要严格控制输血速度，避免过快导致的不良反应。此外，输血后应密切观察儿童的生命体征和输血部位情况，及时发现并处理不良反应。

3.提高儿童输血安全性的建议

为了进一步提高儿童输血的安全性，建议采取以下措施。首先，加强医务人员的培训和教育，提高医务人员的专业素质和操作技能。其次，完善输血管理制度和操作规程，确保每一步操作都符合规范。此外，鼓励家长积极参与儿童的输血过程，了解输血的风险和注意事项，与医务人员共同保障儿童的安全。同时，定期开展输血安全评估和监测工作，及时发现并解决问题，确保儿童输血的安全性和有效性。

（二）孕妇输血风险

1.孕妇输血的风险

孕妇输血存在一定风险，需要谨慎对待。首先，由于孕妇在怀孕期间体内激素水平的变化，血液可能处于高凝状态，这增加了溶血反应发生的风险。此外，如果孕妇对血液中的成分过敏，可能会出现过敏反应，包括皮肤瘙痒、红肿等，严重时可能导致过敏性休克。心功能衰竭和弥散性血管内凝血也是孕妇输血可能面临的风险，特别是在输血速度过快或血液成分与孕妇不相容的情况下。另外，输血还可能导致胎儿宫内窘迫，如果血液中的药物成分未能及时代谢，可能影响胎儿在宫腔内的氧气供应。

2.孕妇输血的安全保障措施

为了确保孕妇输血的安全性，需要采取一系列措施。首先，进行严格的血液检查和交叉配血试验是关键，这有助于确保输入的血液与孕妇的血液相容。同时，选择正规的医疗机构进行输血也是至关重要的，因为不正规的机构可能存在血液来源不明、病毒感染等风险。此外，对于过敏体质的孕妇，应提前进行过敏试验，并准备好抗过敏药物以应对可能出现的过敏反应。在输血过程中，密切监测孕妇的生命体征和胎儿状况也是必不可少的，以便及时发现并处理输血反应。

3. 综合管理与风险预防

除了上述措施外，综合管理与风险预防也是保障孕妇输血安全的重要方面。医生应根据孕妇的具体情况和输血指征，制定合理的输血方案，避免不必要的输血。同时，加强孕妇的健康教育，提高她们对输血风险的认识和自我保护意识也是非常重要的。此外，通过加强输血过程中的质量控制和监测，及时发现并处理潜在的安全隐患，也是确保孕妇输血安全的关键。

（三）老年人输血风险

老年人输血的风险与安全保障是一个复杂而重要的议题，涉及多个方面的考量。以下将不分段地阐述老年人输血的风险以及相应的安全保障措施，以期为读者提供全面的了解。老年人输血的风险主要体现在以下几个方面。首先，由于老年人身体机能下降，对输血的耐受性降低，输血过程中容易出现不良反应，如过敏、发热等。其次，老年人常患有多种慢性疾病，如心血管疾病、糖尿病等，这些疾病可能增加输血的风险，如诱发心功能不全、加重糖尿病病情等。此外，老年人免疫系统功能减弱，输血过程中感染的风险也相对较高。

为了保障老年人输血的安全，需要采取一系列措施。首先，在输血前，应对老年人进行全面的身体评估和风险评估，了解他们的疾病史、过敏史等情况，确保输血的必要性和安全性。其次，选择适当的输血方式和血液成分，根据老年人的具体情况制定个性化的输血方案。同时，加强输血过程中的监测和护理，及时发现并处理输血反应和并发症。此外，提高医务人员的专业素质和技能水平，确保他们能够准确判断和处理输血过程中的问题，也是保障老年人输血安全的重要一环。除了上述措施外，还需要注意老年人输血的心理关怀。对于老年人对输血可能存在的恐惧和焦虑情绪，医务人员应耐心解释输血的目的、过程和可能的风险，缓解他们的紧张情绪。同时，加强与老年人的沟通与交流，关注他们的身心状态，提供必要的心理支持和安慰。

（四）免疫抑制患者输血风险

免疫抑制患者输血面临的风险多样且复杂。由于免疫系统功能低下，这类患者更容易发生输血相关性移植物抗宿主病（TA-GVHD）等严重输血反应。此外，溶血性输血反应的风险也相对较高，可能导致发热、头痛，甚至休克、急性肾衰竭等严重后果。同时，免疫抑制患者还可能面临其他输血相关感染的风险，如病毒、细菌等的传播。

为确保免疫抑制患者输血的安全，必须采取一系列有效的保障措施。在输血前，应严格筛选供血者，排除具有潜在风险的供血者。使用去白细胞血液也是一个重要的预防措施，因为白细胞是引发同种异体免疫反应的主要因素之一。此外，进行交叉配血试验，确保供血者的红细胞与受血者的血浆相容，也是降低免疫反应风险的关键步骤。综合管理与预防策略在保障免疫抑制患者输血安全中起着至关重要的作用，医疗机构应建立完善的输血管理制度和操作流程，确保每一步操作都符合规范。同时，加强医护人员的培训和教育，提高医护人员的输血知识和技能水平，也是至关重要的。此外，通过持续监测和评估输血过程，及时发现并处理潜在的安全隐患，也是确保输血安全的重要措施。

第六章 健康体检，守护生命的第一道防线

第一节 健康体检是什么

一、健康体检的概述

（一）健康体检的定义

健康体检是一种系统性的身体检查过程，旨在通过一系列医学测试与评估，全面、深入地了解个体的身体状况，从而预防疾病、促进健康。这一过程涵盖了多个医学领域，包括体格检查、实验室检查、影像学检查等多个方面，以确保对身体状况的全面评估。在健康体检中，医生会对个体的身体外观、器官功能、生理指标等进行详细检查，以发现可能存在的异常或潜在疾病。同时，实验室检查则通过血液、尿液等样本的分析，进一步了解个体的生化指标、免疫状态等。此外，影像学检查如超声、X光、MRI等技术的应用，能够更直观地观察身体内部的结构与功能，为疾病的早期发现提供有力支持。健康体检不仅是对个体当前身体状况的评估，更是对未来健康风险的预测与预防。

（二）健康体检的重要性

1. 早期发现潜在疾病

健康体检的首要重要性在于其能够早期发现潜在疾病，这是维护个人健康不可或缺的一环。通过一系列的检查和测试，人们可以对身体各个系统进行深入且全面的评估。无论是心血管系统、呼吸系统、消化系统还是泌尿系统，都能得到细致的检查。这些详尽的检查不仅有助于发现那些尚未出现明显症状的疾病或病

变，更能为潜在的健康风险提供早期预警。例如，高血压和糖尿病这类慢性疾病，在早期往往没有明显的症状，但通过体检可以及早发现其迹象，从而进行及时的干预和治疗。对于肿瘤这类严重疾病，早期发现更是至关重要，因为早期治疗往往能够显著提高治愈率和生存率，避免病情恶化所带来的严重后果。

2. 预防疾病的发生

健康体检在预防疾病的发生上发挥着至关重要的作用。它如同一个精确的指南针，为人们揭示身体内部的微妙变化，让人们能够提前洞悉潜在的健康隐患。通过深度剖析个人的身体状况和遗传背景，医生能够为人们绘制出一幅个性化的健康图谱，为人们提供细致入微的健康建议。在饮食方面，健康体检能够引导人们进行科学的饮食调整。医生会根据人们的身体需求，推荐合理的膳食搭配，避免摄入过多的油脂、糖分和盐分，从而保持健康的体重和血脂水平。同时，运动计划也是预防疾病的重要手段。根据体检结果，医生会建议人们进行适度的运动，增强身体素质，提高免疫力，预防慢性病的发生。此外，疫苗接种也是预防疾病的重要措施之一。健康体检能够及时发现人们体内缺乏的抗体，提醒人们及时接种相关疫苗，预防传染病的发生。

3. 促进健康管理和生活品质提升

最后，健康体检在促进健康管理和提升生活品质方面扮演着举足轻重的角色。通过定期的体检，个人健康档案得以建立，这不仅仅是一纸记录，更是身体状况变化与趋势的忠实见证。它让人们更加清晰地认识到自己的健康状态，对于潜在的健康问题能够及时发现并处理，从而有效避免病情恶化。此外，健康体检也是一种健康意识的提醒。它告诉人们，健康并非理所当然，而是需要人们去关注、去维护的宝贵财富。在体检的指引下，人们可以更加主动地改善生活方式，调整饮食结构，增加运动量，这些积极的行为都会让人们的身体更加健康，抵抗力更加强大。

二、健康体检的内容

（一）一般检查

1. 体格检查

体格检查，作为体检的基石，涵盖了多个维度的基本指标测量。其中，身高与体重的测定，是评估身体发育状况和营养状态的关键数据。通过计算身体质量指数（BMI），能够初步判断个体是否存在超重或肥胖的问题，这对于预防心血管疾病、糖尿病等慢性疾病具有重要意义。血压的测量，同样是体格检查中不可或缺的一环。血压水平的高低，直接关系到心血管系统的健康状况。高血压作为一种常见的慢性疾病，其早期发现与干预对于防止并发症的发生至关重要。此外，腰围的测量也至关重要，它作为评估腹部脂肪堆积程度的指标，能够反映出内脏脂肪的含量。过多的内脏脂肪与代谢综合征、心血管疾病等风险紧密相关，因此，通过腰围的测量，可以及时发现并控制潜在的健康风险。

2. 实验室检查

实验室检查在体检中占据着举足轻重的地位。通过血液、尿液等样本的检验，人们能够窥探到身体内部的生化指标和免疫功能状态，从而更全面地了解个体的健康状况。在实验室检查中，血常规是一项基础而重要的检查项目。它通过分析血液中的红细胞、白细胞、血小板等成分的数量和形态，可以帮助人们发现贫血、感染等潜在问题。尿常规则是通过检查尿液的颜色、透明度、成分等，来判断泌尿系统是否存在异常。此外，血糖、血脂的检查也是实验室检查中不可或缺的一部分。血糖的高低直接关系到糖尿病的风险，而血脂异常则可能预示着心血管疾病的发生。

3. 影像学检查

影像学检查在体检中扮演着举足轻重的角色，它运用先进的 X 光、B 超、CT 等技术，为医生提供了直观、清晰的观察身体内部结构与功能的途径。这些技术的应用，使得医生能够更为准确地评估受检者的健康状况，从而制定更为精准的诊疗方案。胸部 X 光是常见的影像学检查项目之一，通过 X 射线的穿透，能够清晰地显示肺部、心脏、肋骨等部位的形态与结构。这有助于医生及时发现心肺功能异常、肺炎、肺结核等病变，为疾病的早期干预提供了重要依据。心电图检查则是评估心脏功能的重要手段。通过记录心脏电活动的波形，医生能够判断心脏是否存在节律异常、心肌缺血等问题，为心脏疾病的预防和治疗提供了重要信息。

（二）专项检查

1. 针对特定器官或系统的深度检查

特定器官或系统的深度检查是体检中至关重要的一环。这些检查有助于全面、精准地评估个体的健康状况，为预防和治疗潜在疾病提供重要依据。在心脏健康方面，心电图是常规的检查项目之一。它能够通过记录心脏的电活动，发现心律失常、心肌缺血等异常情况。对于需要更详细了解心脏结构和功能的情况，超声心动图则是一个有力的工具。它利用超声波成像技术，能够直观地展示心脏的大小、形状、瓣膜功能以及心肌的运动情况，有助于发现心脏瓣膜病、心肌病等问题。肺部健康同样不容忽视。胸部 X 光检查是肺部检查的基础项目，它能够显示肺部的轮廓、纹理以及是否存在肺炎、肺结节等病变。对于需要进一步明确肺部病变性质的情况，CT扫描则能够提供更为详细的信息。CT扫描具有较高的分辨率，能够发现肺部微小病变，对于肺癌的早期发现具有重要意义。

2. 针对特定疾病的筛查

专项体检在预防和控制特定疾病方面发挥着至关重要的作用。对于糖尿病患者，血糖和糖化血红蛋白等项目的检查是必不可少的。血糖水平直接反映了患者当前的血糖控制情况，而糖化血红蛋白则能够反映过去两到三个月的平均血糖水平，为医生提供更为全面的评估依据。通过这些检查，医生能够及时发现血糖波动或控制不佳的情况，进而调整治疗方案，降低糖尿病并发症的风险。对于高血压患者，血压和血脂的检查同样关键。血压水平的稳定与否直接关系到心血管系统的健康状况，而血脂水平则与动脉粥样硬化的发生密切相关。通过定期监测这些指标，医生能够评估患者的心血管风险，制定个性化的降压降脂方案，从而有效预防心脑血管疾病的发生。此外，针对某些癌症的筛查也是专项体检中的重要环节。

3. 个性化检查项目

在体检的广阔领域中，除了那些普遍的、基础性的检查项目，专项体检更是个性化健康关怀的集中体现。它根据每个人的独特情况，量身打造一系列检查项目，从而更精准地捕捉潜在的健康风险。对于那些有家族遗传病史的人来说，基因检测是一项至关重要的检查。通过深入分析个体的基因信息，人们能够预测某些遗传性疾病的发病风险，进而制定个性化的预防和治疗策略。对于那些长期吸烟或接触有害物质的人，肺部健康无疑是关注的重点。肺功能检查能够全面评估肺部的通气和换气功能，而特定的肿瘤筛查则有助于早期发现肺部恶性肿瘤，为及时治疗赢得宝贵时间。对于女性而言，妇科健康检查同样不可忽视。乳腺检查能够及早发现乳腺疾病，子宫及附件超声则能直观展示女性生殖系统的内部情况，为妇科疾病的预防和诊断提供重要依据。

（三）个性化检查

1. 基础检查

基础检查作为个性化体检的基石，扮演着至关重要的角色。它涵盖了多个常规的体检项目，旨在全面了解个体的基本健康状况。一般检查包括身高、体重、血压、心率的测量，这些基本数据能够初步反映个体的身体发育状况、营养状况以及心血管功能。例如，身高和体重的比例可以评估个体是否存在超重或肥胖问题，而血压和心率的监测则能够及时发现心血管系统的潜在风险。内科、外科、五官科等查体项目也是基础检查的重要组成部分。通过详细的问诊和查体，医生能够了解个体的脏器功能、皮肤状况、四肢活动情况等多个方面的信息。这些查体项目有助于发现潜在的疾病迹象或异常体征，为后续的专业检查提供线索。此外，血液和尿液的常规检查同样是基础检查中不可或缺的一部分。这些检查能够反映身体的基本生理功能和代谢状况，如血糖、血脂、肝肾功能、感染指标等。

2. 生活方式与风险评估

在个性化体检中，深入关注个人的生活习惯和潜在的健康风险是至关重要的环节。医生会通过详细的询问，了解个体的饮食习惯、运动情况以及睡眠质量等多个方面。这些方面的信息，对于评估生活方式对健康的影响具有重大意义。饮食习惯是影响健康的关键因素之一。医生会询问个体的饮食结构、营养摄入情况以及是否存在不良的饮食习惯，如暴饮暴食、偏食等。这些信息有助于医生了解个体的营养状况，进而提出针对性的饮食建议，以改善健康状况。运动情况同样是评估健康风险的重要指标。医生会询问个体是否进行规律的运动、运动的类型以及运动强度等。通过了解这些信息，医生能够评估个体的运动习惯是否健康，并给出相应的运动建议，以增强身体素质，降低患病风险。

第二节 我应该何时进行健康体检

一、儿童和青少年健康体检时间

（一）婴幼儿期体检（0~3 岁）

在婴幼儿期，孩子的成长速度如同春天的嫩芽，迅猛而充满生机，因此体检的频度也相对较高。当新生儿呱呱坠地，那粉嫩的肌肤、紧闭的双眼都预示着新生命的到来。为确保孩子健康成长，出生后 1~2 周内便迎来首次体检。医生们会仔细评估宝宝的体重、身高，检查其生理功能，看是否一切正常，同时也会观察是否有新生儿黄疸等问题。时间如白驹过隙，转眼间宝宝便迎来了 3 个月大的日子。此时，第二次体检如期而至。医生们会再次测量身高、体重，并与上次数据进行对比，评估生长发育情况。同时，听力、视力等感官功能的检查也必不可少，以确保宝宝感知世界的窗口畅通无阻。此外，心肺功能的检查同样重要，医生会通过听诊等方式，判断宝宝的心肺是否健康。

（二）学龄前期及学龄期体检（3~12岁）

进入学龄前和学龄期后，孩子的生长速度虽然逐渐稳定，但这一时期仍是身体发育的关键阶段。每年一次的定期体检，对于监测孩子的生长发育状况至关重要。这时的体检不仅关注孩子身高、体重等基础数据的变化，还着重评估其身体各系统的发育状况。在学龄期，孩子的视力与听力发育尤为重要。因此，体检中会增加视力检查和听力筛查，确保孩子的感官功能正常发展。同时，口腔健康也不容忽视，定期的口腔检查有助于预防龋齿等口腔问题，维护孩子的口腔健康。此外，随着孩子逐渐融入校园生活，心理健康也逐渐成为体检的重要内容。医生会关注孩子的情绪状态、行为表现等方面，以评估其心理发展状况。对于发现的问题，医生会及时给出建议和指导，帮助孩子建立健康的心理状态。

（三）青少年期体检（12岁以上）

进入青少年期，孩子的身体逐渐迈向成熟，但同时也是身心发生剧变的阶段。在这个阶段，每年一次的全面体检显得尤为关键。身高、体重的测量，不仅记录着成长的步伐，更是评估营养状况与发育水平的重要指标。血压的监测，则是对心血管健康的一次预警。心肺功能的检查，确保呼吸与循环系统的正常运行，为日常活动提供充足的能量。视力、听力的检测同样不可忽视。青少年时期，学业繁重，用眼用耳频率高，及时发现并纠正视力、听力问题，对于保护孩子的感官健康至关重要。此外，青少年正处于心理发展的关键时期，面临着学习压力、社交压力等多重挑战。因此，心理健康的评估同样需要纳入体检的范畴。通过专业的心理评估，可以及时发现并解决孩子可能存在的心理问题，帮助他们更好地应对生活中的挑战。

二、成年人健康体检时间

（一）常规体检时间

对于健康的成年人而言，每年一次的常规体检是维护身体健康的重要一环。这样的体检频率能够确保个体及时了解和掌握自身的身体状况，有效预防潜在疾病的发生。常规体检涵盖了多个方面，旨在全面评估个体的健康状况。基础体格检查是体检的基石，包括身高、体重、血压、心率等基本指标的测量，这些检查能够初步判断个体的整体健康状态。实验室检查则通过抽取血液、尿液等样本，检测个体的生化指标，进一步了解肝肾功能、血糖血脂等状况。专科检查则根据个体的年龄、性别和既往病史，进行针对性的检查，如心电图、乳腺超声等，以发现潜在的健康问题。

（二）特殊情况体检时间

对于某些特殊人群或存在特定健康状况的成年人，体检时间的安排确实需要更加细致和个性化。慢性疾病患者，由于病情可能随时发生变化，需要更频繁的体检来监测病情，确保疾病得到及时控制。家族遗传病史也是影响体检频率的重要因素，对于存在遗传风险的人群，定期的体检能够更早地发现潜在的健康问题，并采取有效的干预措施。此外，当身体出现不适或疑似患病症状时，及时的体检更是不可或缺。这些症状可能是身体发出的警告信号，提醒人们需要关注健康状况。通过体检，可以明确诊断，为后续的治疗提供有力支持。因此，对于特殊人群和存在特定健康状况的成年人来说，体检时间的调整应根据个人情况来定。这不仅是对自己健康负责的表现，也是预防疾病、保持身体健康的重要手段。

（三）个性化体检建议

除了常规和特殊情况下的体检时间，每个人的体检计划还应根据个体差异进行个性化定制。年龄、性别、生活习惯和职业特点等因素都会对健康状况产生影响，因此体检计划应充分考虑这些因素。对于中年男性来说，前列腺健康是一个需要重点关注的问题。随着年龄的增长，前列腺疾病的发病率逐渐上升，因此中年男性在体检时应增加前列腺相关的检查项目，如前列腺液检查、超声检查等，以便及早发现和治疗潜在问题。而对于中年女性来说，乳腺健康同样不容忽视。乳腺疾病在女性中较为常见，因此中年女性在体检时应特别关注乳腺检查，包括乳腺触诊、乳腺超声等，以便及时发现乳腺结节、乳腺增生等异常情况。

三、老年人体检时间

（一）年度常规体检

对于多数老年人而言，每年一次的全面常规体检无疑是一项基础且至关重要的健康保障措施。体检内容囊括了血压、血糖、血脂、血常规、尿常规等基础项目的检查，每一项都如同健康之树的枝叶，共同构建了老年人身体健康的完整画卷。血压的监测，能够及时发现高血压的隐患；血糖与血脂的检查，则是预防糖尿病与心血管疾病的关键。血常规与尿常规更是为医生提供了丰富的信息，帮助判断老年人的肝肾功能以及是否存在感染等问题。当然，体检并非一成不变，而是需要根据老年人的个人情况进行调整。有的老年人可能存在腹部不适或脑部疾病的疑虑，此时，腹部彩超与脑部 CT 等进一步检查就如同探照灯，能够深入探索身体的每一个角落，为医生提供更全面、更准确的诊断依据。

（二）半年专项体检

对于患有慢性疾病或特定健康问题的老年人，每半年一次的专项体检显得尤为重要。这种体检模式能够更为精准地聚焦于特定疾病的监测与评估，确保老年人的健康状况得到及时而细致的关照。对于高血压老年患者，血压的定期监测是必不可少的。通过持续的血压记录，医生能够准确评估患者血压控制情况，并据此调整治疗方案，以降低心血管疾病的风险。而对于糖尿病患者，血糖水平的稳定是关键。专项体检中，医生会特别关注血糖的变化，并检查是否出现并发症的苗头，从而确保病情得到有效控制。此外，老年人还常面临骨质疏松和眼部疾病等健康挑战。因此，骨密度检查和眼底检查也成为专项体检的重要部分。

（三）即时健康检查

除了每年和每半年的定期体检，老年人在日常生活中更应细心观察身体的即时变化，随时进行健康检查。生活中，有时会突然出现头晕、头痛、胸闷、胸痛等异常症状，这些都可能是身体发出的警告信号。遇到这类情况，老年人切勿掉以轻心，应立即就医进行详细的检查，以便及时发现并处理潜在的健康问题。除了关注即时症状，老年人还应注重日常生活中的健康管理。合理饮食是健康的基础，应确保营养均衡，减少高脂、高糖、高盐食物的摄入，多摄入新鲜蔬果和粗粮。适量运动同样重要，可以选择散步、太极拳等轻度运动，既锻炼身体又愉悦心情。同时，保持良好的作息习惯，确保充足的睡眠，也是维护身体健康的关键。

四、特殊情况下的体检时间

（一）针对慢性疾病或家族遗传病史的体检时间

对于成年人，若存在慢性疾病或家族遗传病史，体检的频次和精确度显得尤为重要。具体体检的时间间隔，应由专业医生根据个体的病情及家族病史来细致建议。以糖尿病患者为例，血糖的稳定控制是疾病管理的关键。因此，医生可能会建议每半年进行一次血糖及相关指标的监测，以便及时了解血糖变化情况，调整治疗方案，预防并发症的发生。对于有心脏病家族史的人而言，心脏健康的监测同样不容忽视。定期进行心电图或心脏彩超检查，能够及早发现心脏结构和功能的异常，为早期干预和治疗提供依据。此类定期体检的目的在于及时发现病情变化，预防并控制疾病的进一步发展。

（二）身体出现不适或疑似患病时的体检时间

当成年人身体出现不适或疑似患病症状时，立即进行体检是至关重要的。这些症状，无论是持续性的疼痛、异常出血，还是呼吸困难、体重骤变，都可能是身体发出的求救信号。此时，体检不仅是确诊疾病的关键，更是为医生提供及时有效治疗依据的必要步骤。体检能够全面评估身体的状况，帮助发现潜在的健康问题。通过一系列的检查和测试，医生能够更准确地判断病情，为患者制定个性化的治疗方案。对于疑似患有严重疾病的患者，及时的体检更是至关重要，它能够为后续的治疗争取宝贵的时间，提高治愈率和生存率。因此，一旦身体出现异常情况，成年人应尽快前往医疗机构进行体检。不要忽视身体的任何不适，更不要因为忙碌或其他原因而拖延体检的时间。

（三）特定生活阶段或环境变化时的体检时间

成年人在生活中会经历多个特定的阶段或环境变化，这些时刻往往伴随着身体状态的调整与适应，因此针对性的体检显得尤为重要。对于孕前和孕期的妇女来说，专门的孕前体检和孕期检查是保障母婴健康的关键。这些检查不仅能够关注妇女的身体状况，还能评估潜在的风险因素，为未来的怀孕和分娩提供科学的指导。对于长期接触有害物质或从事高风险职业的人群，定期进行职业健康检查是预防职业病发生的重要措施。这些检查能够及时发现职业相关的健康问题，为个体提供必要的防护和治疗建议。此外，经历重大手术或创伤后的人群，在康复期也需要进行体检。这些体检有助于评估身体的恢复状况，发现可能存在的并发症或后遗症，为制订合适的康复计划提供依据。

第三节 准备充分，体检更顺利

一、提前了解体检项目及要求

（一）了解体检项目

在进行体检前，了解所包含的体检项目是非常必要的。常见的体检项目包括血常规、尿常规、心电图等基础检查，这些项目能够全面评估身体的基本状况。

除此之外，根据年龄、性别和个体情况，还可能有其他特定的检查项目，如肝功能、肾功能、血糖、血脂等生化检验，以及腹部 B 超、乳腺 B 超、胸透等影像学检查。对于有特殊健康需求或疑虑的人群，还可以选择进行针对性的检查，如心脑血管疾病风险评估、肿瘤标志物检测等。了解这些体检项目，可以帮助人们更好地掌握自己的健康状况，及时发现潜在的健康问题。

（二）明确体检要求

除了了解体检项目外，明确体检要求也是体检前准备的重要一环。首先，要了解体检前的饮食和生活习惯要求，如避免油腻、刺激性食物，保持良好的作息等。这些要求有助于确保体检结果的准确性。其次，要了解体检当日的注意事项，如穿着宽松舒适的衣服，避免佩戴金属饰品等。此外，还要了解体检过程中的配合要求，如保持平静心态、按医生指示进行检查等。这些要求的遵守，有助于体检的顺利进行。同时，对于某些特殊人群，如孕妇、患有慢性疾病的人群等，还可能有额外的体检要求。这些人群在体检前应特别关注相关要求，并与医生进行充分沟通，以确保体检的安全和有效性。

二、合理安排体检时间

合理安排体检时间对于确保体检的顺利进行至关重要。每个人的日程安排和生活节奏都不尽相同，因此，选择适合自己的体检时间显得尤为重要。在规划体检时间时，应考虑个人的工作和生活安排。如果工作繁忙，可以选择周末或节假日进行体检，以避免影响正常工作。同时，如果个人有特殊的健康需求或疑虑，也可以与医生沟通，选择更为合适的体检时间。此外，避开体检高峰期也是合理安排体检时间的一个重要方面。一般来说，上午是体检机构最为繁忙的时段，人流量较大，等待时间可能较长。因此，如果可能的话，可以选择下午或平日的非高峰时段进行体检，以减少等待时间，提高体检效率。当然，在选择体检时间时，也要考虑到自己的身体状况。如果最近感觉身体不适或有特殊情况，应及时与医生沟通，看是否需要调整体检时间或进行额外的检查。

三、准备相关证件和资料

（一）必备证件的准备

首先，务必准备好身份证明文件。在大多数情况下，身份证是最主要的身份验证证件，必须携带原件以便医院进行实名认证和体检登记。此外，如果是单位组织的体检或需要报销医疗费用，可能还需要携带社保卡或医保卡。请确保这些证件在有效期内，并妥善保管，避免遗失或损坏。

（二）其他相关资料的准备

除了必备证件，有时还需要携带其他相关资料。例如，如果曾经住院或进行过手术，建议携带相关的病历和手术资料。这些资料可以为医生提供重要的参考信息，帮助人们更全面地了解自身健康状况。此外，如果正在服用某些药物，特别是处方药，最好带上药物清单或处方，以便医生了解用药情况。

（三）特殊要求的资料准备

在某些特殊情况下，可能还需要准备额外的资料。例如，如果你是第一次在某家医院进行体检，可能需要填写健康问卷或提供近期的健康检查报告。此外，对于一些特殊类型的体检，如入职体检或特定行业的体检，可能需要提供公司或行业的相关要求或证明文件。请提前了解相关要求，并根据需要准备相应的资料。在准备这些证件和资料时，建议提前整理好，放在一个容易找到的地方，以免在体检当天因为找不到而耽误时间。同时，也要注意保护个人隐私，避免泄漏个人信息。

四、注意体检前的饮食和作息

（一）饮食宜清淡

体检前的饮食对于确保体检结果的准确性起着至关重要的作用。在体检的前一天以及当天，清淡且均衡的饮食应当是首选。新鲜的蔬菜与水果富含各类维生素和矿物质，有助于维持身体的正常功能，而瘦肉和鱼类等优质蛋白质，能够提供身体所需的基本营养，同时不会给体检带来不必要的干扰。然而，油炸、辛辣、高脂肪和高糖的食物则应当尽量避免食用。这些食物不仅可能加重消化系统的负担，导致体检时消化系统的不适，还可能影响血液指标的准确性。比如，高脂肪食物可能导致血脂水平上升，而高糖食物则可能影响血糖检测的结果。同时，暴饮暴食同样是体检前应当避免的行为。过饱或过饿都可能影响身体的正常代谢，进而影响体检结果的准确性。特别是那些需要空腹进行的检查项目，如血糖、肝功能等，对于饮食的控制更是严格。在体检前，应提前了解需要空腹的项目，并严格按照要求控制饮食，以确保体检结果的准确性。

（二）保持良好的作息习惯

作息习惯对于体检结果的重要性不容忽视。体检前，确保充足的睡眠至关重要，它是身体各系统恢复和调整的关键。熬夜和过度疲劳会扰乱身体的正常节奏，影响内分泌、心血管等多个系统的功能，可能导致体检结果出现偏差。因此，体检前应尽量避免这些不良作息习惯，让身体得到充分的休息。此外，体检前一周内，保持规律的作息同样重要。固定的起床和睡觉时间有助于稳定生物钟，使身体适应一种有序的生活节奏。适度的运动也是维持规律作息的重要一环，它不仅可以提高身体素质，还有助于改善睡眠质量，进一步促进身体的恢复和调整。规律的作息习惯对于身体各项指标的稳定具有积极影响。当身体处于规律作息的状态下，内分泌系统、心血管系统等都会保持相对稳定的状态，这有助于提高体检结果的准确性。相反，生物钟的紊乱可能导致身体各项指标的波动，从而影响体检结果的判断。

（三）避免影响体检结果的行为

在体检前，为了确保结果的准确性，一些特定的行为需要特别注意并避免。其中，饮酒是一个不容忽视的因素。酒精具有直接作用于肝脏的特性，可能导致肝脏功能的短暂异常，这在体检时可能会被误读为肝脏疾病或其他健康问题。因此，体检前一天，无论是出于社交还是个人喜好，都应坚决避免饮酒。同时，剧烈运动和过度劳累同样需要避免。这些活动会使身体处于应激状态，导致心率加快、血压升高，而这些生理变化都可能影响心电图、血压等体检指标的准确性。所以，在体检前夕，应保持适度的运动，避免身体过度疲劳。此外，对于有特殊饮食要求或正在服用药物的人群，体检前的准备工作尤为重要。特殊饮食要求可能涉及对某些食物的禁忌或限制，而药物则可能对体检结果产生直接或间接的影响。因此，在体检前，应详细向医生说明自己的饮食和药物情况，以便医生根据具体情况给出合理的饮食和作息建议。

五、穿着合适的衣物

（一）选择便于检查的衣物

在体检前，选择便于检查的衣物是关键。建议选择宽松、舒适且易于穿脱的衣物，如宽松的 T 恤、运动裤或裙子等。避免穿着紧身、束缚感强的衣物，以免在体检过程中造成不便或尴尬。此外，考虑到体检中可能需要进行心电图、B 超等检查，建议穿着无金属饰品、无拉链、无纽扣的衣物，以免干扰检查设备或影响检查结果。

（二）注意鞋袜的选择

除了衣物外，鞋袜的选择也不容忽视。建议选择轻便、舒适的鞋子，如运动鞋或平底鞋，以便在体检过程中轻松移动。避免穿着高跟鞋、拖鞋等不便行走或容易脱落的鞋子。同时，袜子也是需要注意的细节。建议选择透气、吸汗的袜子，避免穿着过厚或过紧的袜子，以免在体检过程中造成不适。在准备体检的衣物时，还可以提前了解具体的体检项目和流程，以便更好地选择适合的衣物。如果有任何疑问或特殊要求，也可以提前咨询医院或体检中心的工作人员，他们会为你提供专业的建议和帮助。

六、保持心态平和

（一）认识体检的重要性，消除紧张情绪

体检，作为健康管理的关键一环，旨在深入洞察个体的身体状况，提前预防潜在疾病的侵袭。它不仅是一项科学活动，更是每个人对自己健康负责的具体体现。面对体检，人们无需紧张或害怕，而应怀揣着积极、主动的心态去迎接。体检并非是对人们健康状况的审判，而是一个细致入微的检查过程。它用数据和指标说话，客观地反映出人们身体的状况，为人们提供调整和治疗的方向。通过体检，人们可以及早地发现身体的异常，如同在茫茫人海中找到了迷路的伙伴，及时伸出援手，帮助他们回到正确的轨道。在体检前，可以为自己做好心理建设。告诉自己，这不仅仅是一次简单的身体检查，更是一次深入了解自己身体的机会。它让人们更加珍视健康，更加明白身体的重要性。同时，也要学会放松心态，将体检看作是一种享受，一种与自己身体对话的过程。

（二）信任医生和体检机构，放松身心

在体检过程中，信任是至关重要的一环。医生和体检机构的专业性和权威性，是体检过程得以顺利进行的重要保证。医生们经过长期的专业培训，积累了丰富的医学知识和实践经验，他们深知如何精准地进行各项检查，如何细致地解读体检结果，为人们提供科学、准确的健康评估。与此同时，体检机构也经过了严格的认证和审查，其设备先进、流程完善，为体检提供了坚实的基础。人们可以放心地信任这些机构，相信它们能够提供高质量的服务。当这种信任感深植于心时，人们自然会更加放松和配合医生的检查。在医生的引导下，人们可以深呼吸、放松肌肉，以最佳状态迎接各项检查。同时，也能更加积极地参与体检过程，按照医生的指示进行操作，确保每一项检查都能准确反映人们的身体状况。

（三）保持积极心态，乐观面对结果

无论体检结果如何，保持积极心态和乐观态度都是至关重要的。如果体检结

果正常，那就意味着人们的身体状态良好，值得庆幸。这时，人们可以更加自信地继续坚持健康的生活方式，包括均衡饮食、适度运动、规律作息等，以维持这份良好的健康状态。然而，如果体检结果出现异常，也不必过于担忧或恐慌。医学的发展和医生的专业经验，为人们提供了许多有效的治疗方法和手段。要相信，医生会根据具体情况，为人们制定合理的治疗方案和建议。重要的是，要以积极的心态去面对这些挑战，相信自己的身体有能力恢复健康。

七、遵守体检机构的规章制度

（一）遵守体检流程与时间规定

首先，受检者应严格遵守体检机构规定的体检流程和时间安排。按照预约的时间准时到达，并遵循工作人员的指引，依次完成各项检查项目。如有特殊情况需要调整体检时间或项目，应提前与体检机构沟通，并按照其要求进行操作。

（二）尊重医护人员与保持秩序

在体检过程中，受检者应尊重医护人员的专业意见和指导，积极配合医务人员的工作。同时，保持体检场所的秩序，不大声喧哗、不随意插队或干扰其他受检者。对于需要排队或等待的环节，应保持耐心，并遵循现场工作人员的安排。

（三）保护个人隐私与信息安全

此外，受检者应注意保护个人隐私和信息安全。在体检过程中，避免向无关人员透露个人敏感信息，如身份证号码、联系方式等。对于体检报告和相关信息，受检者应妥善保管，避免遗失或泄露。如有需要，受检者可以向体检机构了解相关的信息安全保护措施。遵守体检机构的规章制度不仅有助于确保体检过程的顺利进行，还能够维护受检者的权益和利益。因此，在体检前，受检者应认真了解并遵守这些规章制度，以确保获得高质量的体检服务。同时，体检机构也应加大规章制度的宣传和执行力度，为受检者提供更好的体检体验。

第四节 轻松读懂体检报告

一、体检报告的基本构成

（一）基本信息与体格检查

体检报告的第一部分通常记录被检者的基本信息，包括姓名、性别、年龄等，以便医生对受检者有个初步的了解。接着是体格检查部分，主要涵盖身高、体重、腰围、臀围、体脂等身体测量数据，以及血压、心率、体温、呼吸频率等生理指标。这些数据能够帮助医生评估受检者的整体身体状况，判断是否存在潜在的健康问题。

（二）实验室检查

实验室检查是体检报告中的重要部分，主要包括血常规、尿常规、生化检查等项目。通过采集受检者的血液和尿液样本，检测其中的各种指标，如血红蛋白水平、白细胞计数、血小板计数、血脂水平等，以评估受检者的血液和泌尿系统健康状况。这些检查结果能够为医生提供关于受检者健康状态的重要信息。

（三）影像学检查

影像学检查是体检报告中另一个关键部分，包括 X 光片、超声波、CT 扫描、MRI 等。这些检查能够直观地显示受检者的内部器官结构和功能情况，帮助医生发现可能存在的异常或病变。例如，通过 X 光片可以观察骨骼情况，通过超声波可以检查腹部器官等。

（四）总检报告与建议

总检报告是体检报告的核心部分，由具备相关资质的体检总检医师根据前面的各项检查结果综合分析得出。这部分内容会总结受检者的整体健康状况，指出存在的健康问题或潜在风险，并给出相应的建议和处理意见。对于发现的重大疾病、阳性发现、异常检查指标等，医生会特别注明，并提醒受检者及时就诊或进一步检查。

二、体检报告的解读方法

（一）熟悉报告基本内容与格式

在解读体检报告前，首先应熟悉其基本内容与格式。体检报告通常包含个人信息、体检信息、检测结果和诊断意见等部分。个人信息部分包括姓名、性别、年龄等基本信息，体检信息则涵盖了检查的项目和具体细节。熟悉这些内容有助于人们更好地理解报告内容。

（二）了解体检项目与正常范围

解读体检报告时，需要了解每个体检项目的含义和正常范围。这些项目可能包括血常规、尿常规、生化检查、影像学检查等多个方面。对于每个项目，人们应了解其正常值范围，以便对异常结果进行准确判断。

（三）判断异常指标并查找原因

在解读体检报告时，要特别关注异常指标。异常指标可能提示潜在的健康问题或疾病。一旦发现异常指标，人们应仔细查阅相关资料或咨询医生，了解异常指标的可能原因，并根据医生的建议采取相应措施。

（四）关注诊断意见与健康建议

体检报告中的诊断意见是医生根据检查结果给出的结论和建议。人们应仔细阅读这部分内容，以了解自己的健康状况以及需要注意的问题。同时，根据医生给出的健康建议，调整生活习惯和饮食结构，以维护健康。

三、常见体检指标解读

（一）血液指标

1. 白细胞指标

正常成年人每毫升血液中含有的白细胞数量在 4000 ~ 1 万个之间。白细胞可以进一步分为不同的类型，包括中性粒细胞、淋巴细胞、单核细胞、嗜酸性粒细胞和嗜碱性粒细胞。其中，中性粒细胞占全部白细胞的 50% ~ 70%，淋巴细胞占 20% ~ 40%，单核细胞占 3% ~ 8%，嗜酸性粒细胞占 0.5% ~ 5%，嗜碱性粒细胞占 0%~1%。这些不同类型的白细胞在免疫系统中发挥着各自的作用。

2. 红细胞指标

红细胞数量和血红蛋白浓度是红细胞指标的两个重要方面。成年男性每毫升血液中含有红细胞 400 万 ~ 550 万个，成年女性则为 350 万 ~ 500 万个。血红蛋白浓度方面，成年男性的正常范围是 120 ~ 160g/L，而成年女性则为 110 ~ 150g/L。红细胞和血红蛋白的主要功能是携带氧气到身体的各个部位。

3. 血小板指标

正常人每毫升血液中含有的血小板数量在 10 万 ~ 30 万个之间。血小板在血液凝固和止血过程中起着关键作用。

需要注意的是，血液正常指标可能因年龄、性别、生理状态等因素而有所差异。此外，进行血常规检查时，患者需要去正规的医院进行检查，以确保检查结果的准确性。在检查前，应保持合理的饮食和充足的睡眠。

（二）尿液指标

1. 物理性质指标

尿液的颜色：正常尿液颜色应为淡黄色至琥珀色，透明或半透明。颜色的深浅可能受饮食、水分摄入和药物使用等因素的影响。

尿液气味：正常尿液应有一种轻微的氨味，这是由于尿液中的尿素分解产生的。如果气味异常，可能是感染或其他疾病的迹象。

尿液透明度：正常尿液应较为透明，若出现浑浊可能表示存在感染、结石或其他问题。

2. 化学性质指标

pH 值：尿液的 pH 值代表其酸碱度，因实验室和检测方法的不同正常范围也有所差异，但一般应在合理范围内。pH 值的异常可能与饮食、药物使用或疾病状态有关。

尿糖：正常尿液中不应含有葡萄糖，如果出现尿糖阳性，可能表示有糖尿病或其他代谢性疾病。

尿蛋白：正常尿液中蛋白质含量应极低，若尿蛋白阳性，可能表示肾脏疾病或全身性疾病。

3. 显微镜检查指标

白细胞：尿液中白细胞数量一般较少，在高倍视野下的正常值一般为每视野不超过 5 个。白细胞增多可能表示存在尿路感染。

红细胞：正常尿液中红细胞数量也较少，在高倍视野下的正常值一般为每视野不超过 3 个。红细胞增多可能表示存在泌尿系统出血或炎症。

上皮细胞：尿液中可能含有少量上皮细胞，但数量过多可能表示泌尿系统存在炎症或损伤。

（三）肝功能指标

1. 酶类指标

肝功能正常时，一系列酶类指标应保持在正常范围内。其中，谷丙转氨酶（ALT）和谷草转氨酶（AST）是反映肝细胞损伤的重要指标，其正常值通常分别为 0~40U/L 和 0~50U/L。此外，碱性磷酸酶（ALP）和 γ‑谷氨酰转肽酶（GGT）也是肝功能检查中常见的酶类指标，其正常值因性别和年龄等因素有所不同。这些酶类指标的异常升高可能意味着肝脏受到了损伤或存在其他疾病。

2. 蛋白类指标

肝功能正常时，蛋白类指标也应处于正常范围内。总蛋白的正常值通常为 60 ~ 80g/L，白蛋白的正常值为 35 ~ 51g/L，球蛋白的正常值为 20 ~ 35g/L。白蛋白是肝脏合成的主要蛋白质之一，其水平反映了肝脏的合成功能。球蛋白则与免疫功能相关。当肝功能受损时，这些蛋白类指标可能会出现异常，如白蛋白降低或球蛋白升高。

3. 胆红素类指标

胆红素是肝功能检查中的另一个重要指标。总胆红素的正常值通常为 1.7~17.1μmol/L，直接胆红素和间接胆红素也有各自的正常范围。胆红素是红细胞代谢的产物，主要通过肝脏进行代谢和排泄。当肝功能受损时，胆红素的代谢和排泄可能受到影响，导致胆红素水平升高。这种情况可能表明存在胆道梗阻、肝炎、肝硬化等肝脏疾病。

（四）血脂指标

1. 总胆固醇与甘油三酯

（1）总胆固醇：正常情况下，总胆固醇的含量应保持在 2.8 ~ 5.17mmol/L 的范围内。也有观点认为，总胆固醇的正常值应低于 5.2mmol/L。若总胆固醇水平超过正常范围，可能提示血脂升高，增加心血管疾病的风险。

（2）甘油三酯：正常范围一般在 0.56 ~ 1.70mmol/L 之间。也有观点指出，甘油三酯的正常值应低于 1.7mmol/L。甘油三酯的升高与心血管疾病相关，并可能导致急性胰腺炎的发生。

2. 高密度脂蛋白胆固醇

高密度脂蛋白胆固醇的正常值通常大于 1.04mmol/L，也有观点认为是大于 1.0mmol/L。高密度脂蛋白胆固醇被视为有益的胆固醇，因为它有助于将胆固醇从动脉中运回肝脏进行代谢，对心血管存在一定的保护作用。

3. 低密度脂蛋白胆固醇

低密度脂蛋白胆固醇的正常范围在不同观点中略有差异，一种观点是小于3.12mmol/L，另一种观点则认为正常值的上限是 3.37mmol/L。当低密度脂蛋白胆固醇指数升高时，动脉内膜中会积聚大量胆固醇，加速动脉粥样硬化的发展，可能引发冠心病或高血脂等疾病。

四、异常指标的应对策略

（一）指标异常识别与初步评估

当发现指标异常时，首要任务是精准识别这一异常。这涉及对异常指标的类型进行深入剖析，明确其是业务指标还是技术指标，或者是其它类型的指标。同时，还需了解异常指标的性质，是突发性的还是持续性的，是局部性的还是全局性的。对异常指标程度的评估同样重要，这有助于判断其对业务或系统可能产生的影响程度。在识别异常指标的过程中，历史数据是宝贵的资源。通过查阅历史数据，可以了解该指标过去的波动情况和趋势，从而更准确地判断当前的异常是否属于正常范围之外。同时，将当前异常与过去类似情况进行对比，有助于发现异常之间的共性和差异，为后续的应对策略制定提供有价值的参考。

（二）深入分析异常原因

识别出异常指标后，深入剖析其背后原因是至关重要的环节。这种分析不仅仅局限于数据层面，更涉及业务、技术、环境等多个维度的综合考量。对于业务指标异常，我们应当审视近期的业务动作和市场动态。例如，销售额的突然下滑可能源于竞争对手的促销活动、产品质量的波动或是消费者偏好的转变。这时，深入了解市场趋势、消费者反馈以及竞争对手的策略就显得尤为重要。而技术指标异常则更多地与技术架构和系统性能相关。系统崩溃、响应速度下降等问题，可能源于硬件设施的老化、软件代码的缺陷或是网络连接的波动。对这些异常进行分析时，需要检查系统日志、监控数据以及性能报告，以便定位问题所在。

（三）制定针对性应对策略

根据异常原因的分析结果，针对性地制定应对策略是至关重要的。不同的异常原因需要采取不同的解决方案，以确保问题得到妥善解决。如果异常是由于业务策略不当导致的，那么就需要重新审视和调整业务策略。这可能涉及对市场趋势的重新评估、对竞争态势的深入分析，以及对目标客户需求的精准把握。通过优化业务策略，可以确保业务目标与市场需求相匹配，从而避免类似异常再次发生。另一方面，如果异常是由于系统性能瓶颈导致的，那么就需要对系统架构进行优化或增加资源投入。这可能涉及对系统硬件的升级、对软件版本的更新、对系统参数的调整等多个方面。通过优化系统性能，可以确保系统在高负载下仍能稳定运行，提高业务处理的效率和准确性。

（四）监控与持续改进

实施应对策略后，对异常指标进行持续监控是至关重要的。这一环节不仅有助于评估应对策略的有效性，更能为未来的决策和行动提供有力支持。若异常指标在策略实施后得到显著改善或解决，这无疑是策略成功的体现。此时，应深入总结经验教训，分析策略中哪些部分发挥了关键作用，哪些环节还有待优化。通过不断学习和改进，可以有效防止类似问题再次发生，提升整体运营效率。然而，如果异常指标仍未得到有效解决，甚至出现了新的异常，这就需要人们保持冷静，继续深入分析原因。并根据新的情况调整策略，确保能够针对性地解决问题。

第五节 实用健康小工具和生活建议

一、实用健康小工具介绍

（一）血压计

血压计，作为家庭健康管理的重要工具，其重要性不言而喻。它能够精确测量血压和心率，为用户提供关于自身血压状况的直观数据。无论是老年人还是年轻人，都可以通过血压计来监测自己的血压变化，从而及时调整生活方式或寻求医疗帮助。现代血压计在设计上更加注重用户体验，融入了诸多智能功能。例如，语音播报功能使得用户在测量血压时无需紧盯屏幕，即可听到测量结果，这对于视力不佳或行动不便的用户来说尤为实用。同时，大屏显示功能使得数据更加清晰易读，即使是老年人也能轻松查看。此外，现代血压计还具备记忆功能，可以存储多次测量的数据，方便用户进行历史数据的对比和分析。这种功能有助于用户更好地了解自己的血压变化趋势，从而制订更为合理的健康管理计划。

（二）体温计

体温计作为监测体温的必备工具，在当下疫情时期显得尤为重要。其中，红外线体温计以其独特的优势，赢得了广大用户的青睐。红外线体温计以其快速、准确的特性，成为市场上的热门选择。相较于传统的水银体温计，它无需接触皮肤，从而减少了交叉感染的风险。使用时，只需轻轻对准额头或手腕，短短几秒钟内，即可准确读取体温数据。这种便捷性使得红外线体温计在家庭、学校、医院等多种场合中得到了广泛应用。对于家庭而言，红外线体温计更是不可或缺的健康守护者。家庭成员之间，尤其是老人和儿童，由于身体抵抗力较弱，更容易受到疾病的侵袭。因此，定期监测体温，及时发现异常情况，对于保障家庭健康具有重要意义。而红外线体温计的快速、准确测量，让这一过程变得简单而高效。

（三）雾化器

雾化器，这一实用小工具，凭借其独特的功能，在呼吸道疾病的治疗中发挥着重要作用。它能够巧妙地将药物转化为微细雾化颗粒，使药物更易被呼吸道吸收，从而显著提高治疗效果。对于患有哮喘、支气管炎等呼吸道疾病的患者而言，雾化器无疑是一大福音。通过雾化给药，药物能够直接作用于呼吸道黏膜，减少药物在胃肠道的分解和破坏，确保药物的有效成分能够充分发挥作用。此外，雾化给药还避免了口服药物可能带来的副作用，如胃肠道不适等，使得治疗过程更加安全、舒适。雾化器的使用范围广泛，不仅适用于成人，也适用于儿童。对于儿童患者来说，雾化器更是解决了他们因吞咽困难或抗拒口服药物而带来的治疗难题。通过雾化给药，孩子们可以在轻松愉快的氛围中接受治疗，大大提高了他们的配合度和治疗效果。

（四）智能手环或手表

智能手环或手表作为现代科技的产物，早已超越了传统的时间显示功能，它们如今是集多种健康监测功能为一体的智能设备。这些功能不仅方便实用，更能帮助用户深入了解自己的健康状况，从而做出相应的调整，提升生活质量。心率监测是智能手环或手表中非常实用的一项功能。通过持续、准确的心率数据，用户可以了解自己的心脏状况，及时发现异常，如心律不齐等问题。这对于关注心脏健康的人来说，无疑是一大福音。睡眠监测也是现代智能手环或手表的亮点之一。它们能够详细记录用户的睡眠时长、深度、质量等信息，帮助用户分析自己的睡眠习惯，从而改善睡眠质量。一个好的睡眠对于身体的恢复和精神的饱满至关重要。此外，运动计步功能也是智能手环或手表中广受欢迎的一项。无论是日常散步还是专业运动，它们都能准确记录用户的步数、距离和消耗的卡路里，帮助用户制订和执行运动计划，保持健康的身体状态。

（五）弹力带与哑铃

弹力带和哑铃，这两种常见的健身小工具，以其独特的优势在家庭健身中占据一席之地。弹力带，以其柔韧性和可调节性受到广大运动爱好者的喜爱。无论是进行拉力训练还是瑜伽，只需根据个人需求选择合适的强度，弹力带都能提供恰到好处的阻力，帮助锻炼者达到理想的锻炼效果。哑铃，则是增强肌肉力量和改善身体形态的有效工具。通过进行各种哑铃训练，不仅可以针对性地锻炼身体各部位，还能促进全身肌肉的协调性和平衡性。对于希望在家中进行力量训练的健身者来说，哑铃无疑是一个经济实惠且方便携带的好选择。更重要的是，这两种健身工具不仅功能强大，而且易于操作。无论是初学者还是有经验的健身者，都能轻松上手，享受锻炼的乐趣。同时，它们的价格也相对实惠，适合各种预算的健身者。

（六）按摩工具

按摩工具，如按摩球和按摩器，已成为现代人放松身心、缓解疲劳的得力助手。在繁忙的工作或学习之余，这些小巧而实用的工具能够帮助人们舒缓紧绷的肌肉，促进血液循环，让身心得到充分的放松。按摩球凭借其独特的设计，能够针对身体各个部位进行精确的按摩。无论是颈部、背部还是四肢，只需将按摩球置于需要放松的部位，轻轻滚动，即可感受到舒适的按摩效果。这种按摩方式不仅能够缓解肌肉疲劳，还能促进局部血液循环，有助于缓解因长时间保持同一姿势而带来的不适。而按摩器则更加智能化和便捷。它采用先进的按摩技术，能够模拟人工按摩的手法，为人们带来更加舒适和深入的按摩体验。无论是用于放松紧张的肌肉，还是用于缓解身体的疼痛，按摩器都能发挥出显著的作用。此外，一些按摩器还具备多种按摩模式和强度调节功能，可以根据个人需求进行定制化的按摩体验。

二、生活建议与实践

（一）健康饮食

健康饮食，作为生活的基础，对每个人都至关重要。要想拥有一个健康的体魄，保持饮食的多样化是首要之选。日常饮食中，应确保摄入足够的蔬菜、水果、全谷类食物和优质蛋白质。这些食物不仅富含各类营养素，而且能为身体提供必要的能量和养分，帮助维持身体的正常运转。同时，为了身体的健康，还需避免过多摄入高热量、高脂肪和高糖的食物。这些食物往往会导致能量过剩，长期摄入可能增加肥胖、心血管等疾病风险。因此，在选择食物时，应尽量挑选低热量、低脂肪、低糖的健康食品，以保持身体的健康状态。此外，定时定量地进食也是健康饮食的重要一环。避免暴饮暴食，不要等到饥饿难耐时才去进食，也不要因为美味佳肴而过度进食。保持适度的饥饿感，不仅有助于身体更好地吸收养分，也有利于维持体重和身材。

（二）规律作息

规律的作息对于身体的恢复和调整至关重要。每晚保持 7 ~ 8 小时的充足睡眠，不仅是身体得到充分休息的关键，也是维持身体健康的重要一环。当人们在夜晚进入深度睡眠状态时，身体各器官和系统得以放松和修复，为第二天的活动储备能量。因此，确保每晚获得足够的睡眠时间，对于保持身体健康和精力充沛至关重要。除了保证足够的睡眠时间，尽量在固定的时间入睡和起床也是维持作息规律的关键。这样做有助于调整身体的生物钟，使其逐渐适应一种规律的作息模式。当人们遵循固定的作息规律时，身体会逐渐形成一种自然的节奏，有助于提升睡眠质量和整体健康状况。此外，在白天适时进行短暂的休息和放松也是非常重要的。长时间连续工作或学习会使身体和精神都处于紧张状态，容易引发疲劳和不适。

（三）适度运动

适度的运动是维护身体健康不可或缺的一环。每周至少投入 150 分钟中等强度的有氧运动，如快走、骑自行车或畅游于碧波之中，都是极佳的选择。这些活动不仅能够加速新陈代谢，促进血液循环，还有助于燃烧脂肪，塑造健美的身材。除了有氧运动，力量训练也是提升身体健康的关键。通过举重、使用健身器械或是进行身体自重训练，可以增强肌肉力量和耐力，进一步改善身体机能。力量训练还有助于增加骨密度，预防骨质疏松等骨骼问题。运动不仅对身体有益，更对心理健康产生积极影响。在忙碌的生活中，运动成为一种有效的压力释放方式。

（四）心理健康

心理健康对于每个人来说都至关重要，它是人们面对生活挑战、保持幸福感和满足感的重要基石。在日常生活中，保持积极乐观的心态是维护心理健康的关键。当遇到困难或挑战时，人们要学会冷静应对，理性分析，不被情绪左右，这样才能更好地找到解决问题的办法。除了调整心态，人们还可以通过学习一些放松技巧来缓解压力和焦虑。冥想和深呼吸都是非常有效的方法。冥想可以帮助人们清空思绪，专注于内心的平静；而深呼吸则可以让人们在紧张的时刻，通过调节呼吸来平复情绪，恢复冷静。此外，与家人、朋友或心理咨询师分享心情和困扰，也是维护心理健康的重要途径。

（五）社交活动

社交活动，作为生活中不可或缺的一部分，其意义远超过简单的聚会与交流。它不仅能丰富人们的生活，更能拓宽人们的视野，使人们的人生更加多彩。朋友聚会，是社交活动中最为常见的形式。在这样的场合，人们可以与亲朋好友分享生活的点滴，聆听彼此的故事，感受那份深深的情谊。这种互动不仅有助于增进友谊，更能让人们在忙碌的生活中找到片刻的宁静与温暖。兴趣小组，则为人们提供了一个与志同道合的人相聚的平台。在这里，人们可以与有着相同爱好的人共同学习、探讨，不断提升自己的技能与素养。同时，也能结识到更多有趣的朋友，拓展人们的人际圈子。志愿者活动，则是一种更为有意义的社交方式。通过参与志愿者活动，人们不仅可以为社会做出贡献，更能体验到帮助他人的喜悦与成就感。

（六）持续学习

持续学习，是每个人在人生旅途中不断提升自我、实现自我价值的关键所在。每个人的兴趣和需求各不相同，因此，选择适合自己的学习方式和内容显得尤为重要。阅读书籍是一种传统而有效的学习方式，无论是文学、历史还是科学，每一本书都是一座知识的宝库，等待人们去发掘。参加课程则可以提供更为系统和专业的指导，通过老师的讲解和同学们的讨论，人们可以深化对某个领域的理解，并拓宽视野。而在线学习则为人们提供了便捷灵活的学习途径，只要有网络连接，人们就能随时随地进行学习，不受时间和地点的限制。无论是哪种学习方式，都能帮助人们不断积累知识、提升技能。随着知识的增加和技能的提升，人们的自信心也会不断增强，从而更加勇敢地面对生活中的挑战。

第七章 神经系统：人们生活中的"隐形英雄"

第一节 神经系统的简介与日常功能

一、神经系统的组成

（一）脑部结构及其功能

1. 大脑

这一中枢神经系统的核心，掌控着人体的运动、感觉以及高级认知功能。其结构复杂而精妙，由左右两个半球紧密组成，共同维系着生命的各种复杂活动。大脑的表面，被一层称为大脑皮质的灰质所覆盖，这层皮质不仅厚度适中，而且高度专业化，是调控人体复杂思维与情感的关键所在。大脑皮质，作为大脑功能的主要承担者，具有处理来自五官的各类感觉信息的能力，无论是视觉、听觉，还是触觉、味觉和嗅觉，都需经过它的精细加工与解释。同时，它还负责储存记忆，使人类能够回忆过去、规划未来。语言的理解与表达、情感的体验与表达，以及意识的产生与维持，也都离不开大脑皮质的辛勤工作。除此之外，大脑还扮演着运动指挥官的角色，通过精确而迅速的神经冲动，控制着身体的每一个动作，无论是手指的轻微颤抖，还是腿部的奔跑跳跃，都受到大脑的精确调控。

2. 小脑

这一位于大脑后下方的重要结构，承载着维持身体平衡与协调运动的关键功能。其独特之处在于能够接收并整合来自大脑皮质的运动指令以及来自全身各感觉器官的信息，从而对身体运动进行精细且准确的调节。这种调节机制保证了动作的流畅性，使得每一个动作都能够精准无误地执行。不仅如此，小脑的作用还延伸至认知和情感领域，参与语言学习、情绪调节等复杂过程。在语言学习中，小脑通过协调口腔、喉部和其他语音产生部位的精细运动，助力人们准确掌握并表达各种语言。同时，在情绪调节方面，小脑也扮演着不可忽视的角色，它与大脑其他区域紧密合作，共同调节情绪反应，确保情绪在适当的时候得到合理的表达和控制。

3. 间脑

这一位于大脑与中脑之间的关键结构，包含着丘脑、上丘脑和下丘脑等重要部分，每一部分都承担着不可或缺的功能。丘脑，作为感觉信息的中转站，负责接收并传递来自身体各部位的感觉信号，确保这些信息能够准确、迅速地到达大脑皮质，进而被加工、整合，形成人们感知世界的基石。而上丘脑和下丘脑，则在调节体温、控制睡眠与觉醒、调节饮水与进食等多种生理功能中发挥着至关重要的作用。它们与身体的各个系统紧密协作，确保人们的生理状态能够在各种环境下保持平衡与稳定。不仅如此，间脑还是内分泌系统的重要调节者。

4. 脑干

作为连接大脑与脊髓的关键部位，掌控着人体的基本生命活动。它包含中脑、脑桥和延髓三个重要部分，共同负责调控呼吸、心跳、血压等至关重要的生理功能。这些功能的稳定运行，得益于脑干的精准调节与不间断的监控。更为神奇的是，脑干不仅关乎生理机能的维持，还深入参与到睡眠、觉醒和意识等高级神经活动的控制之中。它如同一个精密的时钟，调控着人体从深度睡眠到完全觉醒的转换，确保人们的意识状态始终保持最佳。此外，脑干还承载着繁多的神经纤维，这些纤维如同信息的高速公路，不断地在大脑与脊髓之间传递着各种指令与反馈，保证了神经系统的高效运作。脑干的复杂功能与结构，使其成为神经科学研究中的一大热点，人们对其的认识与理解正在不断深入。

（二）周围神经系统

1. 周围神经系统的概述

周围神经系统，作为人体神经系统的重要组成部分，涵盖了除中枢神经系统以外的所有神经结构和组织。这一系统极为复杂，包括了脑神经、脊神经以及自主神经等多个部分，每一部分都由无数的神经纤维和核周体精细构成，共同承担着信息传递与指令执行的关键任务。具体来说，周围神经系统的主要功能在于建立起外周感受器与中枢神经系统之间的桥梁。它能够接收来自身体各个角落的感受器所传递的信息，如温度、触觉、痛觉等，并将这些信息准确无误地传递给中枢神经系统进行加工、整合。同时，它还将中枢神经系统的指令及时传递给身体的各个效应器，如肌肉、腺体等，从而实现对身体的精确控制和调节。

2. 脑神经的功能与分布

脑神经，作为从脑部发出的周围支，共有12对，每一对都承载着特定的功能，共同构建了人体感知外界与内在环境的重要桥梁。嗅神经，敏锐地捕捉空气中的气味分子，让人们能够辨识万千气味。视神经，则传递着来自眼睛的视觉信息，使人们能够领略世界的色彩与形状。动眼神经与滑车神经协同工作，精准支配眼球的运动，实现目光的流转与聚焦。三叉神经则广泛分布于面部，负责传递面部的感觉信息并控制相关肌肉运动，从而塑造人们的表情与表达。眼神经、面神经、前庭蜗神经等其余神经也各司其职，分别涉及眼球外肌运动、面部表情、听觉与平衡感等多个方面。舌咽神经、迷走神经、副神经和舌下神经则与咽喉、舌部的感觉和运动，以及内脏活动调节等密切相关。

3. 脊神经的构成与功能

脊神经，作为与脊髓紧密相连的神经组织，扮演着传递信息和控制身体运动与感觉的重要角色。每一对脊神经都由前根和后根在椎间孔的汇合而成，这种结构使得它们能够高效地传输神经信号。脊神经共有31对，分布在身体的各个部位，包括颈神经、胸神经、腰神经、骶神经和尾神经，每一对都有其特定的功能和支配区域。颈神经主要负责支配颈部和上肢的运动与感觉，使人们的手臂能够灵活运动，同时感知到各种触觉和痛觉。胸神经则控制着胸部的肌肉和皮肤，维持着胸廓的稳定和呼吸的顺畅。腰神经和骶神经则负责下肢的运动与感觉，让人们能够行走、奔跑，并感知到脚下的路况。而尾神经，虽然功能相对较小，但也在一定程度上影响着尾部的运动和感觉。

4. 自主神经的调控作用

自主神经，这一调控内脏器官活动的神经系统，包括交感神经和副交感神经两大分支，它们在人体内部发挥着不可或缺的调控作用。交感神经，犹如身体内的"加速器"，在应激、紧张等情况下被激活，促使心跳加速、血压升高、呼吸急促，以应对外界挑战。而副交感神经则扮演着"刹车"的角色，在休息、放松时占据主导，减缓心率、降低血压、促进消化，维持身体的平稳状态。这两大神经系统相互拮抗又相互协调，共同维持着内脏器官的正常运作。它们精准地调控着腺体分泌、内脏运动等生理过程，确保身体各部位在不同环境下都能保持最佳状态。这种自主调节机制使得人体能够在不断变化的环境中保持内部稳定，即所谓的"体内平衡"。

5. 周围神经系统的重要性与维护

周围神经系统在人体内的作用举足轻重，它承载着信息传递、运动调控与感觉整合等关键功能。这一系统的健康与完好对于维持人体的正常生理活动至关重要。为了保养这一精细而复杂的系统,保持健康的生活方式成为不可或缺的一环。规律作息能够确保神经系统得到充分的休息与恢复,避免过度疲劳引发的功能紊乱。均衡饮食则为神经系统提供必要的营养支持,如维生素、矿物质等,这些都是神经传导和细胞功能维持所必需的物质。适度运动则能促进血液循环,为神经末梢提供更多的养分和氧气,同时也有助于减少因长时间静止而导致的神经受压或损伤。

二、神经系统的日常功能

(一)感觉功能的实现

1. 感觉器官与刺激接收

感觉是神经系统对外界刺激的精妙响应,它依赖于多种感觉器官来捕捉各式各样的信息。眼睛,作为视觉的窗口,能敏锐地捕捉光线与色彩,将外界的景象转化为神经信号,传递给大脑进行解析。耳朵则负责捕捉声音,无论是悠扬的音乐还是嘈杂的噪声,都能被耳朵所察觉,进而转化为人们可以理解的音频信息。鼻子对气味极为敏感,能够辨识出成千上万种不同的气味,为人们的生活增添丰富的层次。舌头则是品味美食的关键,它能够感知甜、酸、苦、咸等基本味道,让人们享受到食物的美妙。皮肤作为人体最大的感觉器官,不仅能够感知触觉,还能感受到温度、痛觉等多种刺激,是人们与外界环境互动的重要媒介。

2. 换能编码与信号传导

在接收到外界刺激的瞬间,人体的感觉器官便开始了精密而复杂的换能和编码过程。这一过程是将各种形式的外界刺激,如光、声、温度、触觉等,转化为神经系统能够识别和处理的电信号。这种转化是生命体感知外界环境的关键步骤,它确保了信息的有效传递和利用。紧接着,这些经过换能和编码的信号,便通过感觉传入神经通路向大脑方向传递。这条通路犹如一条信息高速公路,快速且准确地将信号从感受器传送到大脑的高级处理中心。在这个过程中,信号会经过多个神经元的接力传递,每一个神经元都承担着信号的接收、整合和再传递的任务。

3. 中枢处理与分析

感觉信号在抵达大脑皮质后,便进入了精密的信息处理网络。这些信号被特定的中枢区域所接收,如同被分拣的邮件,各归其位。视觉信号汇聚于枕叶的视觉中枢,解读出眼前的世界;听觉信号则在颞叶的听觉中枢找到归宿,转化为人们耳中的声音。独特地嗅觉信号直接与边缘系统相连,触发人们的情感与记忆。大脑皮质的不同区域，如同专业的工匠，专注于处理各自领域的感觉信息。然而，感知的形成并非各区域孤立工作的结果。相反，它依赖于大脑内复杂的神经网络连接。这些网络如同城市的交通系统，将不同区域紧密相连，实现信息的快速传递与整合。在这种高效的交互作用下，大脑得以对感觉信号进行深入的分析、整合与识别。这一过程如同拼图游戏，能将零散的信息碎片拼凑成完整、连贯的感知体验。

4.感觉整合与意识形成

中枢神经系统在处理来自四面八方的感觉信号时，展现出了卓越的整合能力。不同感觉之间的信息，如视觉、听觉、触觉等，并非孤立存在，而是在中枢神经系统的巧妙编排下，相互交织、融合，共同构建出一个丰富多彩、立体多维的感知世界。这种整合过程不仅使得人们能够同时处理多种感觉信息，更关键的是，它赋予了人们全面、准确地认知外部环境的能力。每一个细微的触感、每一缕传入耳中的声音、每一束映入眼帘的光线，都在中枢神经系统的精心编排下，汇聚成一幅幅生动逼真的感知画卷。

5.感觉反馈与调节

神经系统中的感觉功能，远不止于对外界刺激的简单接收与传递。其更深层的意义，在于对感觉信息的精准反馈与灵活调节。当身体遭遇外界刺激，如高温、低温、压力、疼痛等，神经系统会迅速作出反应，调整机体的状态以适应这些变化。以疼痛为例，它并非一种单纯的感觉，而是神经系统发出的警告信号。当身体某部位受到伤害时，疼痛感受器会立即捕捉到这一信息，并通过神经纤维迅速传递到大脑。大脑接收到信号后，不仅让人们意识到伤害的存在，更重要的是，它会触发一系列的反应机制，比如缩回手或脚、揉搓受伤部位等，以减轻疼痛并避免进一步的伤害。

（二）运动控制与协调

1.运动控制的过程

运动控制的过程是一个高度协同的神经元活动网络。在这个过程中，感觉神经元扮演着关键的角色，它们敏锐地捕捉着来自肌肉和关节的细微变化，将这些感觉信息转化为神经信号，并迅速地传递给中枢神经系统。中枢神经系统，作为这个过程的"指挥官"，接收并整合来自各方的信息，经过复杂的计算和处理，形成精确的运动指令。这些运动指令随后通过运动神经元向下传递，直达肌肉纤维。运动神经元就像是一条条"信息高速公路"，确保指令能够快速、准确地传达给肌肉。在指令的驱动下，肌肉产生有力的收缩或放松，从而驱动骨骼完成各种精细或大幅度的动作。

2.运动协调的机制

运动协调是神经系统对多个肌肉群的精妙调控，使得这些肌肉能够在复杂动作中协同工作。这一过程的实现，依赖于不同层次的神经中枢紧密合作与相互作用。大脑皮质，作为神经系统的最高指挥中心，担当着运动总体规划和决策的重任。它如同一位睿智的指挥家，精准地掌控着运动的节奏和方向。运动皮质和小脑则是运动协调的关键执行者。它们负责将大脑皮质的指令转化为具体的运动计划，组织和开展肌肉的运动。运动皮质通过精确的神经信号，引导肌肉按照预定的轨迹和力度进行收缩和舒张。小脑则对运动进行实时监控和调整，确保动作的流畅和准确。

（三）自主神经系统的调节

1.自主神经系统的基本结构与功能

自主神经系统，作为人体内部的重要调节机制，扮演着维持生命活动平稳运行的关键角色。它由交感神经系统和副交感神经系统两大部分构成，二者相互补充，共同应对人体在不同状态下的生理需求。交感神经系统，犹如人体内的"应急响应队伍"，在应激和紧急情况下迅速启动，调动全身资源以应对挑战。典型的"战斗或逃跑"反应就是它的杰作，通过加速心率、升高血压、扩张支气管等方式，为人体提供足够的能量和反应速度，以应对潜在的危险。而副交感神经系统则更像是"和平守护者"，在平静和放松状态下发挥着主导作用。它致力于降低心率、降低血压、促进消化等，为人体创造一个稳定的内部环境，有利于机体的恢复和修复。

2.自主神经系统的调节机制

自主神经系统的调节机制是一个复杂而精细的网络，它主要通过神经途径、中枢机制和化学物质的调节来维持机体的内环境稳态。神经途径是这一系统中的基础，它依赖于神经冲动的快速传输，从而实现神经细胞间的通信和信息传递。这种传递方式如同电信号在电线中的流动，迅速且准确，确保了自主神经系统能够对外界刺激作出迅速反应。中枢机制则是自主神经系统的高级控制方式，它由大脑和脊髓等中枢结构主导。下丘脑等主控区域如同指挥中心，对自主神经系统发出精确的信号，激活或抑制其功能，以适应不同的生理需求和环境变化。

3.外界因素对自主神经系统的影响

外界环境与个体行为对自主神经系统的影响不容忽视。环境中的温度、光照及噪声等元素，均能直接或间接地作用于自主神经系统，引发其相应的调节反应。例如，骤降的温度可能激发交感神经系统的活动，以提升体温；而柔和的光照则可能促进副交感神经系统的放松反应。同样，个体的日常行为，如饮食习惯、运动方式和睡眠质量，也深刻影响着自主神经系统的平衡。饮食中的咖啡因或糖分，能刺激交感神经，提高警觉性；而规律的运动则有助于平衡交感与副交感神经的活动，促进整体健康。良好的睡眠质量更是对自主神经系统的重要支持，有助于恢复和调节其功能。

（四）认知和情绪功能

1. 神经系统的认知功能

认知功能是人类大脑的核心能力，涵盖了对信息的处理、理解及运用的多个层面。记忆作为其中的基础，使得人们能够储存并回忆过去的经历和知识，海马体在这一过程中扮演着关键角色。学习与记忆紧密相连，它涉及新知识的获取和技能的掌握，是大脑不断适应和发展的体现。思维能力则是认知功能的高级表现，它让人们能够进行分析、综合、判断和推理等复杂的心智活动。语言功能作为人类独有的认知技能，依赖于布罗卡区和韦尼克区等大脑区域的特定活动，使人们能够表达思想、交流情感。注意力则是认知功能的另一重要方面，它决定了人们的信息处理效率和准确性，是各种认知活动得以顺利进行的基础。

2. 神经系统的情绪功能

情绪的产生与调节是一个涉及神经系统多个区域的复杂过程。下丘脑，作为内分泌的调控枢纽，在这一机制中发挥着举足轻重的作用。它能够根据情绪的需要，精准地释放各种神经递质和激素，这些化学物质在血液中流动，影响着身体的每一个角落，从而参与并调控情绪的形成和变化。扁桃体则是另一处情绪处理的核心区域，特别在情绪的快速识别和表达方面起着关键作用。当外界刺激袭来，扁桃体能够迅速对这些刺激进行情绪性的评估，并触发相应的情绪反应，使人们能够在第一时间对周围环境做出情绪上的应对。

3. 认知和情绪功能的相互作用

认知与情绪功能在人的心理活动中紧密交织，相互作用，共同构建个体的心理世界。情绪状态如同一股无形的力量，悄然影响着认知过程。在积极情绪的照耀下，注意力得到集中，记忆力也似乎变得更为出色，思维的灵活性与创新性得到促进。然而，当消极情绪笼罩心头时，人们往往难以摆脱其困扰，注意力涣散，记忆力下降，甚至可能陷入思维的泥潭。另一方面，认知过程也在不断地塑造和调整着情绪反应。理性思考如同一把锋利的剑，能够帮助人们剖析情绪的来源，理解情绪的本质，进而实现对情绪的有效调控。有时，一段深埋在记忆深处的情感回忆，便能引发强烈的情感体验，让人们再次沉浸在过去的情绪之中。

第二节 神经系统的成长与变化

一、神经系统的成长

（一）胎儿期的神经系统发育

1. 神经管的形成阶段

在受孕后的早期阶段，大约是第 3 ~ 4 周，胚胎内部经历了一场壮观的变革。这一关键时期，被称为神经管形成的阶段，这一阶段标志着神经系统发育的起点。在这一阶段，原本平坦的神经板逐渐卷曲、闭合，最终形成了一个中空的管状结构——神经管。这个看似简单的变化，实则蕴含着生命未来的无限可能。神经管，作为未来脑和脊髓的雏形，承载着神经系统发育的基石。它的形成不仅为后续的脑部分化提供了物理框架，更为神经元的迁移和定位铺设了道路。可以想象，如果没有这一初始步骤的精确执行，后续神经系统的复杂结构和功能将无从谈起。此外，神经管的形成还受到多种基因的精确调控。这些基因如同乐队指挥，协同作用，确保神经元在正确的时间和地点形成。任何基因的突变或异常表达，都可能导致神经管发育的缺陷，进而引发严重的神经系统疾病。

2. 脑部的分化与神经元迁移阶段

在神经系统发展的关键阶段，即第 5 ~ 8 周，神奇的变化在胚胎内部悄然展开。这一阶段，神经管这一原始结构逐渐演化，分化成为未来脑部的各个专门区域，包括负责高级认知功能的大脑、协调运动与平衡的小脑，以及掌控生命基本功能的脑干。与此同时，神经元这一神经系统的基本单元也开始形成，它们从神经管的特定生成区域出发，踏上了迁移到脑部其他区域的征程。这一过程并非简单的位移，而是神经元精确定位、构建复杂联络的开端。神经元的迁移必须遵循严格的时空规律，以确保每个神经元都能到达预定的位置，并与周围的神经元建立起精确的连接。这一精细的网络构建是神经系统后续正常工作的基础，它赋予了人类感知、思考、行动的能力。

3. 神经元的分化和突触形成阶段

从大约第 16 周开始并一直持续到胎儿出生，是神经系统发育中尤为关键的一个阶段。在这一时期，神经元经历了进一步的分化和专门化，逐渐演变成多种不同的类型，每一种类型都承担着特定的功能。这些神经元之间开始形成复杂的连接，即突触，它们是信息传递的关键结构，确保了神经元之间能够快速、准确地传递信号。随着突触数量的增加和神经网络的逐渐完善，胎儿的大脑进入了一个高度活跃的发展期。这一阶段，大脑皮质开始经历所谓的"皮层波动"，这是一种电活动的模式，反映了大脑内部神经元之间的相互作用和通信。这些波动不仅促进了神经网络的进一步细化，还为将来智力和感知能力的发展打下了坚实的基础。

（二）婴儿和儿童期的神经系统发展

1. 新生儿期神经系统的初步建立

新生儿期是神经系统初步建立的关键阶段，这一时期的特点显著且重要。神经元在这一阶段大量增殖，如同繁星点点在夜空中闪耀，它们不仅数量激增，还开始了复杂的迁移过程。这些神经元如同探险家，穿越各种障碍，最终找到各自的目的地，为神经网络的构建奠定基础。与此同时，神经通路也在初步形成。这些通路如同一条条道路，将不同的神经元连接起来，构建起一个庞大而复杂的交通网络。这一网络的建立，为后续的信息传递和处理提供了必要的物质基础。值得一提的是，新生儿的大脑也在这一时期迅速生长。脑重量的逐渐增加，不仅意味着大脑的体积在扩大，更意味着其内部结构和功能在不断完善。

2. 婴儿期神经系统的快速发育

进入婴儿期后，神经系统的发育迎来了一个全新的高峰。在这一阶段，突触的数量以惊人的速度增加，神经网络也变得更加错综复杂。这种变化为婴儿的认知、运动和感知能力的发展奠定了坚实的基础。随着神经系统的不断成熟，婴儿开始逐渐掌握各种基本运动技能。他们学会了抬头，这一简单的动作背后是颈部肌肉的协调和神经控制的精准。紧接着，翻身、坐立等技能也逐一被征服，每一次的进步都标志着神经系统对肌肉的控制更加熟练。与此同时，婴儿的感知能力也在飞速提升。他们的视觉变得更加敏锐，能够分辨出更多的色彩和细节。听觉也日渐灵敏，能够捕捉到更多的声音变化。这些感知能力的发展，不仅让婴儿更好地认识和理解周围的世界，也为他们未来的语言学习和社交互动打下了坚实的基础。

3. 幼儿期神经系统的逐渐完善

幼儿期，神经系统迎来关键的完善阶段。此时，神经元间的连接变得更加密集，通讯效率显著提升，为幼儿的认知与行为能力质的飞跃奠定基石。显著的变化表现在，孩子们开始尝试更为复杂的语言表达，从简单的词汇到流畅的句子，他们的语言能力日益精进。同时，问题解决能力也在悄然萌芽，面对生活中的小挑战，幼儿学会思考、尝试，直至找到解决方法。不仅如此，注意力和记忆力的提升更是显而易见。幼儿能更长时间地专注于某项活动，记忆的内容也更加丰富和持久。这些进步使他们能够更好地理解周围世界，学习新知识，进而促进全面发展。

4. 儿童期神经系统的持续优化

在儿童期，神经系统的优化和发展继续加速。大脑的各个区域之间，如同铺设了高速公路，连接变得越发紧密，使得信息处理和传递的速度显著提升。这一时期的儿童，不再仅仅满足于具象的认知，他们的思维开始转向抽象、逻辑推理等更高级的认知领域。他们能够进行复杂的问题解决，展现出对世界的深刻理解。与此并行的是，儿童的社交技能也在逐步攀升。他们不再仅仅是简单的自我表达，而是学会了倾听、理解和回应他人。这种能力的提升，使得他们能够更好地融入集体，与他人进行富有成效的交流和合作。他们在与同龄人的互动中，不仅锻炼了语言表达能力，更学会了如何调整自己的行为以适应不同的社交环境。

（三）青春期和成年期的神经系统变化

1. 神经元数量的增加与连接加强

青春期是个体神经系统发展的重要时期，是神经元数量经历迅速增加的阶段，这一时期为认知能力的提升奠定了坚实基础。随着神经元数量的增多，神经元之间的连接——突触，也逐渐加强和优化，形成了一个更加复杂、高效的神经网络。这些神经系统的变化使得青少年的认知能力不断提高，他们能够更加深入地思考问题，进行更复杂的逻辑推理和抽象思维。同时，他们的感知能力也变得更加敏锐，能够更准确地捕捉和理解外界信息。此外，青春期神经系统的发育还使得青少年在感知情绪和解决问题方面逐渐接近甚至达到成年人水平。他们能够更好地理解自己和他人的情绪，学会有效地调控自己的情绪反应，并且在面对问题时能够采取更成熟、更全面的解决策略。

2. 前额叶皮层的发育

前额叶皮层，作为大脑的执行控制中枢，承载着计划、决策及控制冲动等重要功能。但值得注意的是，这一关键区域在青春期并未达到完全的发育成熟状态。事实上，其成熟过程常延续至大约 25 岁。这一生理特点对青少年的行为模式产生了深远影响。由于前额叶皮层尚未完善，青少年在面对突发事件或复杂情境时，可能更倾向于展现出冲动性行为。这种倾向与成年人的理智、隐忍及克制形成鲜明对比。这并非意味着青少年缺乏判断力或自我控制能力，而是他们的大脑结构仍在经历着持续的发展和调整。

3. 神经递质和激素的变化

青春期，作为内分泌系统极为活跃的时期，显著的特征便是性激素水平的急剧上升。这些激素的涌现不仅对青少年的身体外形产生深刻改变，引导第二性征的逐步显现，更在无形之中影响着他们的神经系统发育与功能。性激素的作用渗透到神经系统的每个角落，塑造着青少年的情绪状态与行为模式。由于性激素的激荡，青少年可能经历情绪波动加剧的阶段，情绪的高涨与低落交替出现，为他们的生活增添了一抹复杂色彩。同时，这些激素还促使青少年行为模式的转变，他们开始寻求更多的独立与自主，对外界充满好奇和探索的欲望。在性激素的驱使下，青少年的社交行为也发生变化，与同龄人的互动变得更加频繁和紧密，形成了特有的青春期社交圈。

4. 神经系统的稳定和成熟

随着青春期的落幕与成年期的开启，神经系统迈向了稳定和成熟的新纪元。神经元的增殖与突触的形成，这两大曾经狂飙突进的过程，此刻逐渐放缓了它们的步伐。然而，在这看似平静的表面下，神经网络的优化和突触的重塑工作仍在静悄悄地继续。成年期的到来，带来了认知能力与情绪调节能力的显著提升。个体的思维方式更为深邃，逻辑推理与抽象思考能力得到了前所未有的拓展。情绪的处理也更为圆融，能够在压力和挑战面前保持冷静，从容应对生活的起伏波折。这一阶段，神经系统的稳定与成熟为个体赋予了更多的力量。面对外界的种种考验，成年人能够以更加沉稳和睿智的态度去迎接每一个挑战，以更加平和与坚韧的心境去化解每一份压力。

二、神经系统的变化

（一）神经元增殖与迁移

神经系统发育的早期阶段，神经元的增殖与迁移显得尤为关键。新的神经元在大脑特定区域诞生，这些初生的细胞蕴含着生命的活力与未来的无限可能。紧接着，这些神经元踏上了迁移的征程，它们穿越复杂的路径，最终抵达在大脑中的预定位置。这一过程绝非易事，每一步都需要精确无误。神经元的迁移遵循着内在的指引和外在的信号，它们如同探险的旅者，既要应对途中的挑战，也要确保最终的目的地准确无误。这一奇妙的旅程，不仅塑造了神经系统结构的正确性，更为功能的完整性奠定了基石。

（二）突触形成与修剪

神经元的迁移完成后，紧接着进入了突触形成的关键时期。突触，作为神经元之间的信息传递桥梁，其重要性不言而喻。在青春期和成年期的初期阶段，突触的数量经历了迅猛的增长，仿佛一场无声的爆炸，在大脑中铺展开一个庞大而复杂的神经网络。这个阶段的神经网络呈现出一种冗余的特征，数量庞大的突触相互交织，构建了一个密集的信息传递网络。然而，这种冗余并非无意义，它为大脑提供了巨大的潜力和灵活性，使得个体能够迅速适应各种环境变化和学习需求。随着时间的推移，根据大脑的使用情况和个体的经验积累，不必要的突触逐渐被修剪。这一过程犹如园丁精心修剪枝叶，旨在使神经网络更加精简、高效。

（三）髓鞘化进程

髓鞘，这一包裹在神经纤维外的神奇绝缘层，对于神经系统的功能至关重要。它的存在，如同为电线加上了绝缘外皮，使得神经信号能够在复杂的神经网络中高速、准确地传导。髓鞘不仅能提高神经信号传导的速度，更能确保信号传导的效率，使得大脑和身体各部分之间的通信更加迅捷、可靠。在青春期和成年期，随着个体的成长和发育，神经纤维的髓鞘化逐渐完善。这一过程如同为神经系统加装了一套高级的"通信设备"，使得个体的反应速度和认知处理能力得到显著提升。髓鞘化的完善，意味着神经信号在传导过程中遇到的阻碍减少，信息流通更为顺畅，从而为个体带来了更为敏锐的反应和更为高效的思维。

（四）前额叶皮层的成熟

前额叶皮层，作为大脑中至关重要的区域，承担着高级认知功能的重任，诸如决策、计划、判断等复杂思维活动均在此得以孕育与发展。青春期至成年期，是前额叶皮层经历显著成熟的黄金时期。在这一过程中，神经元之间的连接不断得以优化，突触重塑的现象也频繁上演，这些微观层面的变化为宏观层面上的认知能力和自我控制能力的增强奠定了坚实的基础。随着前额叶皮层的逐渐成熟，个体在思考问题时变得更为全面、深入，能够制订出更为周详的计划，并在执行过程中展现出更为出色的自我调整能力。同时，判断力也日臻成熟，能够更为准确地权衡利弊，做出明智的抉择。这些进步不仅是个体成长的标志，更是前额叶皮层这一神奇区域不断进化的见证。

（五）神经递质和激素的调整

神经递质与激素，在神经系统的功能中，扮演着举足轻重的角色。它们如同信使，穿梭于神经元与身体各部分之间，传递着关键的指令与信息。在青春期与成年期这段人生旅程中，内分泌系统的成熟与外部环境的变迁，共同作用于这些信使，使它们的水平经历了一系列的调整。这些调整并非孤立存在，而是与个体的情绪状态、行为模式以及神经系统的整体功能紧密相连。当神经递质与激素的水平发生变化时，它们如同一把双刃剑，既可能为个体带来愉悦与活力，也可能引发焦虑与困扰。例如，多巴胺的增多可能会让人感受到快乐与满足，而肾上腺素的飙升则可能让人心跳加速、情绪激昂。

三、环境和行为对神经系统成长与变化的影响

（一）环境影响神经系统发育的初期阶段

在神经系统发育的初期，环境因素起着至关重要的作用。例如，孕妇的营养状况、接触到的化学物质以及情绪状态，都可能对胎儿的神经系统发育产生深远影响。此外，早产或暴露于不良环境（如噪声、污染）中的婴儿，其神经系统的正常发育可能会受到干扰。

（二）行为对神经系统发育的塑造作用

随着婴儿的成长，他们的行为开始主动塑造自己的神经系统。例如，婴儿期的探索行为、学习尝试以及社交互动，都有助于促进神经元的连接和突触的形成。这些行为不仅加强了神经网络的复杂性，还为后续的认知、情感和社会发展奠定了基础。

（三）环境与行为的交互作用对神经系统的影响

在儿童和青少年时期，环境与行为的交互作用对神经系统的影响愈发显著。例如，教育环境的质量、学习任务的挑战性以及社交圈子的特点，都可能影响个体的神经结构和功能。同时，个体的行为选择（如学习习惯、运动方式）也会与环境因素共同作用，影响神经系统的发育和变化。

（四）长期环境与行为对神经系统持续发展的影响

进入成年期后，环境和行为对神经系统的影响并未停止。长期的工作环境、生活方式（如饮食、运动、睡眠习惯）以及社交活动，都可能对神经系统的健康和功能产生持续影响。此外，持续的学习和认知活动也有助于保持神经系统的灵活性和适应性。

第三节 神经系统的"小插曲"与常见问题

一、神经系统的"小插曲"

（一）神经元的迁移与突触形成

在神经系统发育的精彩早期阶段，一场无声的迁移正在上演。神经元，这些构成大脑和脊髓的基本单元，从它们最初的诞生地踏上旅程，向着它们最终的目的地进发。这个过程精准而有序，仿佛遵循着某种神秘的指引。迁移完成后，神经元们并未停歇，而是开始了新一轮的构造活动。它们伸出细长的触手——轴突和树突，这些精细的结构在神经元之间搭建起桥梁，形成了被称为突触的连接点。突触，这个看似微小的结构，却承载着神经系统信息传递的重任。突触的形成是神经系统发育中的一大里程碑。它们如同神经系统中的交通枢纽，负责将信息从一个神经元传递到另一个神经元。每一个突触都是一个精密的信息处理单元，它们共同编织成一张庞大而复杂的神经网络，使得大脑能够执行各种复杂的功能。在这个过程中，神经元的迁移和突触的形成都受到精确的调控。任何环节的失误都可能导致神经系统发育的异常，进而影响个体的认知和行为。

（二）神经网络的建立与冗余

随着突触数量的迅速增加，神经元之间构建了一个错综复杂、似乎充满冗余的神经网络。这种看似繁复的结构，实际上蕴含着大脑的无穷智慧与深邃奥秘。在这个网络中，每一个神经元都如同一个信息节点，通过突触与其它神经元紧密相连，共同编织成一幅庞大而精细的思维图谱。这种冗余性并非无谓的复杂，而是大脑为了应对不断变化的外界环境和丰富经验所演化出的一种策略。它赋予了大脑极高的灵活性和学习潜力，使得个体能够在面对新情境时迅速作出反应，不断调整和优化自身的认知与行为。在这个神经网络中，信息的传递和处理变得极为高效和多样。神经元之间的连接不仅数量众多，而且具有极高的可塑性。这意味着在个体经历不同环境和经验的过程中，神经网络能够不断地进行重构和调整，以适应新的认知需求。因此，突触数量的迅速增加和神经网络的冗余性，不仅是大脑结构复杂性的体现，更是其功能灵活性和学习潜力的源泉。

（三）神经网络的优化与突触修剪

在神经系统发育的精密过程中，突触的修剪扮演着一个至关重要的角色。随着大脑的使用和经验的不断积累，那些不再被需要或冗余的突触会逐渐被淘汰，以确保神经网络的优化和高效运行。这一过程并非随意，而是根据大脑活动的模式和个体经验的独特性来精确进行的。当某些突触反复被激活并参与信息的传递和处理时，它们会得到加强和巩固。相反，那些很少或从未被使用的突触则会逐渐弱化，最终被修剪掉。突触的修剪不仅有助于减少能量的消耗，更重要的是，它提高了神经网络的信息传递效率。通过去除冗余和不必要的连接，神经系统能够更迅速、更准确地传递和处理信息，从而支持个体在各种认知任务中的出色表现。此外，突触的修剪还与学习和记忆密切相关。在学习过程中，新的突触连接会不断形成，以存储和巩固新获得的知识和技能。同时，旧的、不再相关的突触连接则可能被修剪掉，以释放空间供新的突触连接生长。

（四）神经系统的稳定与适应

随着神经系统的日渐稳定和成熟，个体在应对生活中的各种挑战和压力时展现出更高的能力和韧性。这一过程中，神经系统的不断调整和优化发挥着关键作用，它使得个体能够灵活适应多变的环境，保持身心的平衡与健康。神经系统的稳定和成熟不仅体现在结构的完善上，更表现为功能的提升。在面对外界压力时，成熟的神经系统能够迅速作出反应，调动各种资源来应对挑战。同时，它还能够有效调节内部环境，确保个体在压力之下依然能够保持冷静和理智。这种适应性和稳定性是神经系统长期进化的结果，也是个体成长的重要标志。通过不断的经验积累和学习，神经系统逐渐学会了如何在复杂多变的环境中寻找最佳的应对策略，从而确保个体的生存和发展。

二、常见神经系统问题

（一）头痛与疼痛性疾病

这一类疾病，涵盖偏头痛、紧张性头痛、丛集性头痛等诸多头痛类型，还包括如三叉神经痛等其他的疼痛性疾病。它们的症状多样，但最常见且最令人难以忍受的便是头部或其他部位的剧烈疼痛。这种痛感有时如同潮水般汹涌而至，有时又如细针不断刺入，让人难以安心工作与生活。除了疼痛这一主要症状，这些疾病还可能伴随其他令人不适的表现，如恶心、呕吐等。这些症状的出现，不仅增加了患者的痛苦，还可能导致其食欲减退、体力下降，进而影响到日常生活的方方面面。对于某些患者来说，这些疼痛性疾病甚至可能成为他们社交活动的"绊脚石"，因为频发的疼痛和不适感可能让他们在公众场合显得格格不入，从而影响其社交自信和生活质量。更为严重的是，长期的疼痛折磨可能引发患者的心理问题，如焦虑、抑郁等。这些心理问题的出现，无疑是对患者原本就已受损的生活质量的又一重击。因此，这一类疾病不仅仅是对患者身体的摧残，更是对其精神的挑战。

（二）脑血管疾病

脑血管疾病，作为一类严重影响脑部血管供应的疾病，其发病往往急骤且可能带来严重的神经功能缺损，甚至威胁生命。这类疾病涵盖了脑梗死、脑出血、蛛网膜下腔出血等多种情况，每一种都可能导致患者的生活质量大幅下降。预防和治疗脑血管疾病的关键在于及时并有效地控制危险因素。高血压、高血脂和高血糖是这类疾病的三大主要危险因素。高血压可能导致血管壁受损，从而增加脑血管破裂或堵塞的风险；高血脂则可能导致血管内壁脂肪堆积，形成动脉粥样硬化，进而影响血液流通；而高血糖则可能影响血管的正常功能，增加脑血管病变的可能性。除了上述三大危险因素外，吸烟、过量饮酒、不良饮食习惯以及缺乏运动等不良生活方式也可能增加脑血管疾病的发病风险。因此，建立健康的生活方式，包括戒烟限酒、均衡饮食和适量运动，对于预防脑血管疾病至关重要。

（三）神经退行性疾病

神经退行性疾病，这是一类慢性且进行性的神经系统疾病，它们如同潜藏在身体内的"沉默杀手"，逐渐侵蚀着患者的神经功能。阿尔茨海默病、帕金森病、肌萎缩侧索硬化症（ALS）等，都是这一大类疾病中的"佼佼者"，它们以各自独特的方式，让患者承受着难以言说的痛苦。这些疾病的表现多种多样，但共同的特点都是特定神经功能的逐渐丧失。阿尔茨海默病患者可能会逐渐失去记忆，甚至无法辨认亲人；帕金森病患者则会经历无法控制的颤抖和运动障碍，让生活变得异常艰难；而肌萎缩侧索硬化症患者则面临着肌肉萎缩和无力，最终可能导致呼吸衰竭。目前，这些神经退行性疾病尚无根治方法。科学家们虽然一直在努力研究，试图找到能够阻止或至少减缓这些疾病进程的药物或疗法，但截至目前，仍未取得突破性的进展。因此，目前的治疗主要以药物控制和康复训练为主。

（四）癫痫与发作性疾病

癫痫，这一由脑部神经元异常放电所引发的反复发作性疾病，临床表现多样，包括全面强直－阵挛发作、失神发作等类型。这些发作不仅影响患者的日常生活，更可能对其身心健康造成深远影响。因此，癫痫的治疗显得尤为重要。在治疗癫痫的过程中，药物治疗和手术治疗是两大主要手段。药物治疗是最常用的方法，通过给予患者抗癫痫药物来抑制大脑神经元的异常放电，从而减少或控制癫痫发作。然而，药物治疗也可能带来一些不良反应，因此需要在医生的指导下进行，以达到最佳的治疗效果并最大限度地减少副作用。对于药物治疗无效的难治性癫痫，手术治疗可能成为一个有效的选择。手术治疗通常是通过切除或损毁引起癫痫发作的脑组织部分来实现对疾病的控制。然而，手术治疗具有一定的风险性，且并非所有癫痫患者都适合接受手术治疗，因此需要在专业医生的指导下进行充分的评估和讨论。

（五）精神与心理障碍

精神与心理障碍，这是一类深刻影响人们思维、情感和行为的神经系统问题。它们如同隐形的枷锁，束缚着患者的心灵，让其陷入无尽的痛苦与挣扎。焦虑症、抑郁症、精神分裂症等，都是这些障碍中的代表，它们以各自独特的方式，侵蚀着患者的精神世界。这些疾病的成因复杂多样，遗传、环境、社会心理等因素都可能在其中发挥作用。这使得精神与心理障碍的诊断和治疗变得异常困难。然而，正因如此，人们更需要以全面、综合的视角来审视这些疾病，寻找有效的治疗方法。在治疗精神与心理障碍的过程中，药物治疗、心理治疗和社会支持等多方面措施都不可或缺。药物治疗可以帮助患者缓解症状、稳定情绪；心理治疗则能够深入患者内心，帮助其解开心灵的枷锁、重建自我认知；而社会支持则为患者提供了一个温暖、包容的环境，让其能够在面对困难时不再孤单。

三、神经系统的"小插曲"对生活质量的影响

（一）感知与认知功能的改变

神经系统的微小变化对个体感知和认知能力的影响是深远的。当神经元间的连接或突触出现异常，信息处理的速度可能明显减缓，导致个体在接收、分析和响应外界信息时感到迟钝。记忆力也可能因此下降，使得学习新知识或回忆过往变得困难。思维的敏捷性同样会受到影响，原本迅速且清晰的思考过程可能变得混沌而缓慢。这些神经系统层面的变化并非孤立存在，而是相互关联、共同作用的。它们不仅影响个体的日常生活自理能力，更可能在工作和社会交往中造成障碍。在快节奏的现代社会中，高效的信息处理、良好的记忆力和敏捷的思维能力是维持个体竞争力的关键。因此，神经系统的这些微小变化无疑会对个体的整体生活质量产生负面影响。

（二）情绪与行为的调控失衡

神经系统宛如一个精巧的乐团，在情绪与行为的调控中奏响着和谐的旋律。然而，当这个乐团出现"小插曲"时，情绪便如脱缰的野马，难以驾驭。这些情绪波动、焦虑或抑郁等心理问题，如同不速之客，打破了内心的宁静与平衡。这些情绪问题绝非孤立存在，它们如同多米诺骨牌，一旦触发，便可能引发连锁反应。心理健康的受损如同湖面泛起的涟漪，逐渐扩散至社交和人际关系的领域。原本和谐的社交氛围可能因此变得紧张，人际关系也可能出现裂痕。这些变化如同无形的枷锁，束缚着个体的自由与快乐，进一步影响其生活质量。

（三）运动与协调能力的下降

神经系统的正常功能对维持个体的运动和协调能力具有至关重要的作用。一旦神经系统出现问题，个体可能会明显感觉到自身的动作变得笨拙不灵活，协调能力显著下降。这些症状不仅影响个体的日常活动，如走路、抓取物品等，还可能导致更严重的肌肉无力或震颤等问题。这些症状的出现会极大地限制个体的身体活动能力，使得原本简单的日常任务变得困难重重。例如，穿衣、进食甚至洗澡等生活自理活动都可能受到影响。同时，这些症状也会对个体的工作表现产生负面影响，降低工作效率，甚至可能使个体无法继续从事某些职业。

（四）睡眠与休息质量的受损

神经系统，这一调控人体众多功能的"指挥官"，同样掌管着人们的睡眠周期。当这位"指挥官"的工作出现紊乱，睡眠障碍便可能随之而来，如失眠的困扰、多梦的纷扰，或是白天难以抵挡的疲劳。这些睡眠问题，看似只是夜晚的不安宁，实则它们的阴影远远笼罩了白天。长期的睡眠不佳，不仅侵蚀着身体的健康，更在悄然中影响着人们的认知功能。注意力不集中、记忆力减退，这些曾经只在偶尔疲惫时出现的状况，如今却可能成为常态，进一步将生活质量推向低谷。

第四节 关爱神经系统，从现在开始

一、神经系统面临的威胁

（一）环境因素与毒素

神经系统所面临的首要威胁源自外部环境，这涵盖了自然环境和人为环境两大方面。在这些环境中，潜藏着诸多对神经系统有害的物质，如空气中的各类污染物、重金属元素以及有机化合物。这些物质能够通过人体的呼吸、饮食以及皮肤接触等途径进入体内，进而对神经系统产生损害。具体来说，铅、汞等重金属是极为常见的神经系统毒物。它们能够干扰神经细胞的正常功能，影响神经信号的传递，进而对神经发育和认知功能产生不良影响。特别是在儿童群体中，这种损害可能更为显著，甚至导致永久性的智力障碍。此外，某些有机化合物也是神经系统不可忽视的威胁。这些化合物可能在日常生活中的塑料制品、农药、染料等产品中广泛存在。长期接触或摄入这些物质，可能诱发神经细胞的退行性病变，增加患神经系统疾病的风险。

（二）生活习惯与压力

不良的生活习惯宛如隐形的"神经杀手"，时刻威胁着神经系统的健康。缺乏运动让身体逐渐僵化，无法为神经系统提供必要的活力与支撑。不健康的饮食，如过度摄入的脂肪、糖分和盐分，像毒素一样悄然侵蚀着神经的脉络，使其功能日趋异常。睡眠不足更是神经系统的大敌，它剥夺了大脑与神经修复与再生的宝贵时机，导致反应迟钝、思维混乱。而长期的精神压力如同无形的枷锁，束缚着神经的自由与弹性，若得不到及时舒缓，神经衰弱、失眠、抑郁等疾病便可能接踵而至。这些不良习惯与压力不仅损害着神经系统的短期功能，更在悄无声息中威胁其长期健康。

（三）遗传性因素与基因突变

遗传性因素在神经系统疾病中确实占据着不可忽视的比例。诸如亨廷顿病、帕金森病等特定类型的神经系统疾病，已被科学研究证实具有明显的家族遗传性。这意味着，这些疾病的发病风险在某种程度上与个体的遗传背景密切相关。基因突变是导致神经系统发育异常或功能异常的重要原因之一。这些突变可能涉及关键的神经递质、受体或信号通路，从而影响神经细胞的正常功能。此外，某些基因突变还可能使神经系统对环境中的有害因素变得更为敏感，进一步增加了患病的风险。对于具有神经系统疾病家族史的人群来说，了解自身的遗传风险并采取相应的预防措施显得尤为重要。

（四）意外伤害与物理损伤

意外伤害与物理损伤是神经系统面临的重大威胁。交通事故、跌落等意外，如同突如其来的风暴，可能瞬间摧毁神经系统的正常秩序。颅脑外伤、脊髓损伤等物理性损害，更是直接对神经系统的核心结构造成冲击，其后果往往严重且持久。这些损伤不仅可能导致神经细胞的死亡或功能丧失，更会影响个体感知世界、执行动作和思考认知的能力。一个原本活泼好动的人，可能因此变得行动迟缓；一个思维敏捷的人，可能陷入认知的困境。此外，某些医疗操作或治疗，如放疗、化疗等，虽为治病救人，但也可能对神经系统带来副作用或损伤，如同治疗中的双刃剑。

二、关爱神经系统的行动指南

（一）认知神经系统

深入了解神经系统的结构与功能是理解其如何控制身体活动、感知环境及处理信息的关键。神经系统由大脑、脊髓和神经元网络构成，这些部分共同协作，实现人体的各种复杂功能。大脑，作为神经系统的中枢，负责接收、整合并发出指令。不同的脑区专门处理不同的任务，如感觉、运动、认知及情感等。脊髓则扮演着大脑与身体其他部分之间的桥梁角色，传递着大脑发出的指令以及身体各部分的感觉信息。神经元是神经系统的基本单元，它们通过突触相互连接，形成复杂的网络。这些网络就像人体的"电线"，负责传递电信号，即神经冲动。神经冲动在神经元之间快速传递，实现信息的即时处理与反应。在控制身体活动方面，神经系统通过调节肌肉收缩和腺体分泌，使人体能够做出各种动作和反应。同时，它还能感知外部环境的变化，如光线、声音、温度等，确保人体能够迅速适应不同环境。此外，神经系统还承担着记忆、学习、推理等高级认知功能，使人类能够思考、创造并不断进步。

（二）识别预警信号

学习识别神经系统可能出现问题的早期信号，是维护个人健康的重要一环。

持续的头痛、失眠以及情绪波动等症状，都可能是神经系统在发出求救信号。这些症状不应被轻易忽视，因为它们可能指向潜在的疾病，如偏头痛、神经衰弱、焦虑障碍等。通过深入了解这些症状与潜在疾病之间的联系，人们可以更加敏锐地捕捉到神经系统的异常，从而及时采取行动。例如，持续的头痛可能提示颅内压增高或是脑血管问题，而失眠和情绪波动则可能与神经递质的不平衡有关。掌握这些知识，不仅可以帮助人们更好地了解自己的身体状况，还能在关键时刻做出正确的决策，如寻求专业医疗帮助、调整生活方式等。

（三）践行健康生活方式

维护神经系统健康是每个人追求高质量生活的重要一环。要实现这一目标，均衡饮食、规律运动和充足睡眠是三大关键要素。均衡饮食意味着摄入多样化的食物，确保身体获得所有必需的营养素。特别是富含维生素 B 群、维生素 C、维生素 E 和 Ω-3 脂肪酸的食物，如全谷类、深色蔬菜、坚果和鱼类，这些食物对神经系统尤为有益。这些营养素能够保护神经细胞免受氧化应激损伤，促进神经传导物质的合成，从而维护神经系统的正常功能。规律运动则能够促进血液循环，为神经系统提供充足的氧气和营养物质。运动还能刺激神经细胞的生长和连接，提高神经系统的反应速度和准确性。无论是散步、慢跑还是瑜伽等轻度运动，或是力量训练等高强度活动，只要持之以恒，都能对神经系统产生积极影响。充足睡眠是神经系统恢复和修复的重要时期。在睡眠过程中，神经系统会清除有害的代谢废物，修复受损的神经细胞连接，巩固记忆和学习成果。

（四）优化环境因素

创造一个有利于神经系统健康的环境，对于维护整体身心健康至关重要。噪声污染是神经系统常被忽视的"隐形杀手"，长期暴露于嘈杂环境中会导致神经紧张、注意力分散。因此，减少噪声污染，为自己营造一个宁静的生活和工作环境，是保护神经系统的重要步骤。同时，适宜的温度和湿度也是神经系统健康的保障。过热或过冷的环境都可能使神经系统处于应激状态，影响其功能。通过调节室内温度和湿度，可以让自己感到更加舒适，从而有利于神经系统的放松和恢复。在工作和生活中，合理安排休息和放松时间同样重要。长时间处于高压状态会使神经系统过度疲劳，增加患病风险。

（五）管理心理压力

学会有效应对和管理心理压力对于维护神经系统健康至关重要。在现代社会，人们常常面临各种压力源，如工作、学业、家庭等。长期的心理压力会对神经系统产生负面影响，增加患病风险。为了放松身心，可以采用多种方法。冥想是一种被广泛推崇的减压技巧，通过专注于呼吸或某个特定对象，能帮助个体平静思绪，缓解紧张情绪。呼吸练习同样有效，深呼吸能够激活副交感神经系统，降低心率，减轻压力感。心理咨询则提供了一个安全的空间，让人们可以倾诉困扰，获得专业指导和支持。除了这些具体方法，建立积极的心态也至关重要。保持乐观态度，看到问题的积极面，能够更好地应对挑战和压力。同时，建立一个强大的社交支持网络也是增强神经系统抗压能力的重要途径。与家人、朋友和同事保持良好的沟通，分享彼此的感受和经历，能够减轻心理压力，增强个体的心理韧性。

（六）寻求专业支持

当自我关爱措施无法为神经系统问题带来有效缓解时，寻求医疗专业人士的协助成为刻不容缓的任务。神经系统疾病的复杂性和多样性，要求有专业的知识和技能来进行准确的诊断和治疗。医疗专业人士，如神经科医生或神经心理学家，他们拥有丰富的经验和专业的工具，能够深入了解患者的症状、病因和影响因素。通过详细的病史采集、体格检查和必要的实验室检查，他们可以精确地识别神经系统问题的根源，从而制定出针对性的治疗方案。这些方案可能包括药物治疗、物理治疗、心理疗法或生活方式的调整等，旨在全面恢复和保护神经系统的健康和功能。

三、面对神经系统疾病的正确态度

（一）正视疾病，消除恐惧

正视神经系统疾病的存在是应对这类挑战的第一步。面对疾病，逃避或否认都无法带来实质性的帮助，反而可能延误治疗的最佳时机。神经系统疾病虽然复杂多变，但并非不可战胜的恶魔。现代医学已经取得了显著的进步，许多神经系统疾病都有了更为有效的管理和治疗方法。消除对疾病的恐惧心理是关键。恐惧往往源于未知，因此，了解和学习有关神经系统疾病的知识是十分必要的。当人们对疾病有了更为深入的了解，就会明白，很多情况下，神经系统疾病是可以被有效控制甚至治愈的。这样的认知能够帮助人们保持冷静和理智，在面对疾病时做出更为明智的决策。

（二）积极就医，寻求专业帮助

在发现神经系统疾病的症状时，积极就医是明智之举。神经系统疾病种类繁多，症状复杂多变，自我诊断往往难以准确。因此，寻求专业医生的帮助至关重要。专业医生经过长期的学习和实践，积累了丰富的知识和经验，能够透过症状看到疾病的本质，从而做出准确的诊断。准确诊断是制定合适治疗方案的前提。神经系统疾病的治疗往往需要综合考虑患者的年龄、性别、身体状况、病因、病程等多个因素。专业医生会根据患者的具体情况，制定个性化的治疗方案，以期达到最佳的治疗效果。在治疗过程中，患者要充分信任医生，严格遵循医嘱。按时服药、定期检查是确保治疗效果的关键。同时，患者还要积极配合医生的治疗建议，如调整生活方式、进行康复训练等，这些都有助于提高治疗效果，促进患者早日康复。

（三）保持乐观，调整心态

面对神经系统疾病，保持乐观的心态是至关重要的。尽管疾病可能给生活带来诸多不便和困扰，但这并不意味着生活就此失去了它原有的色彩和乐趣。相反，通过积极调整心态，人们能够发现生活中依然存在着无数美好、值得珍惜的事物。关注生活中的美好事物，无论是大自然的美丽景色、一首动听的音乐，还是与家人朋友的温馨时光，都能带来心灵的愉悦和满足。这些正面的体验不仅有助于减轻疾病带来的心理压力，还能激发人们内在的力量，增强战胜疾病的信心。同时，与家人、朋友分享心情和感受也是非常重要的。他们的支持和鼓励往往能够给予患者无尽的勇气和力量，让患者感受到自己并不孤单，从而更加坚定地走好治疗与康复的道路。

（四）坚持康复，重返社会

神经系统疾病的康复之路，往往布满挑战与艰辛。然而，正是这一步一个脚印的坚持，铺就了重返社会、恢复正常生活的希望之路。在康复的征途上，耐心与毅力是不可或缺的伴侣。它们支撑着患者逐步攻克功能障碍，从微小的进步中积累信心与力量，直至生活质量得到显著提升。与此同时，积极参与社会活动成为康复过程中的另一重要环节。与他人交流互动，不仅有助于心灵的疗愈，更能帮助患者重新找回在社会大家庭中的位置。每一次的社交互动，都是一次对自我能力的肯定，也是一次对生活热爱的展现。

第八章 从今天开始，为心血管健康投资

第一节 心血管与你的日常健康

一、心血管健康的重要性

（一）确保血液循环畅通

心血管系统的核心功能是泵送血液，从而确保氧气和营养物质能够顺畅地输送到全身的每一个组织和器官。这一系统犹如人体的生命之线，维系着从头部到脚趾的每一个细胞的活力与功能。健康的心血管系统意味着血液可以在无阻碍的情况下自由流动，为身体各个部位提供必需的支持，从而确保整体生理机能的正常运作。然而，当心血管系统遭遇问题，如血管出现狭窄或堵塞，血液的流动便会受到阻碍。这种情况就像是生命之线上出现了瓶颈，导致氧气和营养无法及时送达，进而影响到身体的正常功能。这种阻碍不仅可能导致局部组织的功能受损，还可能引发一系列连锁反应，影响到整个机体的健康状态。

（二）预防心血管疾病

保持心血管健康是预防心血管疾病不可或缺的一环。心血管疾病，诸如冠心病、高血压、中风等，已成为全球性的健康难题，其高发病率和致死致残率令人瞩目。因此，维护心血管系统的良好状态显得尤为重要。通过积极的生活方式选择和健康管理，人们可以有效地降低罹患心血管疾病的风险。这包括均衡饮食，减少高脂、高盐、高糖食物的摄入，增加全谷物、蔬果和富含健康脂肪的食物；规律运动，提升心脏功能和血液循环效率；控制体重，避免肥胖带来的额外负担；

戒烟限酒，减少对心血管系统的有害刺激；以及管理压力，保持心理平衡。这些措施的综合应用，不仅能够显著降低心血管疾病的发病率，还能提升整体生活质量，让人们享受更健康、更活力的生活。

（三）支持身体代谢和排毒

心血管系统不仅负责泵送血液，输送氧气和营养物质，同时还参与身体的代谢和排毒过程，这一多重角色使得心血管系统在维持人体内环境稳定中发挥着举足轻重的作用。在血液的持续循环中，除了滋养各个组织和器官，血液还承载着运输细胞代谢产生的废物和有害毒素的功能。这些废物和毒素必须及时被运送到相应的排泄器官，如肾脏和肝脏，以便排出体外，防止在体内积累造成损害。一个健康的心血管系统能够高效地促进这一过程，确保代谢废物和毒素的顺利排出，从而维护身体内环境的清洁与平衡。当心血管系统处于良好状态时，它就像一个高效的运输网络，不仅提供生命所需的养分，还迅速清除废物，保持机体的整体健康和活力。

（四）提高身体应激能力

心血管健康不仅关乎疾病的预防，更意味着身体在应对各种挑战和压力时具备卓越的应激能力。当个体遭遇紧急情况或需要迅速作出反应时，心血管系统能够敏捷地调整自身状态，以适应不断变化的需求。例如，在面临突发状况时，心血管系统能够迅速提升心率和血压，以确保足够的血液供应流向关键部位，从而支持身体做出及时而有效的应对。这种灵活性不仅有助于保护身体免受潜在伤害，更是确保个体在关键时刻能够发挥出最佳性能的关键因素。无论是在体育竞技场上追求卓越表现，还是在日常生活中应对突发状况，心血管系统的健康与适应性都扮演着至关重要的角色。

二、心血管健康与日常生活的关系

（一）饮食习惯与心血管健康

日常饮食习惯是心血管健康的关键因素之一。每一口食物的选择，都直接关系到心脏和血管的健康状态。摄入过多高脂肪、高胆固醇、高盐的食物，就像是给心血管系统投下了一颗颗隐形的炸弹。这些不健康的营养成分会悄然堆积在血管壁上，形成动脉粥样硬化斑块，导致血管逐渐狭窄，血液流动受阻。长此以往，心脏病、高血压等心血管疾病的风险就会显著上升。然而，通过调整饮食结构，选择均衡而营养丰富的食物，人们可以积极地维护心血管健康。全谷物、蔬菜、水果和瘦肉等富含纤维、维生素和矿物质的食物，就像是心血管的守护者。它们能够帮助降低血压、调节血脂，减少动脉粥样硬化的风险。同时，这些食物还能提供身体所需的各种营养素，支持心血管系统的正常运作。

（二）运动习惯与心血管健康

定期进行适量的有氧运动是维护心血管健康的重要途径。跑步、游泳、骑自行车等运动方式，不仅能够锻炼肌肉，更能够加强心脏功能，使得心血管系统运作更为高效。在运动过程中，心脏需要泵更多的血液以供应氧气和养分，这种"锻炼"使得心脏肌肉变得更为强壮，心血管更有弹性。同时，有氧运动还是控制体重的有效方法。运动能够消耗多余的热量，防止脂肪在体内过度堆积，从而避免肥胖带来的心血管疾病风险。此外，运动还能帮助降低血压和血脂水平。高血压和高血脂都是心血管疾病的危险因素，而适量的运动正是对抗这两大"隐形杀手"的有力武器。

（三）睡眠质量与心血管健康

良好的睡眠质量是心血管健康的守护神。当人体进入深度睡眠时，心血管系统也得到充分的休息与恢复，这对维护其正常功能至关重要。然而，长期睡眠不足或睡眠质量不佳，则会打破这种平衡，给心血管带来沉重负担。睡眠不足会导致血压升高，使得心脏不得不更加努力地泵血，以维持身体的血液循环。长此以往，心脏承受的压力日益增大，心血管疾病的风险也随之攀升。同时，睡眠质量差还可能引发心律失常，使心脏跳动的节奏变得杂乱无章，进一步影响心血管系统的稳定。为了维护心血管健康，保持规律的睡眠时间和营造良好的睡眠环境显得尤为重要。每天保证充足的睡眠时长，让身体得到充分的休息；同时，调整睡眠环境，使之安静、舒适、温暖，有助于提高睡眠质量。

（四）压力管理与心血管健康

日常生活中的压力对心血管健康的负面影响不容忽视。持续的精神压力，如工作压力、家庭问题或经济困扰，都可能使身体长期处于紧张状态，进而对心血管系统造成损害。这种长期的精神负担往往导致慢性高血压，因为压力激素的持续释放会使血管收缩，从而增加心脏的负担。此时，心脏病的风险也随之上升，因为持续的压力可能引发心律失常、动脉粥样硬化等严重问题。为了维护心血管健康，学会有效管理压力至关重要。放松技巧，如深呼吸、冥想和瑜伽，能够帮助身体从紧张状态中恢复，降低压力激素的水平。心理咨询也是一个有效的途径，通过与专业人士的交流，可以更好地理解和应对压力源。此外，积极参与社交活动，与朋友和家人的互动，也能够分散注意力，提供情感支持，从而减轻压力对心血管的负面影响。

（五）戒烟限酒与心血管健康

吸烟和过量饮酒是威胁心血管健康的两大元凶。烟草中的有害物质可引发血管收缩、血压升高，加速动脉粥样硬化的进程，从而大大增加心脏病和中风的风险。而过量饮酒则会对心脏产生直接毒性作用，导致心律失常、心脏肥大，甚至心力衰竭。戒烟是保护心血管的首要任务。戒烟后，血压和心率会逐渐恢复正常，血管弹性也会得到改善，从而显著降低心血管疾病的发生率。同时，减少酒精摄入同样至关重要。适量饮酒或许可以被允许，但过量则绝对是有害的。最理想的状态是完全不饮酒，这样才能确保心血管系统免受酒精的伤害。戒烟限酒是维护心血管健康的重要措施之一，其效果是立竿见影且长期持续的。

三、心血管系统的结构和功能

（一）心脏的结构和功能

心脏，作为心血管系统的核心，承载着维持生命的重要使命。它主要由强而有力的心肌构成，巧妙地被分为左心房、左心室、右心房和右心室四个腔室，每个腔室都承担着特定的功能。通过精准而有节律的收缩与舒张，心脏推动着血液在全身的血管网络中循环不息。这一过程中，心脏瓣膜发挥着至关重要的作用，它们像忠实的守护者，确保血液只能沿着一个方向流动，从而防止了可能的逆流和紊乱。心脏的功能远不止于此，它更是维持血液循环的动力源。每一次有力的跳动，都是对全身组织的一次深情呵护，为它们送去富含氧气和养分的血液，同时带走代谢产生的废物。正是心脏这种不知疲倦的工作，确保了身体各个部位都能够得到充足的血液供应，从而维持了生命的正常运转。

（二）血管的结构和功能

血管作为心血管系统的关键组成部分，其结构与功能在维持生命活动中发挥着不可或缺的作用。动脉，作为心脏向全身输送血液的"高速公路"，其管壁坚韧而厚实，能够承受血液在输送过程中产生的强大压力，确保血液能够顺畅地流向身体的每一个角落。静脉则扮演着将血液从身体各部位回收至心脏的角色，其管壁相对柔软，具有一定的伸缩性，以适应血液回流时的压力变化。这种结构特点使得静脉能够在身体各种姿势和运动状态下，保持血液回流的稳定性和高效性。而毛细血管，作为动脉与静脉之间的桥梁，其数量众多、分布广泛，形成了一个密集的网络。它们的主要职责是实现血液与组织之间的物质交换，将氧气和营养物质输送到组织细胞，同时将细胞代谢产生的废物带走，排出体外。

（三）血液的成分和功能

血液，作为心血管系统内不可或缺的流动液体，承载着运输与调节生命活动的重要使命。它由血浆和血细胞两大主要部分组成，共同维持着生命的正常运转。血浆，作为血液的液体部分，宛如一条繁忙的河流，溶解着各种营养物质、激素和代谢废物。这些营养物质在血浆中穿梭，为身体的每一个细胞提供着必需的能量与养分，同时血浆能够清理掉细胞代谢产生的废物，确保身体机能的稳定与高效。血细胞则是血液中的另一大关键要素，它们各具特色，承担着不同的生理功能。红细胞是运输氧气的"专家"，它们将氧气从肺部输送到全身各个组织，确保细胞能够正常进行有氧代谢。白细胞则是免疫系统的"卫士"，它们时刻警惕着外界病原体的入侵，一旦发现异常，便会迅速启动防御机制，保护身体免受侵害。血小板则是止血的"能手"，当血管受到损伤时，它们会迅速聚集在伤口处，形成血栓，防止血液过多流失。

（四）心血管系统的调节机制

心血管系统的活动并非孤立进行，而是受到神经和体液因素的精密调节。神经系统在其中扮演着至关重要的角色，它通过调节心脏的收缩力和心率，以及血管平滑肌的张力，实现对血液循环的精准控制。当身体处于不同生理状态时，神经系统能够迅速作出反应，调整心血管系统的活动，以满足机体的需求。与此同时，体液因素也在心血管系统的调节中发挥着重要作用。这些体液因素包括多种激素和生物活性物质，如肾上腺素、去甲肾上腺素等。它们通过血液循环作用于心血管系统，影响其活动状态。例如，在应激状态下，肾上腺素水平会上升，导致心率加快、血管收缩，从而提高血液循环速度和效率，以适应机体应对紧急情况的需求。

第二节 熟知常见的心血管方面的问题

一、高血压

（一）高血压的定义和分类

1. 高血压的定义

高血压，也称为血压升高，是指血液在流动时对血管壁造成的压力值持续高于正常的现象。血压一般指血液在动脉血管内流动时，对血管侧壁产生的压力，此动力主要来源于心脏的一张一弛。正常的血压对维持组织器官的血压供应十分重要，但当血压持续处于较高状态时，即为一种不正常的表现，称为高血压。

根据《中国高血压临床实践指南》，成人高血压的诊断标准是收缩压≥ 130mmHg 和 / 或舒张压≥ 80mmHg。高血压会对血管产生持续的压力，当血压越高时，对血管冲击力越大，甚至使其发生变形、破裂。因此，高血压是一种需要密切关注并及时治疗的疾病。

2. 高血压的分类

高血压的分类有多种方式，以下列举几种主要的分类方法：

（1）根据血压水平划分：高血压可以分为高血压以及临界高血压。若是收缩压大于 140mmHg，则可以判断为高血压；若是在 130 ~ 139mmHg 之间，则是临界高血压。临界高血压虽然还没有踏入高血压的行列中，但也需要做好防护措施。

（2）按病因分类：高血压可以分为原发性高血压和继发性高血压。原发性高血压发病原因不明，占高血压患者的 90% 以上；继发性高血压则是因为身体出现了某一种疾病，而导致血压升高的情况，占高血压患者的 10% 左右。

（3）按损害程度分类：通过心、脑、肾这三个器官的损害程度来进行分类，可以把高血压分为三个期间。这种分类方法有助于评估高血压对身体的长期影响，从而制定更为精准的治疗方案。

（二）高血压的危害和并发症

1. 高血压的直接危害

高血压本身最直接的影响是对血管壁产生过大的压力，长期高压状态会使血管逐渐硬化，失去弹性，变得脆弱易损。这种血管损害不仅限于大血管，还包括毛细血管和微血管，从而导致全身各组织器官的血液供应受到影响。高血压还可能引起血管痉挛，进一步加剧血液循环障碍。

除了对血管的直接损害，高血压还会加重心脏的负担，导致心脏肥大和心肌肥厚，增加心肌耗氧量，使心脏更容易出现缺血和心功能不全。此外，高血压还可能影响大脑的血液供应，引起头晕、头痛等症状，严重时甚至可能导致脑卒中。

2. 高血压的并发症

（1）心血管疾病：高血压是导致冠心病、心肌梗死等心血管疾病的重要危险因素。高血压会加速冠状动脉粥样硬化的进程，使冠状动脉狭窄或闭塞，导致心肌缺血或坏死。

（2）脑血管疾病：高血压是脑出血、脑梗死等脑血管疾病的主要病因之一。高血压会使脑血管壁变得脆弱，易于破裂出血；同时还会影响脑部的血液循环，导致脑组织缺血缺氧。

（3）肾脏疾病：高血压可引起肾小动脉硬化和肾功能损害，最终导致肾功能衰竭。高血压还会影响肾脏的滤过功能，导致蛋白尿、血尿等肾脏疾病症状。

（4）眼部病变：高血压可导致视网膜动脉硬化和眼底出血等眼部病变，严重时甚至可能导致失明。

（三）高血压的预防和治疗

1. 高血压预防是关键

预防高血压首先要从生活方式入手。保持低盐、低脂、高纤维的饮食习惯，增加新鲜蔬果、全谷物和瘦肉的摄入，减少加工食品和高盐食品的摄入。同时，适量运动也是预防高血压的重要手段，定期进行有氧运动，如散步、慢跑等，有助于提高心血管健康。控制体重和避免肥胖同样重要，因为肥胖是高血压的一个主要风险因素。此外，减轻精神压力，学会放松和调节情绪，也有助于预防高血压的发生。

2. 高血压初期治疗需谨慎

一旦被确诊为高血压，初期的治疗尤为重要。除了继续坚持健康的生活方式，如调整饮食、增加运动等，医生可能会根据患者的具体情况开具降压药物。在选择药物时，医生会考虑患者的年龄、性别、病情严重程度以及合并症等因素，确保药物的安全性和有效性。同时，患者需要严格按照医生的指导服药，不可随意更改剂量或停药。

3.高血压长期治疗需坚持

高血压是一种慢性病，需要长期治疗和管理。在治疗过程中，患者应定期监测血压，确保血压控制在正常范围内。如果血压控制不佳或出现波动，应及时就医调整治疗方案。此外，高血压患者还需关注心血管健康，积极预防和治疗其他心血管疾病。除了药物治疗，患者还需保持良好的生活习惯，如合理饮食、规律作息等，以维持血压的稳定。

4.高血压自我管理不可少

高血压患者需要加强自我管理，增强自我保健意识。除了遵医嘱服药和定期监测血压外，患者还应学会识别高血压的症状和并发症，以便及时就医。同时，保持良好的心态和情绪稳定对高血压的治疗也有积极影响。患者可以通过心理咨询、社交活动等方式缓解压力，提高生活质量。

二、冠心病

（一）冠心病的成因和类型

1.冠心病的成因

冠心病，全称冠状动脉粥样硬化性心脏病，是一种常见的心血管疾病，其成因复杂多样。遗传因素在冠心病的发展中占据重要地位，冠心病具有显著的家族聚集性特点。若家族中有冠心病患者，个体患病的风险便会相应提升。这主要归因于遗传基因对血管壁结构、功能以及脂质代谢等方面的影响，使得某些个体更容易发生动脉粥样硬化，进而发展为冠心病。环境因素同样是冠心病不可忽视的成因。长期暴露于空气污染、噪声污染等恶劣环境中，血管受到损伤的风险增加，动脉粥样硬化的进程也可能加速。此外，不良的生活习惯如吸烟、酗酒、缺乏运动等，都会直接或间接地对血管健康造成威胁，使血管内皮功能受损，进一步加剧冠心病的发生。慢性疾病在冠心病的发展中扮演了推波助澜的角色。高血压、高血脂、糖尿病等慢性疾病，长期得不到有效控制，会不断损害血管壁，促进动脉粥样硬化的形成。这些疾病与冠心病之间存在密切的关联，它们不仅增加了冠心病的发生风险，还可能使病情更加复杂和严重。

2.冠心病的类型

冠心病作为一类复杂多样的心血管疾病，其类型繁多，每种类型都带有独特的临床表现和病理特点。隐匿型冠心病是其中的一种常见类型，这类患者平时可能并无明显的胸闷、胸痛等症状，但在进行心电图、超声心动图等医学检查时，却能发现心肌缺血的客观证据。正因为症状不明显，这类患者容易忽视病情，因此，定期进行体检对于及早发现隐匿型冠心病至关重要。心绞痛型冠心病则是冠心病最为常见的临床类型之一。患者在劳累、情绪激动等特定情境下，常会出现胸闷、胸痛等症状，这些症状一般持续数分钟至十余分钟，经过休息或含服硝酸甘油后可以得到缓解。心绞痛的发生与冠状动脉狭窄或痉挛导致的心肌缺血紧密相关，因此，积极改善心肌供血是治疗的关键所在。而心肌梗死型冠心病则是冠心病中病情较为严重的一种类型。在此类情况下，患者的心肌因长时间的缺血而发生坏死，这通常伴随着剧烈的胸痛、呼吸困难、心律失常等一系列严重症状。心肌梗死的发生往往是由于冠状动脉的完全闭塞导致心肌严重缺血，这种情况极为危急，需要及时进行溶栓、介入等紧急治疗以挽救生命。

（二）冠心病的症状和诊断

1.冠心病的症状

冠心病的症状表现多样，最常见的包括气短、胸闷、胸痛、疲劳、咳嗽和咯痰等。气短通常表现为呼吸困难，尤其在活动时加重，休息后有所减轻。胸闷和胸痛多发生在心前区或胸骨后，呈闷痛、压痛或紧束感，有时也可表现为刀割样绞痛或刺痛。疲劳则表现为不明原因的疲乏、无力以及嗜睡等症状。此外，由于肺部充血，冠心病患者还可能出现咳嗽和咯痰，痰量通常不多，但在严重时可能出现粉红色泡沫痰。

2.冠心病的初步诊断

冠心病的初步诊断主要依据患者的既往病史、临床症状和心电图检查。既往存在高血压、糖尿病、脑梗死以及高脂血症的人群，发生冠心病的概率会明显增高。典型的心绞痛发作特点和剧烈的胸骨后疼痛、前胸区域疼痛等症状，通常与冠心病有关。在进行心电图检查时，可能会出现一过性 ST 段压低或病理性的 Q 波，这些都有助于冠心病的初步诊断。

3.冠心病的进一步检查

为了进一步确认冠心病的诊断，可能需要进行更详细的检查。这包括心电图负荷试验、动态心电图以及核素心肌显像等。心电图负荷试验可以通过运动或药物增加心脏的负荷，诱发心肌缺血，从而证实心肌缺血的存在。动态心电图则可以长时间连续记录并分析在活动和安静状态下心电图的变化。而核素心肌显像则可以显示缺血区，明确缺血的部位和范围大小。

4.冠心病的最终诊断

冠心病的最终诊断通常依赖于冠状动脉造影的结果。如果在进行冠状动脉造影时显示冠状动脉狭窄，则可以确诊为冠心病。这一检查对于明确冠心病的诊断和制定治疗方案具有至关重要的作用。

（三）冠心病的预防和治疗

1. 冠心病的预防

预防冠心病，关键在于调整生活方式和控制危险因素。首先，应保持良好的饮食习惯，减少高盐、高脂食物的摄入，增加蔬菜、水果和全谷物的摄入。其次，适量运动，如散步、慢跑、游泳等，同样有助于增强心肺功能，降低冠心病风险。此外，戒烟限酒，避免暴露于二手烟环境，减少酒精摄入，也是预防冠心病的重要措施。同时，人们还应积极控制高血压、糖尿病等慢性疾病，定期进行体检，及时发现并处理可能导致冠心病的潜在问题。

2. 冠心病的药物治疗

冠心病的治疗中，药物治疗是重要的一环。常用药物包括抗血小板药物、他汀类药物等，这些药物有助于降低血脂、稳定斑块、减少血栓形成，从而降低冠心病发作的风险。此外，针对患者具体情况，医生还可能开具其他药物，如 β 受体阻滞剂、钙通道阻滞剂等，以改善心肌供血、减轻心绞痛等症状。在药物治疗过程中，患者应严格遵医嘱，按时服药，并定期复诊以评估治疗效果。

3. 冠心病的外科手术治疗

在冠心病病情严重或药物治疗效果不佳的情况下，可能需要进行外科手术治疗。常见的手术治疗方式包括冠脉搭桥手术和介入治疗。冠脉搭桥手术是通过从患者其他部位取一段血管，接在狭窄或堵塞的冠脉两端，使血流可以通过"桥"绕道而行，从而改善心肌缺血症状。介入治疗则是通过导管在冠脉内放置支架，撑开狭窄的血管，恢复血流通畅。这些手术方式的选择取决于患者的具体病情和医生的建议。

4. 冠心病的康复和长期管理

冠心病患者需要重视康复和长期管理。在康复阶段，患者应在医生指导下进行适量的运动训练，逐步恢复体力。同时，患者还应保持良好的心态和情绪稳定，避免过度紧张和焦虑。在长期管理方面，患者应坚持健康的生活方式，定期监测血压、血糖和血脂等指标，及时调整治疗方案。此外，定期复诊，与医生保持沟通，了解病情变化和治疗进展，也是冠心病长期管理的重要一环。

三、心律失常

（一）心律失常的类型和特点

1. 心律失常的类型

心律失常的分类方法丰富多样，根据冲动形成异常，可划分为窦性心律失常与异位心律失常两大类别。窦性心律失常具体涵盖窦性心动过速、窦性心动过缓、窦性心律不齐以及窦性停搏等多种情况。而异位心律失常则涉及被动性异位心律和主动性异位心律，如逸搏、过期前收缩动、阵发性心动过速、心房扑动、心房颤动等复杂表现。按冲动传导异常分类，心律失常又可分为生理性、病理性及房室间传导途径异常。生理性的心律失常包括干扰及干扰性房室分离。而病理性的心律失常则涵盖心脏传导阻滞和折返性心律失常，例如阵发性心动过速中的房室结折返、房室折返和心室内折返等。此外，房室间传导途径异常的心律失常，以预激综合征等为代表。

2. 心律失常的特点

心律失常的特点与其类型紧密相关，但亦存在共性表现。患者常诉心悸、胸闷、头晕等症状，这些症状在不同类型和严重程度的心律失常中表现各异。期前收缩患者可能仅感心悸，而室上性心动过速和室性心动过速患者则可能伴有明显的胸闷和头晕，听诊时心音快速而规则。心律失常的严重性不容忽视，它常可引发一系列严重的并发症。心脏停搏和颤动是心脏性猝死的重要诱因，这些突然发生的心律失常事件往往危及生命。心动过速若持续且心室率过快，可致心绞痛、心功能不全，甚至可能演变为心室颤动，对生命构成极大威胁。心动过缓则可能导致患者感到疲劳、乏力，严重者甚至会出现头晕、晕厥，长期心动过缓还可能引发心绞痛、心力衰竭，甚至猝死。

3. 心律失常的影响

心律失常对患者的影响深远，不仅体现在其直接带来的症状上，更延伸至日常生活及长期健康风险。由于心律失常可能导致心悸、乏力等不适，患者的日常活动可能因此受限，无法轻松参与剧烈运动或长时间工作。他们可能需要定期休息，避免症状发作，这无疑增加了生活的不便。除了身体上的困扰，心律失常还可能对患者的心理状态产生负面影响。面对病情的不确定性，以及对可能发生的并发症的担忧，患者可能感到焦虑、抑郁等情绪。这种心理压力进一步加重了患者的负担，可能影响其整体生活质量。从长期来看，心律失常若不加以控制，可能导致心脏结构和功能发生改变。心脏可能逐渐扩大，射血分数下降，最终可能诱发心功能不全等严重疾病。这些长期健康风险使得心律失常的治疗和管理变得尤为重要。

（二）心律失常的诊断和治疗

1. 心律失常的诊断

心律失常的诊断主要通过临床症状、体格检查、心电图检查以及实验室检查等多种手段进行。患者会表现出心悸、胸闷、头晕等临床症状，而体格检查可以判断心脏是否存在增大、杂音、心脏搏动异常等情况。心电图检查，特别是 24 小时动态心电图检查，可以连续记录患者的心电活动，分析患者心律失常的发生与终止规律。实验室检查，如血常规、尿常规等，有助于判断患者是否存在感染性疾病，以及初步诊断心律失常的类型。

2. 心律失常的药物治疗

药物治疗是心律失常的主要治疗方法之一。根据心律失常的类型和严重程度，医生会开具相应的药物，如 β 受体阻滞剂、钙离子拮抗剂或胺碘酮等，以控制期前收缩、房颤等心律失常症状。然而，对于缓慢性心律失常，药物治疗通常效果不佳，可能需要安装起搏器进行治疗。

3. 心律失常的非药物治疗

除了药物治疗，心律失常的治疗还包括非药物治疗手段。射频消融疗法适用于快速性心律失常，通过微创手段根治心律失常。除颤方法，如自动除颤器的植入，对于反复发作室速的患者是有效的治疗手段。此外，对于某些特定类型的心律失常，如阵发性室上性心动过速，如果发作频繁，可能需要通过射频消融术进行根治。

4. 心律失常的预防和长期管理

心律失常的预防和长期管理同样重要。患者应积极纠正心脏病理改变，调整异常病理生理功能，以达到根治的效果。同时，避免吸烟、饮酒、浓茶、咖啡等诱发因素，以及停用可能引起心律失常的药物。此外，患者还需定期复诊，与医生保持沟通，了解病情变化和治疗进展，以便及时调整治疗方案。

四、心力衰竭

（一）心力衰竭的定义和分类

1. 心力衰竭的定义

心力衰竭（HF）是一种严重的心脏疾病，指心脏在适当的静脉回流情况下，由于心排血量绝对或相对减少，导致器官、组织血液灌注不足，同时出现肺循环和（或）体循环淤血的表现。这通常是由于心脏泵血功能失常，使得心脏不能满足全身的基础代谢需要。心力衰竭的常见诱因包括心肌梗死、心肌病、心肌炎等。高发人群主要是 70 岁以上的老年人，其发病率超过 10%，且 5 年内死亡率可达 50%。

2. 心力衰竭的分类

心力衰竭可以根据不同的标准进行分类。首先，按照病变部位可分为左心衰竭、右心衰竭和全心衰竭。左心衰竭最为常见，是由于左心室代偿功能不全引起，常表现为端坐呼吸、夜间阵发性呼吸困难等症状。右心衰竭相对较少见，但瓣膜病、二尖瓣狭窄等疾病可能引发单纯性右心衰。当左右心室都衰竭时，即出现全心衰，病情更加严重。其次，根据心脏排血量可分为高心排血量心衰和低心排血量心衰。高心排血量心衰是由于心脏排血量较大，导致心脏负荷过重；而低心排血量心衰则是由于心脏排血量下降，长期灌注不足，导致组织缺血、缺氧。此外，还可以根据心脏收缩和舒张功能进行分类，分为收缩性心衰和舒张性心衰。收缩性心衰是心脏排血量不足，收缩末期容量增大，导致心脏扩大；而舒张性心衰则是正常扩张心肌组织被替代，心室顺应性下降，心搏量降低。

（二）心力衰竭的症状和诊断

1. 症状

心力衰竭的症状丰富多样，可能因个体差异而有所不同。患者常感到气短，尤其是在活动时，因为心脏无法泵出足够的血液以满足身体需求。胸口可能出现重压感或"下沉感"，这是心力衰竭初期常见的症状，但往往难以用语言描述。心悸或心跳不规则也是心力衰竭的常见表现，患者可能感觉心率过快且伴有紧张感。此外，食欲不振、饭后长时间感到饱腹、恶心、便秘或腹痛也可能是心力衰竭的症状。随着病情的发展，患者还可能出现夜间无法平卧、呼吸困难、咳嗽剧烈，甚至咳出白色泡沫痰或咯血等症状。部分患者还会表现出腹胀、消化不良、食欲减退以及双下肢水肿等体征，这些症状会严重影响患者的生活质量。

2. 诊断

心力衰竭的诊断通常基于患者的临床症状、体征以及一系列医学检查。常规检查如血常规、肝肾功能、血糖等对于了解患者整体状况至关重要。利钠肽检测是诊断心力衰竭的重要指标，通常采用脑钠肽（BNP）进行检测，其水平的变化能够反映心力衰竭的状态。超声心动图是一种重要的仪器检查，能够清晰地观察各个心腔的大小、结构，评估心脏功能，并辨别具体病因。此外，心脏磁共振、冠状动脉造影、有创性血流动力学检查等也是确诊病因及病情的辅助手段。根据这些检查结果，医生可以综合判断患者是否患有心力衰竭，并制定相应的治疗方案。

（三）心力衰竭的预防和治疗

在预防心力衰竭方面，首先应积极防治基础疾病。例如，高血压患者应严格遵医嘱应用降压药稳定血压；心肌梗死患者则应及时应用药物或采取心脏支架手术来控制病情。这些措施有助于降低心力衰竭的发病率。此外，定期体检也是预防心力衰竭的重要手段。通过定期心电图、心脏彩超等检查，可以及早发现异常情况，防止病情加重并诱发心力衰竭。同时，注意日常护理同样关键。保持适度的运动，避免过度劳累，以及保持心情舒畅，避免情绪过度激动，都有助于预防心力衰竭的发生。

在治疗心力衰竭方面，首先要控制症状并缓解病情。针对心衰的不同类型，可以应用洋地黄制剂、转换酶抑制剂、β受体阻滞剂等药物进行治疗。吸氧治疗也是重要的措施，特别是在患者出现呼吸困难时，通过导管吸氧或面罩吸氧可以有效缓解病情。对于病情特别严重的患者，当药物治疗效果不理想时，可以考虑心脏移植手术，手术成功后可以恢复心脏功能。此外，中医治疗心力衰竭也是一个值得考虑的选项，根据患者的不同症状，可以辨证应用补阳益气、温补心肾或温阳利水的中药进行治疗。

第三节 守护你的心血管健康

一、影响心血管健康的因素

（一）不良生活习惯

不良的生活习惯在心血管健康的维护中起着举足轻重的角色。长期熬夜不仅扰乱了人体的生物钟，更使得内分泌系统失衡，为心血管疾病的发生埋下了隐患。熬夜可能导致血压波动，影响心脏的节律，长期如此，心血管的风险将逐渐升高。吸烟与酗酒是另外两个不容忽视的威胁因素。烟草中的有害物质，如尼古丁和焦油，对血管壁的伤害是巨大的，它们能够导致血管壁硬化，进而形成动脉硬化，甚至血栓。这些病理变化使得血管变得狭窄，血液流通受阻，心脏的负担也因此加重。而酒精，则直接对心脏产生刺激，影响其正常的收缩与舒张功能，长期酗酒的人，心脏功能往往受损严重。此外，缺乏运动也是心血管疾病的一大诱因。运动是保持心血管健康的重要手段，它能够促进血液循环，增强心脏的泵血能力，使得血液能够顺畅地流向全身各个部位。然而，现代生活的快节奏使得很多人缺乏足够的运动时间，长期久坐不动，不仅使得身体变得僵硬，更使得心血管系统的功能逐渐下降。

（二）饮食结构不合理

饮食结构不合理确实是影响心血管健康的关键因素。长期摄入高盐食物，会直接导致血压升高，而高血压又是心血管疾病的重要诱因。同时，高脂饮食，尤其是饱和脂肪和反式脂肪，易导致血脂异常，进而形成动脉粥样硬化，堵塞血管，增加心脏病和中风的风险。此外，高糖饮食不仅会导致血糖升高，长期还可能引发胰岛素抵抗，进而发展为糖尿病，进一步威胁心血管健康。相反，均衡的饮食是维护心血管健康的基石。蔬菜、水果富含维生素、矿物质和膳食纤维，有助于降低血压、改善血脂，是心血管健康的守护者。全谷类食物含有丰富的 B 族维生素和膳食纤维，能够提供稳定的能量，避免血糖急剧波动。而健康脂肪，如橄榄油、鱼油等富含不饱和脂肪酸，有助于降低坏胆固醇，提高好胆固醇，对心血管具有保护作用。

（三）心理压力过大

心理压力过大对心血管健康的威胁不容忽视。长期的精神紧张、焦虑、抑郁等负面情绪，如同无形的枷锁，束缚着心脏的健康。这些负面情绪会导致交感神经的过度兴奋，犹如给心脏加上了加速器，使其不得不以更快的速度跳动，以适应这种紧张状态。然而，这种持续的高速运转并非心脏所愿，它会导致心率加快、血压升高，从而增加心脏的负担。长期如此，心脏就像一辆超负荷运转的汽车，随时可能出现故障。血管壁也可能因为长期受到高压的冲击而变得脆弱，容易形成动脉硬化和血栓，进一步加剧心血管疾病的风险。此外，心理压力还可能影响人体的免疫系统，使其功能下降，让人们更容易受到各种疾病的侵袭。

（四）遗传因素与慢性疾病

遗传因素和慢性疾病是影响心血管健康的两大不容忽视的因素。遗传因素在心血管疾病的发病中扮演着重要角色。家族中有心血管疾病史的人，其患病风险相对较高。这可能与遗传基因中的某些变异有关，这些变异可能增加了个体对心血管疾病的敏感性。因此，有心血管疾病家族史的人，应更加重视心血管健康的维护，提前进行预防和干预。慢性疾病同样会对心血管健康产生深远影响。高血压、高脂血症、糖尿病等慢性疾病，不仅影响个体的生活质量，更会对心血管系统造成损害。高血压会导致血管壁压力增加，长期下去会损伤血管内膜，促进动脉硬化的形成。而糖尿病则会对血管造成多方面的损害，增加心血管疾病的风险。

二、保护心血管健康的方法

（一）均衡饮食

保持均衡的饮食，是守护心血管健康的基石。食物，作为生命的源泉，其选择对于心血管的保养至关重要。在日常生活中，建议多食用那些富含纤维、维生素和矿物质的食物。全谷物，如燕麦、糙米，它们不仅提供了丰富的能量，更有助于稳定血糖，减少心血管疾病的风险。蔬菜与水果，更是自然的宝藏，它们富含的抗氧化物质，能够对抗自由基的侵害，保护血管壁的弹性。而瘦肉，如鸡胸肉、鱼肉，则提供了优质的蛋白质，有助于维持心脏的正常功能。然而，同样重要的是，人们需要限制那些对心血管有害的食物摄入。高盐食品，如腌制食品、方便食品，它们会使血压升高，加重心脏负担。高糖食品，如糖果、甜饮料，长期摄入会导致血糖波动，损害血管健康。而高脂肪食品，尤其是饱和脂肪和反式脂肪，它们会堵塞血管，导致动脉硬化。

（二）适量运动

适量运动是维护心血管健康的重要途径，它能够有效增强心血管功能，提高心肺耐力。对于每个人来说，每周进行至少 150 分钟的中等强度有氧运动是一个推荐的目标。这样的运动量不仅能够帮助身体保持活力，更能有效预防心血管疾病的发生。快走、慢跑、游泳等有氧运动形式都是不错的选择。这些运动能够提升心率，增加血液循环，从而锻炼心血管系统。通过持续的锻炼，心肌会逐渐变得更强壮，能够更好地应对日常生活中的各种挑战。然而，运动并非一蹴而就的事情。在开始运动之前，人们需要了解自己的身体状况，并根据实际情况制订合适的运动计划。在运动过程中，要逐渐增加运动强度和时间，避免突然剧烈运动带来的心血管负担。一开始可以从轻度的运动开始，然后逐渐加大运动量，让身体有一个适应的过程。

（三）控制体重

过重或肥胖，这一现象在现代社会愈发普遍，却往往忽视其对心血管健康的潜在威胁。事实上，过多的体重负荷不仅增加了心脏的负担，还容易导致血压、血脂和血糖的异常，这些都是心血管疾病的重要诱因。为了守护心血管的健康，控制体重显得尤为关键。而控制体重的最佳途径，无疑是合理调整饮食与增加运动量。在饮食方面，应避免高糖、高脂、高盐的食物，多选择富含纤维、维生素和矿物质的蔬果、全谷物和瘦肉。同时，适量控制每日的热量摄入，让身体与食物之间达到一个平衡的状态。运动方面，定期进行有氧运动如跑步、游泳、骑自行车等，不仅能燃烧脂肪、减轻体重，还能提升心肺功能，增强心血管的适应能力。此外，力量训练也能帮助增加肌肉量，提高基础代谢率，从而使人们更有效地控制体重。

（四）戒烟限酒

吸烟与过量饮酒，这两者均对心血管健康构成了严重威胁。吸烟的危害不容忽视，烟草中的有害物质会进入血液，直接作用于血管壁，导致血管收缩，血压升高。长期吸烟会使血管内壁变得粗糙，容易形成血栓，增加心脏病和中风的风险。同时，吸烟还会降低血液中氧气的含量，使心脏负担加重，进一步损害心血管健康。过量饮酒同样对心血管造成极大的伤害。酒精会使心跳加快，血液循环加速，长期过量饮酒会导致心肌肥厚，心功能下降。此外，酒精还会影响血脂代谢，使血脂升高，增加动脉粥样硬化的风险。同时，过量饮酒还可能引起心律失常，严重时甚至会导致猝死。为了保护心血管健康，戒烟限酒是至关重要的措施。戒烟不仅可以降低血压、改善血脂，还能减少心脏病和中风的风险。对于饮酒，应适量控制，避免过量。同时，加强健康教育，提高公众对吸烟和过量饮酒危害的认识，也是预防心血管疾病的重要手段。

（五）管理压力

长期的精神压力和焦虑，如同无形的枷锁，不仅束缚着人们的心灵，更可能对心血管健康造成深远的影响。当压力与焦虑持续存在时，身体会释放出应激激素，这些激素在短时间内或许能帮助人们应对挑战，但长期下来，却可能导致心血管功能异常，增加心脏病、高血压等心血管疾病的风险。因此，学会有效管理压力，成为保护心血管健康的重要一环。冥想，作为一种古老而有效的放松方式，可以帮助人们平静心灵，减轻焦虑。在冥想的过程中，人们可以将注意力集中在呼吸或某一特定事物上，从而忘却外界的纷扰，达到内心的宁静。瑜伽，则是一种融合了身体运动与呼吸调节的放松方式。通过瑜伽的练习，人们可以舒展身体，增强柔韧性和力量，同时瑜伽还能够调节呼吸，缓解紧张情绪。

（六）定期体检

定期体检对于维护心血管健康具有重要意义。通过这一方式，人们能够及早发现心血管疾病的风险因素，如高血压、高血脂、高血糖等，进而采取针对性的措施进行干预和治疗。血压是衡量心血管健康的重要指标之一。高血压是心血管疾病的重要诱因，长期的高血压状态会对血管壁造成损害，导致动脉硬化和血栓形成。通过定期体检，人们可以及时发现血压异常，并在医生的指导下进行生活方式调整或药物治疗，以控制血压在正常范围内。血脂水平同样关乎心血管健康。定期体检中的血脂检查可以帮助人们了解血液中的胆固醇和甘油三酯水平，一旦发现异常，便可通过饮食调整、运动或药物治疗等方法进行干预。而高血糖也是心血管疾病的重要危险因素，高血糖会损伤血管内皮细胞，影响血液流变和心脏功能，因此定期监测血糖，也对心血管疾病预防至关重要。

第四节 当遇到心血管问题时怎么办

一、识别症状与紧急处理

（一）识别症状

心血管问题的症状纷繁复杂，每种症状都可能成为身体发出的警示信号。胸痛，作为心血管问题最常见的症状之一，其表现形式多样，可能是持续性的钝痛，也可能是阵发性的绞痛。这种疼痛往往出现在胸骨后、心前区或左侧胸部，有时甚至放射至左肩部、背部等区域，给患者带来极大的不适。呼吸困难同样是心血管问题常见的症状，尤其在活动时表现得更为明显。患者可能感到气促、喘息，呼吸变得费力，这可能是由于心脏泵血功能下降，导致身体各部位得不到足够的氧气所致。心悸，即心跳异常，也是心血管问题常见的症状之一。患者可能感到心动过速、过慢或不规则，这种感觉可能让患者感到焦虑或恐慌。心悸的出现可能是由于心脏电活动异常或心脏结构问题所致。这些症状虽然各有特点，但都是心血管问题可能的表现。一旦出现这些症状，应引起患者的高度重视。尽管这些症状可能由多种原因引起，但心血管问题往往是其中的重要原因之一。

（二）初步紧急处理

在出现心血管问题的症状时，紧急处理的重要性不言而喻。保持冷静和镇定是首要任务，过度紧张和恐慌只会加剧病情。此时，应立即拨打急救电话，向专业的急救人员详细描述所出现的症状，如胸痛、呼吸困难等，以便他们能够迅速做出判断并给予正确的指导。在等待急救人员到来的过程中，患者应避免剧烈运动，尽量保持平躺或坐下的姿势，这样可以减轻心脏的负担，降低心脏耗氧量，有助于患者稳定病情。同时，如果患者有条件，可以测量血压和心率，以便观察病情的变化。这些数据可以为急救人员提供重要的参考，帮助他们更准确地判断病情并制定治疗方案。此外，患者还可以尝试进行一些简单的自救措施，如解开紧身衣物，保持呼吸道通畅；如果身边有氧气设备，可以适量吸氧以缓解症状。但需要注意的是，这些自救措施并不能替代专业的急救治疗，只能作为辅助手段。

（三）专业急救措施

专业急救措施在应对心血管问题时发挥着至关重要的作用，通常由经验丰富的急救人员或医生在迅速抵达现场后实施。他们会根据患者的具体症状与病情，迅速而精准地展开急救工作。心电图检查是常用的初步诊断手段，通过记录心脏的电活动情况，医生能够评估患者是否存在心律失常、心肌缺血等问题，为接下来的治疗提供重要依据。对于疑似心肌梗死的患者，医生会迅速评估病情，并在必要时给予阿司匹林或硝酸甘油等药物。这些药物能够缓解患者的胸痛症状，减少心肌损伤，为后续治疗赢得宝贵时间。面对严重的心律失常或心力衰竭患者，急救措施更加紧急和关键。医生可能会使用除颤器，通过电刺激使心脏恢复正常节律。对于心跳骤停的患者，紧急的心肺复苏术是挽救生命的必要手段，通过胸外按压和人工呼吸，维持患者的基本生命体征。

二、及时就医与全面检查

（一）及时就医的重要性

及时就医，是维护个人健康不可或缺的关键环节。当身体出现不适症状或异常时，迅速寻求医疗帮助至关重要。通过及时就医，人们可以有效避免病情恶化，减少治疗难度和费用。在疾病的初期阶段，病变往往较为轻微，治疗起来也相对容易。然而，一旦病情被拖延，可能会导致病变加重，治疗难度增加，甚至引发更严重的后果。专业医生的诊断是确定病因的关键。医生凭借丰富的医学知识和临床经验，通过一系列检查和分析，能够准确判断病情，从而为患者制定针对性的治疗方案。这种个性化的治疗方案能够更好地满足患者的需求，提高治疗效果。此外，及时就医还能避免因延误治疗而引发的并发症或后遗症。有些疾病在初期可能症状并不明显，但如果不及时治疗，可能会引发其他并发症，进一步加重病情。

（二）全面检查的必要性

全面检查对于发现潜在疾病具有不可忽视的重要性。许多疾病在早期阶段往往症状并不明显，若仅依靠日常观察和感受，很难及时发现潜在的健康隐患。而通过进行全面的医学检查，人们可以更深入地了解身体的整体状况，包括各个器官的功能和状态。全面检查不仅有助于发现潜在的健康问题，更为治疗提供了更好的时机和条件。一旦通过检查发现异常情况，人们可以及早采取相应的治疗措施，有效遏制病情的发展，甚至有可能在疾病的初期就将其完全治愈。这对于预防病情恶化、减轻患者痛苦以及提高治疗效果都具有重要意义。此外，全面检查还能帮助人们评估个人的健康状况和风险因素。通过检查数据，人们可以了解自身在哪些方面存在健康隐患，以及可能面临哪些健康风险。

（三）就医与检查的注意事项

在就医和进行全面检查时，确保选择正规的医疗机构和专业的医生至关重要。这不仅关乎诊断的准确性，更直接关系到治疗的有效性。选择正规机构，意味着人们能够得到更为专业、细致的医疗服务，从而更好地保障健康。同时，携带有效的身份证件和既往病历资料同样不可忽视。这些资料为医生提供了关于人们病情和健康状况的宝贵信息，有助于他们更全面地了解人们的身体状况，从而制定更为精准的治疗方案。此外，如实向医生陈述病情是就医过程中的重要一环。人们需要真实、客观地描述自己的症状，不隐瞒、不夸大，以便医生能够准确判断病情，给出合适的治疗建议。最后，积极配合医生的治疗和检查建议同样重要。这包括按时按量服药、调整生活方式和饮食习惯等方面。

三、制定治疗方案与遵医嘱

（一）全面评估与制定个性化治疗方案

面临心血管问题时，医生会对患者进行深入的病情评估，这是制定有效治疗方案的关键步骤。评估过程涵盖了对患者病史的详尽了解，包括既往患病情况、家族病史等，以及当前症状的细致询问和体征观察。医生还会进行必要的体格检查和实验室检查，如心电图、超声心动图等，以获取更全面的诊断信息。这一系列评估手段的运用，旨在让医生对患者的病情有一个全面而准确的认识。医生会根据患者的年龄、性别、身体状况以及疾病严重程度等因素，综合考虑并制定个性化的治疗方案。这样的方案能够确保治疗的针对性和有效性，最大限度地满足患者的治疗需求。在制定治疗方案时，医生会综合考虑多种治疗手段，如药物治疗、手术治疗、生活方式调整等，并根据患者的具体情况进行选择和组合。同时，医生还会关注治疗过程中的风险和并发症，并采取相应的预防措施，以确保患者的安全。

（二）明确治疗目标与制订具体执行计划

治疗方案的制定是一项精细而重要的任务，它要求不仅具有针对性，更要明确具体的治疗目标。这些目标不是泛泛而谈，而是具体、可量化且可实现的，它们不仅反映了患者的实际需求，也充分考虑到治疗的可行性和潜在风险。以高血压患者为例，治疗目标可能明确为将血压降低至某一特定范围，并保持稳定。这样的目标不仅为治疗提供了明确的方向，也便于患者和医生共同监测治疗效果，及时进行调整。在确立了清晰的治疗目标后，医生会进一步制订具体的执行计划。这个计划可能包括详细的用药方案，比如药物的种类、剂量和服用时间，以确保药物能够发挥最佳作用。同时，计划还会涉及生活方式的调整建议，如饮食、运动和作息等方面的指导，这些都有助于患者改善健康状况，提升治疗效果。

（三）遵医嘱执行与定期随访调整

患者在接受治疗期间，严格遵医嘱执行治疗方案是至关重要的。治疗方案通常包含多个方面，其中按时服药是核心环节。药物是控制病情、缓解症状的重要手段，因此患者必须严格按照医生开具的药物剂量和用药时间进行服药，不得随意增减或更改用药方式。同时，控制饮食也是治疗方案中的重要一环。心血管问题往往与饮食习惯密切相关，因此患者需要根据医生的建议调整饮食结构，减少高脂肪、高盐、高糖食物的摄入，增加蔬菜、水果和全谷类食物的摄入，以保持健康的饮食习惯。适度运动也是治疗过程中的重要内容。医生会根据患者的身体状况制订合适的运动计划，患者应该按照计划进行锻炼，以增强身体素质，促进康复。此外，定期回医院随访也是治疗过程中的重要环节。患者应该按照医生的建议定期回医院复查相关指标，以便医生能够全面掌握患者的病情。

四、定期随访与监测

（一）定期随访的重要性及时间安排

定期随访在心血管问题的治疗过程中占据着举足轻重的地位。通过随访，医生能够实时掌握患者的病情动态，确保治疗始终与患者的实际状况相匹配。随访的时间安排需根据患者的具体病情和医生的建议来精心设定。一般而言，出院后的初期随访尤为关键，它有助于医生迅速把握患者康复初期的状况，为后续治疗奠定基础。随着病情的稳定，定期随访则成为常态，旨在持续监测病情变化，确保治疗效果得以巩固。当然，若病情出现波动或变化，紧急随访则成为必要，以应对可能出现的风险和挑战。患者应充分认识到定期随访的重要性，并严格按照医生的建议进行随访。每一次随访都是对健康的负责，也是对治疗效果的保障。

（二）随访内容与方法

随访是心血管问题治疗过程中的关键环节，其内容丰富且多样。在随访中，医生会详细询问患者的症状变化，了解是否有新的不适或原有症状的改善情况。同时，药物使用情况也是随访的重点，医生会询问患者是否按时服药、有无不良反应等，以确保药物的有效性和安全性。除了症状和药物，生活方式调整情况同样是随访的重要内容。医生会关注患者的饮食、运动、作息等方面是否有所改进，并根据需要提供进一步的建议和指导。在随访过程中，必要的体格检查和实验室检查也是必不可少的。医生会根据患者的具体情况，选择合适的检查项目，如心电图、超声心动图等，以全面评估患者的病情。这些检查有助于医生了解患者的心脏功能、结构以及潜在的风险因素，从而制定更为精准的治疗方案。随访的方法多种多样，患者可以根据自身情况选择方便且可靠的方式进行。门诊随访是常见的方式之一，患者可以直接前往医院与医生面对面交流。此外，电话随访和网络随访也为患者提供了更加便捷的选择，使得随访不再受时间和地点的限制。

（三）监测指标与意义

在随访过程中，医生会密切关注一系列关键监测指标，旨在全面评估患者的病情变化和治疗效果。这些指标不仅涵盖了血压、心率、血糖、血脂等生化指标，还涉及心脏功能、结构等影像学指标。每一项指标都承载着关于患者健康状况的重要信息，为医生提供了判断治疗效果和调整治疗方案的依据。通过监测这些指标的变化，医生能够精准判断治疗是否达到预期效果，是否需要调整药物剂量或更换药物。此外，医生还会关注患者是否存在并发症的风险，以便医生及时采取干预措施，保障患者的安全。在这个过程中，患者的配合至关重要。患者应积极配合医生进行各项监测，确保数据的准确性和完整性。同时，患者还应及时向医生反馈任何异常情况，以便医生能够迅速做出反应，调整治疗方案。

五、寻求心理支持与社会支持

（一）心理支持的重要性

心血管疾病不仅给人们的身体健康带来挑战，更在心理上造成了不小的压力。焦虑、恐惧、抑郁等负面情绪往往伴随着疾病的进程，影响着患者的治疗与康复。在这样的背景下，心理支持显得尤为重要。心理支持如同一股暖流，能够穿透患者内心的阴霾，带来光明与希望。通过与心理咨询师或心理医生的深入交流，患者能够倾诉内心的困惑与不安，获得专业的指导与建议。这些专业人士不仅能够帮助患者识别并处理负面情绪，更能提供实用的应对策略，让患者学会如何更好地面对疾病的挑战。此外，亲朋好友的支持与理解也是心理支持的重要来源。他们的陪伴与鼓励，能够让患者感受到家人的温暖与关爱，从而增强战胜疾病的信心与勇气。心理支持不仅仅是情感上的慰藉，它更是一种力量，能够激发患者内在的潜能，帮助患者建立积极的生活态度。面对疾病，有了心理支持的陪伴，患者能够更加从容地应对挑战，促进身心健康的全面发展。

（二）社会支持的积极作用

社会支持在患者的康复过程中扮演着举足轻重的角色，它如同一股暖流，来自家庭、朋友、社区等多个层面，为患者带来无尽的关怀与力量。家庭成员的关心与陪伴，是患者心灵最深处的慰藉，让患者在病痛中感受到家的温暖；朋友的鼓励与支持，则如同一股清流，为患者注入了前进的动力与信心。此外，社区资源的有效利用，更为患者提供了全方位的帮助，让患者在康复的道路上更加顺畅。社会支持的力量是巨大的，它不仅能够缓解患者的心理压力，让患者在面对疾病时更加从容与坚定，还能够提高患者的生活质量，促进康复进程。在社会的关爱与支持下，患者能够更快地走出阴霾，重拾生活的乐趣与希望。更为重要的是，社会支持还能够帮助患者建立更广泛的人际关系网络，让患者在与他人的交流与互动中，感受到社会的温暖与包容。这种归属感与自我价值感的提升，将进一步激发患者的积极情绪与信心，助力患者在康复的道路上勇往直前。

（三）主动寻求支持的策略

为了最大化心理支持和社会支持的作用，患者应积极迈出寻求支持的步伐。亲朋好友是人们生活中最亲近的人，与亲朋好友分享自己的感受和需要，往往能得到最真挚的情感支持和理解。这种情感交流不仅有助于缓解内心的压力与焦虑，更能让人们在困难时刻感受到温暖与陪伴。同时，专业的心理咨询服务也是患者寻求支持的重要途径。心理咨询师能够运用专业的知识和技能，为患者提供更具针对性和个性化的支持。医护人员可以帮助患者理清思路，调整心态，以更积极、更乐观的态度面对疾病的挑战。此外，加入相关的支持团体或组织，也是患者获取心理和社会支持的有效方式。在这些团体中，患者可以与其他患者交流经验、分享信息，共同面对疾病的挑战。这种同伴支持不仅有助于增强患者的信心与勇气，还能让人们在互助与合作中共同成长。

第九章 肾脏健康，生活无忧

第一节 肾脏与你的日常生活

一、肾脏的生理功能与日常生活的联系

（一）饮食习惯与肾脏健康

1. 均衡饮食，适量摄入各种营养素

均衡饮食是保护肾脏健康的基础。人体需要摄入各种营养素来维持生命活动，但这些营养素的摄入必须控制在一定范围内，以免对肾脏造成负担。我们应该多吃蔬菜水果，它们富含维生素和矿物质，有助于增强肾脏的排毒功能。同时，选择优质蛋白质来源，如瘦肉、鱼、禽类、豆类等，以满足身体需要。这些食物中的蛋白质含有人体必需的氨基酸，利用率高，对肾脏的负担也相对较小。此外，还要控制油脂的摄入量。过多的油脂摄入会导致肥胖和血脂异常，进而增加肾脏疾病的风险。应该选择植物油而非动物油，因为植物油中的不饱和脂肪酸有助于降低胆固醇水平，对心血管和肾脏都有保护作用。同时，减少油炸食品的摄入也是必要的。

2. 控制盐分摄入，预防高血压

为了保护肾脏健康，必须严格控制盐分的摄入量。在日常生活中应该尽量避免食用加工食品和咸菜等高盐食品。这些食品中的盐分含量往往超标，长期食用会对肾脏造成损害。相反，应该多吃新鲜食品和自己烹饪的食物，以便更好地控制盐分的摄入量。减少盐分摄入的方法有很多，比如使用限盐勺、用其它调味品代替部分盐、烹饪时少放盐等。此外，可以选择富含钾的食物来帮助排钠和降压，

如香蕉、土豆、蘑菇等。通过这些措施的实施，我们可以有效地降低血压水平，从而减轻肾脏的负担。

3. 多喝水，保持尿量充足

多喝水是保护肾脏的重要措施之一。水是人体生命之源，也是肾脏正常工作的必要条件。多喝水可以稀释尿液中的毒素和结晶物质，减少它们在肾脏中的沉积和损伤。同时，充足的尿量还可以冲刷尿道，预防尿路感染等疾病的发生。每天至少喝 8 杯水是保护肾脏健康的基本要求。当然，具体的饮水量还要根据个人的体重、活动量、气候等因素来调整。比如，在炎热的夏季或运动后出汗较多时，需要增加饮水量来补充体内的水分损失。另外，还可以选择一些具有利尿作用的茶饮来帮助增加尿量，如绿茶、菊花茶等。但这些习惯会打乱身体的代谢平衡，对肾脏造成损害。我们应该养成定时定量、细嚼慢咽的好习惯，让身体有足够的时间来消化和吸收食物中的营养素。同时，我们还要保持心情愉悦和适度的运动锻炼，以增强身体的抵抗力和免疫力，为肾脏健康提供全方位的保障。饮食习惯与肾脏健康密切相关。通过均衡饮食、控制盐分摄入和多喝水等措施的实施，我们可以有效地保护肾脏免受损害。让我们从现在开始调整自己的饮食习惯吧！让肾脏在健康的环境中茁壮成长，为我们美好的生活保驾护航！

（二）运动习惯与肾脏健康

1. 适度运动促进肾脏健康

运动作为健康生活的重要组成部分，对肾脏健康的影响不容忽视。适度的运动不仅有助于提升整体健康水平，还能特别关照到我们的肾脏，促进其功能的正常发挥。然而，运动也是一把双刃剑，过度或不足都可能对肾脏造成潜在威胁。因此，了解运动与肾脏健康的关系，制订合理的运动计划，就显得尤为重要。适度的运动对于肾脏而言，是一种温和而有效的保健方式。通过运动，我们可以促进血液循环，使得更多的血液流经肾脏，从而加速其过滤和清除废物的过程。同时，运动还能加速新陈代谢，促使体内有害物质更快地排出体外，减轻肾脏的负担。此外，运动过程中的呼吸调节和汗液排出，也有助于调节体液平衡，进一步维护肾脏的正常功能。适度运动还能增强身体免疫力，提高我们对疾病的抵抗力。一个强健的免疫系统是预防肾脏疾病的重要屏障。通过规律的运动锻炼，我们可以激活免疫细胞，增强它们对病原体的识别和攻击能力，从而降低肾脏感染的风险。

2. 过度运动的潜在危害

虽然适度运动对肾脏有益，但过度运动却可能带来相反的效果。过度运动，特别是高强度的剧烈运动，会导致肌肉损伤。当肌肉受损时，会释放大量肌红蛋白等物质进入血液。这些物质在肾脏过滤血液时可能形成堵塞，加重肾脏的负担，甚至引发急性肾损伤。此外，过度运动还可能导致脱水、电解质失衡等问题，这些都会对肾脏造成额外的压力。同时，在运动过程中要注意适当休息和补充水分，以保护肾脏免受过度运动的伤害。

3. 缺乏运动的负面影响

与过度运动相反，长时间缺乏运动也会对肾脏健康产生不良影响。缺乏运动会导致身体机能全面下降，包括新陈代谢速度的减缓。新陈代谢是维持生命活动的基本过程之一，它涉及物质的合成与分解、能量的储存与释放等多个方面。当新陈代谢减缓时，肾脏的工作效率也会随之降低，废物和毒素在体内滞留的时间会延长，从而增加了肾脏受损的风险。此外，缺乏运动还与肥胖、高血压、糖尿病等慢性疾病密切相关。这些疾病都是肾脏疾病的危险因素。通过增加运动量、改善生活方式等措施来预防这些慢性疾病的发生和发展，也就间接地保护了我们的肾脏健康。为了维护肾脏健康，我们应该根据自身情况制订合理的运动计划并付诸实践。选择适合自己的运动方式是关键所在，可以是散步、慢跑、游泳等有氧运动以增强心肺功能和耐力；也可以是力量训练等无氧运动以增强肌肉力量和骨骼密度。同时控制运动强度和时间也是必不可少的环节，避免过度运动造成的损伤和疲劳积累；最后还要持之以恒地进行运动锻炼才能收获长期效益。

（三）生活习惯与肾脏健康

1. 规律作息与充足睡眠

规律的作息和充足的睡眠是维护肾脏健康的基石。现代生活节奏快，工作压力大，很多人常常为了工作或娱乐而牺牲睡眠时间，长期熬夜成为常态。然而，这种作息紊乱的生活方式对肾脏健康极为不利。熬夜会打乱人体的生物钟，干扰肾脏的正常排毒和修复过程，长期下来必然导致肾脏功能的下降。为了肾脏的健康，应该努力调整作息，保证充足的睡眠时间。每晚至少 7～8 小时的高质量睡眠，这样不仅有助于肾脏的恢复和修复，还能提升整体健康水平，增强免疫力，降低患病风险。同时，我们也应该尽量避免在睡前进行过度刺激的活动，如长时间使用电子设备、大量摄入咖啡因等，以确保能够安稳入睡，让肾脏得到充分的休息。

2. 戒烟限酒，远离肾脏损害

吸烟和酗酒是公认的肾脏健康杀手。烟草中的有害物质和酒精的代谢产物都会对肾脏造成直接的损害。长期吸烟会增加患肾脏疾病的风险，而酗酒则可能导致肝脏功能异常，进而影响到肾脏的健康。因此，戒烟限酒是保护肾脏健康的重要措施之一。戒烟虽然对于很多人来说并不容易，但为了肾脏和整体的健康，应该下定决心，寻求科学有效的戒烟方法。同时，也要理性对待饮酒，避免过量饮酒带来的损害。适量的饮酒或许可以被允许，但绝对不能成为习惯。通过戒烟限酒可以大大降低肾脏受损的风险。

3. 积极乐观，保持心情愉悦

心情愉悦和积极乐观的生活态度对肾脏健康同样重要。长期的焦虑、抑郁等负面情绪会导致身体内分泌的紊乱，影响到肾脏的正常功能。相反，积极乐观的心态则有助于身体各系统的协调运作，包括肾脏。为了保持心情愉悦，可以尝试培养一些兴趣爱好，如音乐、绘画、阅读等，这些活动能够帮助患者放松心情，缓解压力。同时，也可以多与亲朋好友交流分享，倾诉心中的烦恼与困惑。长时间憋尿会导致尿液在膀胱中滞留过久，增加细菌滋生的机会，进而可能引发尿路感染等肾脏问题。而久坐不动则会影响身体的血液循环，对肾脏的排毒功能造成不利影响。因此，我们应该养成定时排尿的习惯，避免长时间憋尿；同时也要增加身体活动量，避免久坐不动。生活习惯与肾脏健康密切相关。通过规律作息、戒烟限酒、保持心情愉悦以及避免不良习惯等措施的实施，我们可以有效地保护肾脏免受损害。肾脏的健康是我们享受美好生活的重要保障之一，让我们从现在开始重视并改善自己的生活习惯吧！

二、肾脏疾病对日常生活的影响

（一）肾脏疾病对生活质量的影响

1. 肾脏疾病引发的身体症状及其对生活质量的冲击

肾脏疾病的表现多种多样，其中水肿、高血压和贫血是最为常见的症状。这些症状的出现，不仅给患者带来了身体上的痛苦，更在无形中束缚了他们的行动自由，降低了生活质量。水肿是由于肾脏排泄水分和盐分的能力下降，导致体液在体内异常积聚所致。患者的四肢、面部甚至全身都可能出现肿胀，这不仅影响了患者的外貌，更使得他们的行动变得笨拙而迟缓。简单的日常活动，如走路、穿衣、洗澡等，都可能变得异常困难。这种身体上的不便，无疑给患者的生活带来了极大的困扰。高血压是肾脏疾病的另一常见症状。肾脏在调节血压方面发挥着重要作用，当肾脏受损时，血压往往难以得到有效控制。高血压不仅可能引发头晕目眩、心悸胸闷等不适，更可能增加心脑血管事件的风险。患者在工作和生活中时常需要承受这种不适的困扰，这无疑对他们的生活质量造成了严重影响。贫血则是由于肾脏分泌促红细胞生成素减少，红细胞生成不足所致。贫血的患者时常感到疲惫无力，面色苍白，这不仅影响了他们的精神状态，更可能导致工作效率下降，生活质量降低。

2. 肾脏疾病对患者心理层面的影响

肾脏疾病，这一隐匿而顽固的健康问题，不仅侵蚀着患者的身体健康，更在无声无息中对其心理层面造成难以估量的冲击。当身体的不适成为日常，生活质量的每况愈下变得触手可及，患者的心理状态往往也随之发生深刻变化，这种变化又反过来影响着他们的病情和康复之路。长期的身体不适是肾脏疾病患者难以逃避的现实。无论是持续的疼痛、水肿带来的行动不便，还是高血压、贫血引发的头晕目眩和疲惫无力，这些症状都如同无形的枷锁，束缚着患者的身体和精神。日复一日的折磨让他们难以感受到生活的乐趣，原本轻松愉快的日常活动也变得遥不可及。与此同时，生活质量的下降更是给患者带来了沉重的心理负担。肾脏疾病往往意味着患者需要长期接受治疗，甚至可能面临透析、肾移植等重大医疗决策。这不仅给患者的经济和生活带来了巨大压力，更让他们对未来充满了不确定性和恐惧。在这样的背景下，患者很容易对未来失去信心，陷入深深的绝望之中。他们可能会觉得自己的人生已经失去了意义和价值，甚至产生轻生的念头。这种消极的心理状态不仅让患者失去了与疾病抗争的勇气和动力，更可能进一步加重他们的病情。因为心理状态与身体健康之间存在着密切的联系，负面的情绪和压力会加剧身体的炎症反应，降低免疫系统的功能，从而不利于疾病的康复。

3. 肾脏疾病对社交和职业生活的影响

肾脏疾病对患者的影响远不止于身体层面，还触及患者的社交和职业生活。由于肾脏疾病带来的身体状况的限制，患者可能发现自己无法再像以前那样轻松自如地参与各种社交活动。无论是亲朋好友的聚会、还是外出旅行，随着时间的推移，患者可能会发现自己越来越难以与他人建立和维护关系，这种社交障碍会进一步加剧他们的孤独感，形成恶性循环。肾脏疾病同样给患者带来了巨大的挑战。由于身体状况的不稳定，患者可能发现自己难以胜任之前的工作，甚至面临失业的风险。这不仅意味着经济来源的不稳定，更可能让患者感到自己失去了社会价值和人生目标。因此，肾脏疾病对患者社交和职业生活的影响是不容忽视的。

（二）肾脏疾病对治疗过程的影响

肾脏疾病的治疗往往是一个漫长且复杂的过程。患者需要定期前往医院接受各种检查和治疗，这不仅占用了他们大量的时间，更可能打乱他们原本的生活节奏。频繁的医院之行，让患者不得不将大量的精力投入到与疾病的抗争中，原本的生活计划也因此变得支离破碎。同时，肾脏疾病的治疗费用也是一笔不小的开支。对于经济条件一般的家庭来说，这无疑是一个沉重的经济负担。患者可能需要为了筹集医疗费用而四处奔波，甚至不得不放弃一些原本的生活需求。这种经济上的压力，不仅让患者的日常生活变得更加艰难，更可能对他们的心理造成进一步的打击。

（三）肾脏疾病对职业和社会交往的影响

肾脏疾病还可能对患者的职业发展和社会交往造成负面影响。由于身体状况的限制，患者可能无法胜任原本的工作岗位，甚至不得不面临失业的风险。同时，在社交场合中，患者也可能因为担心自己的病情而变得拘谨和不自信。他们可能害怕被他人知晓自己的病情而遭受歧视或排斥，因此选择封闭自己，避免与他人过多的交流。这种社交障碍不仅让患者的生活变得更加孤独和无助，更可能对他们的心理健康造成进一步的损害。肾脏疾病对患者日常生活的影响是深远而广泛的。它不仅降低了患者的生活质量，增加了治疗过程中的困难和挑战，更可能对他们的职业发展和社会交往造成无法挽回的损失。因此，我们应该高度重视肾脏健康，积极预防和治疗肾脏疾病，以减轻其对患者日常生活的不利影响。同时，社会各界也应该给予肾脏疾病患者更多的关爱和支持，帮助他们重新找回生活的色彩和勇气。

三、如何保护肾脏健康以更好地生活

（一）科学饮食，滋养肾脏

饮食是保护肾脏健康的基础。科学的饮食习惯能够为肾脏提供充足的营养，同时避免不必要的负担。我们应该注重摄入优质蛋白质，如瘦肉、鱼、禽类、豆类及蛋类等，以满足肾脏修复和再生的需要。同时，增加维生素和矿物质的摄入也至关重要，特别是 B 族维生素、维生素 C、维生素 E 以及钙、铁、锌等，它们对于维护肾脏的正常功能不可或缺。此外，还要控制盐分的摄入。因此，减少食盐用量，避免过多食用腌制、熏制食品，有助于降低肾脏负担。同样，高脂、高糖食物也要少吃，以预防肥胖和糖尿病等代谢性疾病对肾脏的损害。在饮水方面要保持每天适量的饮水量。充足的水分摄入有助于稀释尿液，减少尿中毒素和结石的形成，从而保护肾脏。同时，避免长时间憋尿，及时排空膀胱，以减少细菌滋生和感染的机会。

（二）规律运动，强健肾脏

运动是保护肾脏健康的另一大法宝。此外，运动还能增强肾脏的抗病能力，提高身体免疫力，预防肾脏疾病的发生。在选择运动方式时，可以根据个人喜好和身体状况来决定。散步、慢跑、太极拳等有氧运动都是不错的选择，它们能够增强心肺功能，改善血液循环，对肾脏健康大有裨益。同时，力量训练、瑜伽等运动也有助于提高身体素质，增强肾脏功能。需要注意运动要适量，避免过度疲劳和剧烈运动造成的肾脏损伤。特别是对于已经患有肾脏疾病的人群，更应该在医生的指导下进行运动康复。

（三）养成良好的生活习惯，呵护肾脏

良好的生活习惯是保护肾脏健康的根本。人们应该戒烟限酒，减少对肾脏的损害。烟草中的有害物质和酒精的代谢产物都会对肾脏造成不同程度的伤害，长期吸烟饮酒无疑是在给肾脏"雪上加霜"。因此，戒烟限酒是保护肾脏健康的重要措施之一。同时，还要保证充足的睡眠。充足的睡眠有助于肾脏的恢复和修复，而熬夜、睡眠不足则会导致肾脏功能紊乱，增加患病风险。因此，要合理安排作息时间，保证充足的睡眠质量。此外，保持心情愉悦也是保护肾脏健康的关键。长期的精神压力、焦虑抑郁等负面情绪会对肾脏造成不良影响。我们要学会调节情绪，保持积极乐观的心态，让肾脏在轻松愉快的氛围中茁壮成长。保护肾脏健康需要从科学饮食、规律运动和养成良好的生活习惯三个方面入手。这些措施简单易行，只要能够持之以恒地坚持下去，就一定能够远离肾脏疾病的困扰，享受健康美好的生活。

第二节 深入了解肾脏问题，积极做好预防工作

一、认识肾脏疾病的危害与常见类型

（一）肾脏疾病对身体健康的全面影响

1. 代谢废物的排泄受阻

肾脏是人体的主要排泄器官，负责过滤血液，清除体内的代谢废物和多余的水分，形成尿液排出体外。当肾脏遭受疾病侵袭时，其过滤功能下降，导致大量废物和毒素在体内堆积。这些有害物质无法及时排出，会对身体各部位造成损害。例如，尿素氮、肌酐等含氮物质的积累可引发氮质血症，严重时甚至导致尿毒症，

危及患者生命。同时，废物和毒素的滞留还会影响其他器官的正常功能，如损害神经系统、心血管系统等，进一步加剧病情。此外，肾脏还承担着调节体液和电解质平衡的重要任务。肾脏疾病会破坏这一平衡，导致水肿、高血压、低钾血症或高钾血症等并发症的出现。这些并发症不仅会加重肾脏的负担，还可能危及患者的生命。例如，严重的水肿会影响心肺功能，导致呼吸困难、心力衰竭等严重后果；而高血压则是心脑血管疾病的独立危险因素，可增加患者发生中风、心肌梗死等恶性事件的风险。

2. 内分泌功能的紊乱

除了排泄功能外，肾脏还具有重要的内分泌功能。它可以分泌多种激素和生物活性物质，如肾素、血管紧张素、前列腺素、促红细胞生成素等，这些物质在调节血压、促进红细胞生成、维护骨骼健康等方面发挥着关键作用。当肾脏疾病发生时，这些激素和生物活性物质的分泌将受到不同程度的影响，导致内分泌功能的紊乱。肾素和血管紧张素的异常分泌可引发高血压；而促红细胞生成素的减少则可能导致贫血的发生。这些内分泌功能的紊乱不仅会加重肾脏疾病的病情，还可能引发其他系统的并发症。如贫血会降低患者的免疫力和生活质量，增加感染的风险；而高血压则可能导致心脑血管疾病的发生和发展。

3. 免疫功能的下降

肾脏疾病还可能导致患者免疫功能的下降。一方面，肾脏疾病本身会损害免疫系统的正常功能。肾脏是免疫系统的重要组成部分，其中含有大量的免疫细胞和免疫因子。当肾脏受损时，这些免疫细胞和免疫因子的数量和功能都会受到影响，导致免疫力的下降。另一方面，肾脏疾病患者往往需要接受长期的药物治疗和透析治疗等，这些药物和治疗措施也可能对免疫系统产生不良影响。例如，长期使用免疫抑制剂会降低患者的免疫力，增加感染的风险；而透析治疗则可能导致营养不良和炎症反应等问题，进一步削弱患者的免疫功能。免疫功能的下降会使患者更容易受到细菌、病毒等病原体的侵袭，发生感染。而感染又会进一步加重肾脏疾病的病情，形成恶性循环。此外，免疫功能的紊乱还可能引发自身免疫性疾病的发生，如狼疮性肾炎、紫癜性肾炎等，这些疾病会进一步损害肾脏的功能，加重病情的发展。

（二）肾脏疾病对心理和社会生活的冲击

1. 心理压力与负面情绪

肾脏疾病的病程长、治疗复杂且易反复，这些因素共同作用，使得患者需要承受巨大的心理压力。在疾病初期，患者可能会因为突如其来的诊断而感到震惊、否认，甚至出现恐惧和焦虑等负面情绪。随着病情的进展，治疗过程中的痛苦、药物副作用以及频繁的医疗检查都可能进一步加剧患者的心理负担。此外，肾脏疾病还可能对患者的自我形象产生负面影响。特别是对于那些需要长期透析或接受肾移植手术的患者来说，可能会因为身体外观的改变（如透析留下的疤痕、移植后的排斥反应等）而感到自卑、沮丧，甚至出现自我厌恶的情绪。这些负面情绪不仅影响患者的心理健康，还可能导致治疗依从性的下降，进一步加重病情。

2. 社会角色的转变与适应难题

肾脏疾病的发生往往迫使患者不得不重新审视和调整自己在社会中的角色。原本可能在职场中风生水起的人，因病重返家庭，从经济支柱转变为需要照顾的病人，这种角色的转变对于很多患者来说是难以接受和适应的。患者可能会感到自己失去了原有的社会价值和地位，产生一种"无用感"和"被抛弃感"。同时，由于肾脏疾病需要长期的治疗和休养，患者可能无法继续从事原先的工作或活动，导致社交圈子的缩小和社会支持的减少。这种社会孤立感进一步加剧患者的心理压力和适应难题。患者需要重新建立社交网络、寻找新的生活目标和兴趣点，以适应这种突如其来的生活变化。

3. 家庭关系的挑战与经济负担的加重

肾脏疾病不仅对患者个人造成重大影响，也对患者的家庭关系和经济状况带来严峻挑战。由于患者需要长期的治疗和护理，家庭成员往往需要承担起照顾患者的责任。这种照顾不仅包括身体上的护理和生活上的照料，还包括对患者心理需求的关注和支持。这种长期的照顾负担可能导致家庭成员出现身心疲惫、情绪压抑等问题，甚至引发家庭内部的矛盾和冲突。另一方面，肾脏疾病的治疗费用高昂，且往往需要持续投入。这对于普通家庭来说无疑是一个沉重的经济负担。患者可能需要面临高额的医疗费用、药物费用以及透析或移植等手术费用。这些费用不仅可能耗尽家庭的积蓄，甚至可能导致债务累累。这种经济压力不仅影响患者和家庭成员的生活质量，还可能引发更多的心理问题和社会问题。

（三）肾脏疾病的常见类型及其特点

1. 肾炎的类型及其特点

肾炎是一种常见的肾脏炎症性疾病，可能由多种原因引发，包括细菌感染、自身免疫反应、药物毒性等。其特点主要体现在肾脏组织的炎症反应上，这种反应会导致肾脏功能不同程度的受损。根据病因和病理类型的不同，肾炎可分为急性肾炎和慢性肾炎两大类。急性肾炎起病急骤，通常与感染有关，如急性链球菌感染后肾炎。其典型症状包括水肿、高血压、血尿和蛋白尿等。而慢性肾炎则起病隐匿，病程较长，可能由急性肾炎迁延不愈演变而来，也可能由其它原发性肾小球疾病发展所致。慢性肾炎患者的症状可能较为轻微，但随着时间的推移，肾脏功能会逐渐恶化，最终可能发展为肾衰竭。治疗肾炎的关键在于早期诊断和针对性治疗。对于急性肾炎患者，及时控制感染、减轻肾脏负担是治疗的关键。而慢性肾炎患者则需要长期的药物治疗和定期的医学监测，以延缓病情的进展并减少并发症的发生。

2. 肾结石的类型及其特点

肾结石是一种常见的尿路结石疾病，主要与尿液中的某些物质浓度过高有关。这些物质在肾脏内形成结晶并逐渐聚集成结石，导致尿路梗阻、感染和疼痛等症状的发生。根据结石的成分不同，肾结石可分为草酸钙结石、磷酸钙结石、尿酸盐结石等多种类型。其中，草酸钙结石最为常见，占所有肾结石的 80% 以上。不同类型的肾结石在形成机制、治疗方法和预防措施上也有所不同。肾结石的典型症状包括肾区疼痛、血尿、尿频尿急等。疼痛程度因结石大小、位置和移动情况而异，可能表现为剧烈的肾绞痛或隐痛不适。血尿则是由于结石摩擦肾盂或输尿管黏膜导致出血所致。治疗肾结石的方法包括药物治疗、体外冲击波碎石术以及手术治疗等。患者需要根据结石的大小、位置和成分等因素选择合适的治疗方法。同时，预防肾结石的关键在于调整饮食结构、增加水分摄入并积极治疗尿路感染等潜在疾病。

3. 肾衰竭的类型及其特点

肾衰竭是肾脏疾病中最为严重的一种类型，通常由其他肾脏疾病发展而来。当肾脏功能严重受损时，其无法维持正常的生理代谢需求，导致毒素和废物在体内大量堆积。根据病程和病因的不同，肾衰竭可分为急性肾衰竭和慢性肾衰竭两大类。急性肾衰竭通常是由于肾脏血流灌注不足、肾毒性物质损伤或尿路梗阻等原因导致的肾功能急剧下降。其典型症状包括少尿或无尿，还可能合并高钾血症、代谢性酸中毒等严重并发症。治疗急性肾衰竭的关键在于及时纠正可逆因素、恢复肾脏灌注并保护残存肾功能。而慢性肾衰竭则是由于各种慢性肾脏疾病持续进展所致，其病程较长且不可逆。慢性肾衰竭患者的症状可能较为隐匿，早期可能仅表现为乏力、食欲不振等非特异性症状。但随着病情的进展，患者会出现贫血、高血压、骨病等严重并发症并逐渐发展为尿毒症阶段。此时，患者需要依赖透析或肾移植等替代治疗来维持生命并改善生活质量。

二、养成良好的生活习惯，降低肾脏疾病风险

（一）保证充足的睡眠

肾脏，作为人体的重要器官，承担着排泄废物、调节体液和电解质平衡以及分泌多种重要激素等关键职能。然而，在现代快节奏的生活中，肾脏疾病的发病率却逐年上升，给人们的健康带来了严重威胁。为了远离肾脏疾病，我们必须从生活的点滴做起，养成良好的生活习惯。睡眠这一看似平常的生命活动，实则是肾脏健康的守护神。在深夜的静谧中，肾脏得以喘息，忙碌地过滤血液、清除毒素，为新的一天储备能量。然而，当我们沉溺于夜生活，或是为了工作、娱乐而牺牲睡眠时间时，肾脏便被迫超负荷运转，毒素在体内悄然堆积，为肾脏疾病埋下隐患。科学研究表明，长期睡眠不足会导致肾脏功能紊乱，增加尿蛋白的风险，进而加速肾脏的衰老和损伤。因此，我们应该重视睡眠的质量，确保每晚获得足够的睡眠时间。同时，避免熬夜工作、玩手机等不良习惯，让肾脏在宁静的夜晚得到充分的休息与修复。

（二）保持合理的饮食

饮食作为日常生活的重要组成部分，对肾脏健康的影响不容忽视。肾脏需要处理摄入的所有食物和饮料，因此，合理的饮食结构对于减轻肾脏负担至关重要。我们应该追求饮食的均衡与多样化，适量摄入优质蛋白质、健康脂肪以及复杂的碳水化合物。同时，多吃富含维生素和矿物质的蔬菜水果，如菠菜、胡萝卜、苹果等，它们能够帮助肾脏更好地排毒和修复。此外，限制高盐、高糖、高脂食物的摄入也是关键，因为这些食物会增加肾脏的代谢负担，加速肾脏功能的衰退。饮水也是饮食的一部分。保持充足的饮水量有助于稀释尿液中的毒素和废物，减轻肾脏的过滤负担。我们应该每天喝足够的水，避免长时间不饮水或暴饮暴食等不良饮水习惯。

（三）坚持适量的运动

运动是生命的源泉，也是肾脏健康的得力助手。同时，运动还能增强身体的免疫力，提高肾脏抵抗疾病的能力。然而，并非所有的运动都适合每个人。我们应该根据自己的身体状况和运动喜好选择适合自己的运动方式。散步、慢跑、瑜伽等轻度运动适合大多数人，而高强度的剧烈运动则可能对身体造成损伤。在运动过程中，还应该注意补水、保暖等细节，确保运动的安全与效果。此外，避免长时间久坐也是保护肾脏的重要措施。长时间久坐会导致血液循环不畅，增加肾脏疾病的风险。因此，应该在工作或学习中适时起身活动，让身体得到充分的舒

展和放松。肾脏疾病的预防离不开良好的生活习惯。通过保证充足的睡眠、保持合理的饮食以及坚持适量的运动，我们能够为肾脏创造一个健康、和谐的生活环境，从而降低肾脏疾病的风险。同时，我们还应该关注身体的信号，定期进行体检，及时发现并治疗潜在的肾脏问题。让我们携手共进，迈向健康的未来！

三、定期体检，及早发现肾脏问题

（一）定期体检的重要性

定期体检就是按照一定的时间间隔，对身体进行全面的检查。这种检查不同于日常的自我观察，它更加专业、系统，能够准确地反映出身体的真实状况。在体检中，我们可以了解各个器官的功能状态，及时发现潜在的病变，从而采取相应的治疗措施，防止疾病的进一步发展。对于肾脏而言，定期体检的意义更为重大。肾脏疾病早期往往没有明显的症状，很容易被忽视。而一旦病情恶化，治疗难度将大大增加，甚至可能威胁到患者的生命。因此，通过定期体检，我们可以及早发现肾脏问题，为治疗争取宝贵的时间。

（二）体检中应关注的肾脏相关指标

在进行体检时，应该重点关注与肾脏相关的指标。其中尿常规和肾功能检查是两项必不可少的检查项目。尿常规检查通过对尿液的分析，可以反映出肾脏的滤过功能和重吸收功能是否正常。如果尿液中出现蛋白质、红细胞等异常成分，往往提示肾脏可能存在问题。而肾功能检查则是通过检测血液中的肌酐、尿素氮等物质，来评估肾脏的排泄功能和内分泌功能是否受损。这些指标的变化，为我们提供了肾脏健康状况的重要线索。除了上述两项检查外，我们还可以根据医生的建议，进行其他相关的检查，如肾脏 B 超、CT 等影像学检查，以更全面地了解肾脏的状况。

（三）慢性疾病人群的肾脏健康管理

对于已经患有高血压、糖尿病等慢性疾病的人群来说，更需要密切关注自己的肾脏状况。这些慢性疾病可能对肾脏造成损害，增加患肾脏疾病的风险。因此，这类人群应该定期接受医生的检查和治疗建议，以保持良好的健康状况。高血压和糖尿病是导致慢性肾脏病的主要原因之一。长期的高血压会损伤肾脏的血管，影响肾脏的血液供应；而糖尿病则会导致肾小球硬化，使肾脏的滤过功能下降。因此，对于这类人群来说，除了控制血压和血糖外，还需要定期进行肾脏相关的检查，以便及时发现并处理肾脏问题。此外，对于其他慢性疾病患者来说，也需要注意药物对肾脏的影响。一些长期服用的药物可能会对肾脏造成损害，因此在用药过程中需要遵循医生的指导，并定期监测肾功能。定期体检是我们及早发现肾脏问题、预防肾脏疾病的重要手段。通过关注肾脏相关指标、加强慢性疾病人群的肾脏健康管理以及养成良好的生活习惯等措施，我们可以有效降低患肾脏疾病的风险并维护自己的身体健康。

第三节 守护肾脏，从生活细节做起

一、科学饮水，减轻肾脏负担

（一）保持适宜的饮水量

1. 饮水量过少对肾脏的影响

人体是一个精妙复杂的生理系统，其中，水分的平衡对于维持生命活动至关重要。每天，我们都会通过呼吸、排汗、排尿等方式流失大量的水分，这些流失的水分必须得到及时的补充，以维持身体的正常运作。而肾脏，作为这一平衡机制的关键调节器，对于水分的摄入与排出具有极为敏感的反应。当饮水量过少时，身体首先会感受到口渴的信号，这是身体在向我们发出补水的警告。然而，如果我们忽视了这一信号，持续处于饮水不足的状态，那么肾脏就会面临巨大的挑战。由于水分的缺乏，肾脏无法产生足够的尿液来稀释和排出体内的代谢废物和有害物质，导致尿液浓缩，有害物质浓度升高。这些高浓度的有害物质在肾脏中的停留时间延长，会对肾小管等肾脏结构造成直接损害，从而增加肾脏受损的风险。

2. 过量饮水对肾脏的负担

虽然饮水对于维持身体健康至关重要，但过量饮水同样会对肾脏造成负担。当我们在短时间内一次性摄入大量水分时，肾脏需要迅速调整尿液的生成和排出，以维持体内水分的平衡。然而，这种突然增加的水分摄入会打乱肾脏的正常工作节奏，使其处于过度负荷状态。过量饮水导致的肾脏负担主要表现为两个方面。首先，大量水分的摄入会使肾脏的滤过率增加，即肾脏需要处理更多的血液以生成尿液。这会增加肾脏的工作强度，长期下来可能导致肾脏功能的下降。其次，过量饮水还可能稀释血液中的电解质浓度，导致电解质紊乱。为了维持电解质的平衡，肾脏需要额外排出或保留某些离子，这无疑增加了其工作负担。更为严重的是，过量饮水还可能引发水中毒。当体内摄入的水分远远超过肾脏的排出能力时，水分会在体内大量积聚，导致细胞膨胀和功能障碍。这种情况下，患者可能会出现头痛、呕吐、脑肿胀等严重症状，甚至危及生命。

3. 如何合理调整每日的饮水量

鉴于饮水量过少和过量都可能对肾脏造成损害，我们需要根据自身情况来合理调整每日的饮水量。这一调整应基于个人的体重、活动量、气候以及健康状况等多个因素进行综合考虑。一般来说，成人每天的饮水量应保持在 1500 ~ 2000 毫升左右。这一数值是根据大多数人的平均需求而得出的，可以作为一个大致的参考范围。然而，具体到每个人身上，饮水量可能会有所不同。例如，体重较重的人通常需要更多的水分来维持身体的代谢活动；而活动量较大的人则由于出汗较多而需要增加饮水量以补充流失的水分。此外，气候也是影响饮水量的重要因素。在炎热的夏季或干燥的环境中，人体通过皮肤蒸发的水分会大大增加，因此需要相应增加饮水量以保持体内水分的平衡。而在寒冷的冬季或潮湿的环境中，则可以适当减少饮水量。

（二）养成良好的饮水习惯

1. 坚持少量多次饮水

少量多次饮水是一种健康且科学的饮水方式。这种方式的核心思想是避免一次性摄入过多的水分，而是将每日所需的水分分散到各个时间段，分次饮用。这样做的好处在于，它能够确保身体持续、稳定地吸收水分，从而维持体内水分的平衡。

一次性摄入大量水分会给肾脏带来沉重的负担。当大量水分进入体内时，肾脏需要迅速调整尿液的生成和排出，以维持体内水分的稳定。这种突然增加的工作负荷可能会导致肾脏功能的紊乱，甚至引发水中毒等严重问题。而少量多次饮水则能够让肾脏有足够的时间来适应和调整，从而减轻其工作负担。为了实施少量多次的饮水方式，我们可以制订一个具体的饮水计划。例如，在早晨起床后喝一杯水，然后在上午、中午、下午和晚上各安排一次饮水时间。每次饮水的量可以根据个人的需求和口渴程度来调整，但建议不要超过 200-300 毫升。同时，我们还可以利用手机提醒或定时器等工具来帮助自己按时饮水，从而养成良好的饮水习惯。

2. 晨起一杯水与睡前少量饮水

早晨起床后喝一杯水和睡前少量饮水是两个特别值得提倡的饮水习惯。这两个时间点对于维护肾脏健康具有特殊的意义。早晨起床后，人体经过一夜的睡眠会丢失不少水分。此时喝一杯水可以及时补充体液，帮助身体恢复正常的生理功能。同时，晨起饮水还能促进胃肠蠕动，有助于排便，从而减轻肾脏的排毒负担。因此，应该养成早晨起床后首先喝一杯水的习惯，以滋润身体、唤醒活力。睡前少量饮水则有助于保持夜间尿液的稀释状态。在睡眠过程中，我们的身体仍然在进行着新陈代谢和水分调节。如果睡前不饮水或饮水过少，可能会导致夜间尿液浓缩，增加肾脏的负担。而睡前适量饮水则能够确保夜间尿液的稀释度适中，降低肾脏夜间工作的强度。当然，睡前饮水也不宜过量，以免影响睡眠质量。一般来说，喝一小杯水即可满足需求。

3. 选择适宜的饮用水

在选择饮用水时，我们也应该有所讲究。清洁、新鲜的白开水是最佳选择。白开水不含糖分、盐分或其他添加剂，能够直接为人体补充水分，且易于消化吸收。同时，白开水还具有促进新陈代谢、排毒养颜等多种好处。因此，我们应该将白开水作为日常饮水的主要来源。相比之下，含糖、含盐或含添加剂的饮料则应尽量避免过多摄入。这些饮料虽然口感丰富多样，但长期大量饮用会给肾脏带来额外的负担。例如，含糖饮料中的糖分需要经过肾脏代谢排出体外，过量摄入会增加肾脏的工作强度；而含盐饮料则可能导致血压升高、水肿等问题，对肾脏健康不利。因此，我们应该尽量减少这些饮料的摄入量，以保护肾脏免受损害。除了白开水外，我们还可以适量饮用一些具有保健功能的茶水或果汁。例如绿茶、菊花茶等可以清热解毒、利尿排毒；而新鲜果汁则富含维生素和矿物质等营养成分有助于滋润身体和增强免疫力。但需要注意的是这些饮品并不能完全替代白开水作为日常饮水的主要来源；在饮用时也应控制摄入量以免过量造成负担。

（三）关注特殊人群的饮水需求

1. 慢性疾病患者的饮水调控

慢性疾病，如高血压、糖尿病等，已成为现代社会中普遍存在的健康问题。对于这类疾病的患者而言，合理的饮水调控，是维护身体健康、防止病情恶化的关键。以高血压患者为例，适量的饮水可以帮助稀释血液，降低血液黏稠度，从而减轻心脏和血管的负担。然而，过量饮水也可能导致血容量增加，进而升高血压，因此患者需要根据自身情况，合理控制饮水量。同样，糖尿病患者也需要密切关注自己的饮水情况。高血糖状态下，患者往往会出现多尿症状，导致体内水分大量流失。此时，及时补充水分至关重要，以防止脱水引发的各种并发症。除了上述两种疾病外，其他慢性疾病患者也可能面临不同的饮水问题。例如，心脏病患者可能需要限制液体摄入，以减轻心脏负担；而尿路结石患者则需要增加饮水量，以促进结石的排出。因此，对于慢性疾病患者而言，定期接受医生的评估和指导，制订个性化的饮水计划，是维护健康的重要一环。

2. 肾脏疾病患者的饮水管理

对于已经存在肾脏疾病的人群来说，饮水量的控制显得尤为重要。肾脏是人体的重要排泄器官，负责清除体内的代谢废物和多余水分。当肾脏功能受损时，其调节水分和电解质平衡的能力也会下降。此时，不合理的饮水习惯可能会加重病情，甚至引发严重的并发症。因此，肾脏疾病患者需要根据医生的建议，合理安排每日的饮水量和饮水时间。一般来说，对于轻度肾脏疾病患者，保持正常的饮水量即可；而对于重度肾脏疾病患者，可能需要限制液体摄入，以防止水肿和高血压的发生。此外，患者还应密切关注自己的排尿情况，及时调整饮水计划。除了控制饮水量外，肾脏疾病患者还应注意选择适宜的饮用水。一般来说，清洁、新鲜的白开水是最佳选择。避免饮用含糖、含盐或含添加剂的饮料，以免给肾脏带来额外的负担。同时，定期接受医生的检查和治疗也是维护肾脏健康的关键。

二、合理用药，避免肾脏损伤

（一）严格遵循医嘱，规范使用药物

在使用药物时，我们必须严格遵循医生的指导。医生会根据患者的具体病情、身体状况以及药物的性质和作用机制，制定个性化的治疗方案。其中包括药物的种类、剂量、用药方式以及用药时间等关键信息。患者务必按照医生的指示规范使用药物，切勿擅自更改药物剂量、用药方式，或随意停药。擅自更改药物使用方案可能会带来严重的后果。例如，增加药物剂量可能会加重肾脏的负担，甚至引发药物性肾损伤；而减少剂量或停药也可能影响治疗效果，导致病情反复或加重。因此，患者在使用药物过程中，必须保持高度的自律性和责任心，以确保用药的准确性和规范性。

（二）密切观察药物反应，及时应对异常情况

在使用药物期间，患者还应密切观察自己的身体反应。虽然大多数药物在正常使用情况下是安全的，但每个人的体质和病情都有所不同，因此对药物的反应也会有所差异。有些患者可能会出现药物不良反应，如腰痛、血尿等异常症状。一旦出现这些症状，患者应立即就医，并详细告知医生自己的用药情况。医生会根据患者的具体症状和相关检查结果，判断是否为药物性肾损伤，并及时调整治疗方案。同时，患者也应积极配合医生的治疗建议，做好后续的用药调整和身体

调养工作。

（三）定期检查肾功能，及时调整治疗方案

对于需要长期用药的人群来说，定期检查肾功能是必不可少的。药物在体内的代谢和排泄主要依赖于肾脏，因此长期用药可能会对肾脏造成一定的负担。通过定期检查肾功能，我们可以及时发现药物对肾脏的潜在影响，以便医生根据患者的实际情况及时调整治疗方案。肾功能检查通常包括尿液检查、血液检查以及影像学检查等多个方面。这些检查可以全面评估肾脏的功能状态，帮助医生判断患者是否存在药物性肾损伤的风险。如果发现肾功能异常，医生会及时调整药物种类和剂量，或者采取其他必要的治疗措施，以保护患者的肾脏健康。患者在用药过程中还应与医生保持良好的沟通。及时反馈自己的用药情况和身体状况的变化，以便医生更准确地评估治疗效果和调整治疗方案。同时，患者也应积极了解自己所用药物的相关知识，包括药物的作用机制、可能的不良反应以及用药注意事项等。这样不仅可以增强自己的用药依从性，还可以在一定程度上减少药物性肾损伤的风险。

三、戒烟限酒，保护肾脏功能

（一）为肾脏健康护航

吸烟对肾脏的损害是多方面的。烟草中的尼古丁、焦油等有害物质进入人体后，会损伤血管内皮细胞，导致血管痉挛和收缩。肾脏作为一个高度依赖血管供应的器官，其动脉血管一旦受损，将直接影响肾脏的血液灌注，进而加速肾脏动脉硬化的进程。此外，吸烟还会增加高血压、糖尿病等慢性疾病的患病风险，这些疾病同样是肾脏健康的"隐形杀手"。戒烟是保护肾脏健康的重要措施之一。戒烟后，人体的血管内皮细胞功能会逐渐恢复，血压和血糖水平也会得到改善，从而降低患肾脏疾病的风险。同时，戒烟还有助于改善整体健康状况，提高生活质量。为了肾脏的健康，我们应该坚决摒弃吸烟这一不良习惯。

（二）把握饮酒的"度"

与吸烟相比，饮酒对肾脏的损害可能更为隐蔽。适量饮酒或许可以起到一定的活血化瘀作用，对心血管健康有一定的益处。然而，过量饮酒则会对肾脏造成严重的损害。酒精进入人体后，主要通过肝脏进行代谢，但肾脏也承担着一定的排泄功能。当体内酒精浓度过高时，会加重肝脏的负担，进而对肾脏造成间接损害。此外，酒精还会影响肾脏对水分的重吸收功能，导致尿量增加、电解质紊乱等问

题。为了保护肾脏健康，我们应该学会控制自己的饮酒量。在聚会或社交场合中，要避免过度饮酒，以免对肾脏造成不必要的负担。同时，我们还应该了解酒精对身体的危害，增强自我保护意识。

（三）养成良好的生活习惯

保持充足的睡眠、合理的饮食、适当的运动等都对肾脏健康有益。在日常生活中，人们还应该加强对肾脏健康的关注和学习。了解更多的肾脏保护知识，可以帮助人们更好地呵护这对宝贵的生命之源。同时，我们还应该定期进行体检，及时发现并处理肾脏问题。戒烟限酒是保护肾脏功能的重要措施之一。通过戒烟、控制饮酒量以及养成良好的生活习惯，可以为肾脏创造一个良好的生存环境，让它更好地为我们服务。同时，我们还应该加强对肾脏健康的关注和学习，不断增强自我保护意识。只有这样，才能真正地呵护好这对宝贵的生命之源，享受健康、快乐的生活。

第四节 肾脏出现问题怎么办

一、及时就医，明确诊断

（一）识别肾脏问题的早期信号

1. 留意腰部的微妙变化

腰部，作为肾脏的"栖息地"，是肾脏疾病信号传递的重要窗口。当肾脏受到炎症、结石或其它疾病的侵袭时，腰部可能会出现隐痛、钝痛等不适感。这种疼痛通常不会过于剧烈，但时轻时重，让人难以捉摸。有些人在忙碌的生活中，很容易忽视这种微妙的疼痛，会将其归咎于劳累或坐姿不正。然而，正是这种被忽视的腰痛，可能暗示着肾脏疾病的悄然来临。为了捕捉这一信号，我们需要时刻留意腰部的变化。当发现腰部出现不明原因的疼痛时，不要轻易忽视或自行用药缓解。正确的做法是及时就医，通过专业的检查来明确疼痛的原因。只有这样，我们才能及早发现肾脏问题，避免病情进一步恶化。

2. 观察晨起时的水肿现象

水肿是肾脏疾病另一个常见的早期信号。当肾脏功能受损时，体内多余的水分和钠离子等电解质可能无法正常排出，导致水分在体内滞留，引发水肿。这种水肿通常在早晨起床时最为明显，尤其是眼睑和下肢部位。随着活动的增加，水肿可能会逐渐减轻，但这并不意味着病情有所好转。如果不及时采取措施，水肿可能会逐渐加重，甚至波及全身。因此，我们需要密切观察晨起时的水肿现象。一旦发现眼睑或下肢出现水肿，应立即就医检查。同时，我们还可以通过调整饮食和生活习惯来辅助缓解水肿。例如，减少盐分摄入、保持充足的睡眠、避免长时间站立等。这些措施虽然看似简单，但却能在一定程度上减轻肾脏的负担，有助于病情的缓解。

3. 警惕不明原因的高血压

高血压与肾脏疾病之间存在着密切的联系。当肾脏受损时，可能会引发肾性高血压，即由于肾脏疾病导致的高血压。这种高血压通常难以用常规降压药物控制，且血压波动较大。因此，对于出现不明原因高血压的患者来说，应高度警惕肾脏疾病的可能性。为了及时发现肾性高血压，我们需要定期监测血压变化。一旦发现血压升高且难以控制时，应立即就医检查。医生会根据患者的具体情况制定相应的治疗方案，旨在控制血压的同时保护肾脏功能。此外，我们还可以通过调整饮食结构、增加运动量等方式来辅助降低血压。这些措施不仅有助于缓解高血压症状，还能在一定程度上预防肾脏疾病的发生和发展。

（二）寻求专业医生的帮助

1. 选择合适的专业医生

在肾脏疾病治疗的过程中，选择一位合适的专业医生是至关重要的。肾脏疾病种类繁多，病因复杂，治疗难度较大，因此需要医生具备扎实的专业知识和丰富的临床经验。患者可以通过多种途径来寻找合适的医生，如咨询医院的工作人员、查阅医生的资质和经历、参考其他患者的评价等。在选择医生时，患者应注重医生的专业背景、治疗经验以及服务态度等方面，以确保能够得到高质量的医疗服务。一旦选择了合适的医生，患者应建立起与医生的信任关系。这要求患者充分相信医生的专业判断，积极配合医生的治疗方案，并遵循医生的医嘱和建议。

2. 与医生进行有效的沟通交流

在肾脏疾病的治疗过程中，与医生进行有效的沟通交流是至关重要的。患者需要详细陈述自己的症状，包括出现的时间、频率、严重程度等，以便医生更好地了解病情。同时，提供既往病史和家族史等信息也有助于医生做出更全面的评估。

在与医生交流时，患者应保持耐心和信心，认真倾听医生的解释和建议，如有疑问或不解之处，应及时向医生询问，确保自己对治疗方案有充分的理解和认同。此外，患者还应定期向医生反馈自己的治疗效果和身体状况。在与医生沟通的过程中，患者也可以向医生咨询一些肾脏疾病的保健知识和生活注意事项，以便更好地管理自己的健康状况。

3. 积极配合检查和治疗

肾脏疾病的诊断可能需要一定的时间和多项检查。这些检查包括血液检查、尿液检查、影像学检查等，这些检查有助于医生更深入地了解病情，从而制定出针对性的治疗方案。患者需要做好心理准备，耐心等待检查结果。在等待检查结果的过程中，患者应保持积极的心态，避免过度焦虑和紧张。同时，患者也可以向医生咨询一些检查前后的注意事项，以确保检查的准确性和安全性。一旦确诊了肾脏疾病，患者需要积极配合医生的治疗方案。这包括按时服药、定期复诊、遵循饮食和生活习惯等方面的建议。在治疗过程中，患者还应密切关注药物的不良反应和治疗效果。肾脏疾病的治疗通常需要长期用药，因此患者应认真了解药物的用法用量、注意事项和可能的不良反应等信息。在用药过程中，如出现任何不适或异常情况，应及时向医生反馈，以便医生及时调整治疗方案，确保治疗的安全性和有效性。

（三）明确诊断的重要性

1. 明确诊断是制定治疗方案的基础

肾脏疾病的种类繁多，不同的病因和病理类型需要采取不同的治疗方法。因此，在治疗之前，医生必须通过一系列细致的检查和诊断，来明确患者所患肾脏疾病的具体类型、严重程度以及可能的发展趋势。这些信息是医生制定治疗方案的重要依据。只有明确了诊断，医生才能根据患者的实际情况，选择最合适的治疗药物、手术或其他治疗手段，从而确保治疗的有效性和安全性。对于患者而言，明确诊断同样具有重要意义。通过了解自己所患疾病的真实情况，患者可以更加理性地面对疾病，调整心态，避免盲目恐慌和焦虑。同时，明确的诊断结果也有助于患者更好地配合医生的治疗方案，积极主动地参与到治疗过程中来，从而提高治疗效果和生活质量。

2. 寻求第二意见的重要性

在肾脏疾病的诊断过程中，有时会出现诊断结果不明确或存在疑虑的情况。这时，寻求第二意见就显得尤为重要。第二意见可以为患者提供一个全新的视角和思路，帮助患者更加全面地了解自己的病情。同时，不同医生之间的专业交流和互补，也有助于发现可能存在的诊断误区和盲点，从而提高诊断的准确性和可靠性。在寻求第二意见时，患者可以选择具有丰富经验和专业知识的肾脏病专家进行咨询。这些专家通常具备深厚的医学背景和丰富的临床经验，能够根据患者的具体情况，提供更为精准的诊断和治疗建议。此外，患者还可以通过查阅相关医学文献、参加专业讲座等方式，来增强自己的医学素养和判断力，以便更好地理解和评估不同医生的意见和建议。

3. 明确诊断后的积极应对

在获得明确诊断后，患者和医生需要共同面对接下来的治疗挑战。这时，患者的积极应对和配合就显得尤为重要。患者要认真听取医生的解释和建议，了解病情的严重程度、可能的治疗方案以及预期的治疗效果等信息。这些信息有助于患者更好地应对接下来的治疗过程，做好相应的心理和生活准备。肾脏疾病的治疗往往需要一定的时间和耐心，患者要保持乐观向上的心态，相信自己能够战胜疾病。同时，良好的生活习惯也是治疗成功的重要保障。患者应该保持充足的睡眠、合理的饮食、适当的运动等健康生活方式，以增强身体的免疫力和抵抗力。患者还要避免对肾脏造成进一步损害的行为。同时，患者还要定期接受医生的检查和治疗，以确保病情的稳定和好转。

二、规范治疗，定期随访

（一）规范治疗的必要性

规范治疗是肾脏疾病管理的基石。肾脏疾病的种类繁多，病因复杂，因此治疗方案必须根据患者的具体情况进行个性化制定。患者需要在医生的指导下，全面了解自己的病情，包括病因、病理类型、病情严重程度等，从而制定出最适合自己的治疗方案。在治疗过程中，药物治疗是最常用的手段之一。患者必须严格按照医嘱用药，不得随意更改药物剂量或停药。肾脏疾病的治疗往往需要长期用药，因此患者要充分了解药物的作用机制、用法用量、不良反应等信息，确保用药的安全性和有效性。同时，患者也要密切关注药物的不良反应，及时向医生反馈，以便医生根据实际情况调整用药方案。除了药物治疗外，非药物治疗在肾脏疾病的管理中也占据着重要地位。患者需要通过调整生活方式，如戒烟限酒、低盐饮食、适量运动等，来减轻肾脏负担，促进病情好转。这些生活方式的调整不仅有助于改善患者的整体健康状况，还能在一定程度上减缓肾脏疾病的进展。

（二）定期随访的重要性

定期随访是肾脏疾病治疗过程中的重要环节。同时，定期随访也有助于患者更好地管理自己的健康状况，及时发现并处理潜在的健康问题。在随访过程中，患者需要向医生详细汇报自己的病情变化，包括症状的改善情况、药物的不良反应等。医生会根据患者的反馈进行相应的检查和评估，如血液检查、尿液检查、影像学检查等，以全面了解患者的病情。这些检查结果将为医生调整治疗方案提供重要依据。此外，定期随访还有助于建立医患之间的信任和沟通。通过与医生的定期交流，患者可以更加深入地了解自己的病情和治疗方案，增强对治疗的信心和依从性。同时，医生也可以根据患者的实际情况和需求，提供更加个性化和全面的医疗服务。

（三）患者自我管理与教育

在规范治疗和定期随访的过程中，患者的自我管理与教育同样不可忽视。患者需要积极参与到自己的治疗过程中来，学会自我管理病情。包括了解并遵守治疗计划、掌握正确的用药方法、保持良好的生活习惯等。同时，患者也应该通过各种途径加强对肾脏疾病相关知识的了解和学习。这不仅可以帮助患者更好地理解自己的病情和治疗方案，还能增强患者的自我保健意识和能力。患者可以通过阅读专业书籍、参加健康讲座、咨询专业医生等方式来获取相关知识。规范治疗和定期随访在肾脏疾病的管理中具有不可替代的重要性。患者需要在医生的指导下进行规范的治疗并严格遵守医嘱；同时也要重视定期随访的作用以便及时了解病情变化和治疗效果；最后患者还应该积极参与到自己的治疗过程中来加强自我管理与教育，提高生活质量。只有这样患者才能更好地应对肾脏疾病的挑战走向康复之路。

三、关注心理，保持积极态度

（一）寻求心理支持与帮助

1. 心理咨询：专业的引导与陪伴

心理咨询是肾脏疾病患者寻求心理支持的重要途径。专业的心理咨询师或心理治疗师，凭借丰富的专业知识和实践经验，能够为患者提供科学、系统的心理干预。他们通过倾听患者的心声，深入了解患者的心理状态和需求，进而制定个性化的心理治疗方案。在咨询过程中，心理咨询师不仅帮助患者缓解焦虑、抑郁等负面情绪，还引导患者积极面对疾病，增强抗病信心。心理咨询的过程并非一蹴而就，而是需要患者与咨询师建立长期的信任与合作关系。在咨询师的陪伴下，患者逐渐学会如何调整心态，应对疾病带来的各种挑战。这种专业的引导与陪伴，让患者在心理层面上得到了有力的支持，为康复之路注入了强大的动力。

2. 病友交流群：同病相怜，携手共进

加入病友交流群是肾脏疾病患者寻求心理支持的另一有效方式。在这里，患者们汇聚一堂，分享各自的抗病经历、心得体会。他们彼此理解、鼓励、支持，共同面对疾病带来的种种困扰。这种同病相怜的情感共鸣，让患者们感受到了前所未有的温暖与力量。在病友交流群中，患者们不仅可以交流治疗经验、分享康复技巧，还能互相提醒注意事项、避免走弯路。这种互助互学的氛围，极大地激发了患者们的积极性和创造力。他们相互扶持，携手共进，共同为战胜病魔而努力。

3. 学会倾听与表达：情感的宣泄与沟通

在寻求心理支持与帮助的过程中，患者还需要学会倾听与表达。倾听是一种艺术，也是一种疗愈的力量。当他人给予建议与鼓励时，患者应保持开放的心态，认真倾听并从中汲取力量。这种倾听不仅有助于患者从多角度认识问题、拓宽解题思路，还能让患者感受到被理解和被关注的温暖。同时，表达也是情感宣泄和沟通的重要手段。患者应勇于表达自己的感受与需求，将内心的困惑、恐惧、期望等真实地呈现出来。这种表达不仅能让患者释放情绪压力、获得他人的理解与帮助，还能促进医患之间、患者与家属之间的有效沟通。通过倾听与表达，患者与外界建立了紧密的情感联系，为康复之路注入了源源不断的动力。

（二）培养兴趣爱好，转移注意力

1. 兴趣爱好的选择与意义

对于肾脏疾病患者而言，选择合适的兴趣爱好至关重要。阅读、音乐、绘画、瑜伽等活动因其独特的魅力而被广泛推崇。阅读能够开阔视野，让人在文字的海洋中遨游，暂时忘却病痛的烦恼；音乐则能抚慰心灵，无论是聆听还是演奏，都能让人在旋律中找到共鸣和安慰；绘画和瑜伽则更注重身心的融合与放松，通过笔触的流转或体式的调整，达到内心的平静与和谐。这些兴趣爱好不仅能够帮助患者转移注意力，还能在一定程度上促进身体健康的恢复。例如，阅读可以提高大脑的认知功能，音乐能够调节情绪，绘画有助于培养耐心和专注力，而瑜伽则能增强身体的柔韧性和平衡感。这些积极的变化不仅有助于患者更好地应对治疗过程中的各种挑战，还能提升他们的生活质量。

2. 兴趣爱好的培养与实践

培养兴趣爱好并非一蹴而就的过程，而是需要患者付出时间和精力去逐步探索和实践。在选择兴趣爱好时，患者应充分考虑自己的实际情况和喜好，避免盲目跟风或选择过于劳累的活动。同时，患者还可以尝试将兴趣爱好与日常生活相结合，如利用碎片时间进行阅读、在闲暇时分聆听音乐或在家中进行简单的瑜伽练习。在实践过程中，患者应保持耐心和毅力，不要急于求成。兴趣爱好的培养是一个长期的过程，需要患者不断地去尝试、去体验、去感悟。通过不断的实践，患者不仅能够找到适合自己的兴趣爱好，还能在这一过程中收获成长与快乐。

3. 兴趣爱好的益处与注意事项

培养兴趣爱好的益处是多方面的。除了能够转移注意力、缓解负面情绪外，还能帮助患者建立积极的生活态度、增强自信心和社交能力。同时，这些兴趣爱好还能为患者提供一个与他人交流和分享的平台，让他们感受到社会的关爱和支持。在培养兴趣爱好的过程中，患者也需要注意一些事项。首先，要避免过度劳累或选择对身体造成负担的活动；其次，要合理安排时间，确保兴趣爱好不会影响到正常的治疗和生活；最后，要保持平和的心态，不要过于追求成果或与他人攀比。只有这样，患者才能在享受兴趣爱好的同时，保持身心的健康与和谐。

（三）家属与朋友的理解与支持

1. 情感支持的重要性与实现方式

情感支持在患者的康复过程中占据至关重要的地位。患者往往因为疾病的折磨而变得脆弱、焦虑甚至绝望，这时候，来自家属与朋友的关爱、鼓励与陪伴，就如同一缕阳光，温暖着他们冰冷的心房。这种支持让患者感受到自己并不孤单，增强了他们战胜疾病的勇气和信心。要实现有效的情感支持，家属和朋友需要采取多种方式。倾听是至关重要的。耐心地倾听患者的诉说，无论是他们的恐惧、痛苦还是期望，都给予充分的关注和理解。这种倾听让患者感到被尊重和被理解，有助于他们释放内心的压力。表达关心和鼓励也是必不可少的。家属和朋友要经常向患者表达关爱，肯定他们的努力和进步，激发患者与疾病斗争的勇气。同时，陪伴也是一种无声的支持。在患者身边，给予他们实际的关心和帮助，让他们感到心灵的慰藉。

2. 生活照顾的细节与意义

家属与朋友在患者的日常生活照顾中也发挥着举足轻重的作用。面对肾脏疾病的困扰，患者的身体机能往往受到一定程度的影响，需要更加细致的照顾。家属与朋友可以从生活的点滴入手，为他们提供全面的照顾。在饮食方面，家属与朋友需要关注患者的营养需求，合理安排饮食。根据医生的建议，为患者准备低盐、低脂、高纤维的食物，确保他们获得足够的营养支持。同时，还要监督患者按时服药，确保药物治疗的有效性。在日常护理方面，家属和朋友可以帮助患者进行适当的身体活动，促进血液循环和新陈代谢。协助他们完成日常清洁工作，保持个人卫生，减少感染的风险。这些看似琐碎的细节照顾，实际上对患者的康复起着至关重要的作用。它不仅能够减轻患者的身体负担，还能让他们感受到家人和朋友的关爱与陪伴，从而更加积极地面对疾病的治疗和康复过程。

3.经济支持的必要性及其途径

肾脏疾病的治疗往往需要花费巨额的医疗费用，这对于许多患者来说是一个沉重的经济负担。在这种情况下，家属与朋友的经济支持就显得尤为重要。他们可以为患者提供物质上的帮助，如承担部分医疗费用、购买必要的药品和营养品等，以减轻患者的经济压力。除了直接的经济援助外，家属和朋友还可以通过其他途径为患者筹集医疗费用。例如，利用社交平台发起筹款活动，呼吁更多的人关注患者的困境并伸出援手；或者联系相关的慈善机构或社会福利组织，为患者寻求更多的医疗援助和资源。这些举措不仅能够为患者提供实实在在的经济支持，还能让他们感受到社会的温暖和关爱。

第十章 肝部的健康科普

第一节 肝脏的神奇功能与位置

一、肝脏的生理功能：解毒、代谢与储能

（一）肝脏的解毒功能

1.肝脏作为解毒的先锋

当人体摄入酒精、药物或其他潜在有害物质时，肝脏便迅速进入"战斗状态"，利用其独特的解毒机制，将这些有害物质转化为对人体无害或低毒的形式。这一过程离不开肝脏内部丰富的酶系统，这些酶能够高效催化各种化学反应，确保有害物质得到及时、有效的处理。肝脏的解毒过程是一个高度复杂且精细的生化反应过程。涉及多种酶的协同作用，每种酶都针对特定的有害物质发挥作用。这些酶能够识别并结合有害物质，通过一系列化学反应，逐步改变这些物质的分子结构，降低其毒性，最终使其转化为易于排出体外的形式。

2.肝脏解毒的深远意义

肝脏的解毒功能不仅关乎身体的健康，更在维护生命活动中扮演着至关重要的角色。通过有效解毒，肝脏保护了我们身体的其他器官免受有害物质的直接损害。同时，也确保了这些有害物质在排出体外之前，不会对我们的生理系统造成进一步的破坏。肝脏在解毒过程中需要消耗大量的能量和营养物质。意味着在日常生活中应更加关注肝脏的健康状况，为其提供充足的营养支持。同时，也要尽量避免过量摄入有毒物质，以减轻肝脏的负担，确保其解毒功能得以正常发挥。

3. 珍爱肝脏，远离毒害

鉴于肝脏解毒功能的重要性，应该树立珍爱肝脏、远离毒害的健康意识。在日常生活中，我们要注意合理饮食，避免过量饮酒和滥用药物。同时，还要积极接触和学习有关肝脏健康的知识，以便更好地预防和治疗与肝脏相关的疾病。此外，定期进行体检也是保护肝脏健康的重要举措。这样不仅可以确保肝脏始终保持最佳工作状态，还能为健康和幸福生活提供有力保障。肝脏的解毒功能是身体健康不可或缺的重要保障。保护肝脏健康才能真正享受到健康、快乐的生活。

（二）肝脏的代谢功能

1. 肝脏与糖代谢

在糖的代谢方面，肝脏堪称调控血糖平稳和能量供应的"大师"。每当人体摄入食物，其中的碳水化合物便会在肝脏的巧妙转化下，变为葡萄糖——这一细胞的主要能源。随后，这些葡萄糖通过血液循环，被迅速输送到全身各个组织器官，为它们提供动力。而肝脏的"智慧"不止于此，它还能根据身体的实际需求，将多余的葡萄糖巧妙地转化为糖原，这种形式的糖更便于储存。当人体经历长时间禁食或剧烈运动，血糖水平有所下降时，肝脏又会迅速作出反应，分解糖原以释放出葡萄糖，确保血糖的稳定和能量的持续供应。

2. 肝脏与脂肪代谢

谈及脂肪代谢，肝脏同样是一位不可或缺的"专家"。它能够将食物中的脂肪分解为脂肪酸和甘油，这些分解产物随后通过血液循环被输送到需要它们的组织中去。值得一提的是，肝脏还能合成脂蛋白等载体物质，这些物质在脂肪的运输和利用过程中起着至关重要的作用。更为神奇的是，当体内脂肪过多时，肝脏会启动一种特殊的转化机制，将多余的脂肪转化为酮体等物质，并排出体外。这一过程不仅有效防止了脂肪在体内的过量堆积，还为人体健康提供了一层额外的保障。

3. 肝脏与蛋白质代谢

至于蛋白质的代谢，肝脏更是展现出了其"多面性"。它不仅能够合成多种对人体至关重要的血浆蛋白，如白蛋白、凝血因子等，以维持人体正常的生理功能；还能通过转氨作用等复杂的生化机制，将氨基酸转化为其他对人体有益的物质。例如，肝脏可以将某些氨基酸转化为尿素，这一物质随后通过尿液排出体外，从而有效地减轻了肾脏的负担。同时，这一过程还有助于体内氮平衡的实现，为身体的健康运转提供了有力的支持。肝脏在糖、脂肪、蛋白质等营养物质的代谢过程中发挥着举足轻重的作用。它的高效运转不仅确保了身体能量的持续供应和营养物质的充分利用，还为维护人体健康提供了坚实的保障。只有这样，才能真正享受到健康、快乐的生活。

（三）肝脏的储能功能

1. 肝脏的糖原储存与释放

在禁食状态下，人体无法从食物中获取足够的能量来维持生命活动。此时，肝脏这一能量仓库便开始发挥其重要作用。它内部储存着大量的糖原，这些糖原在禁食或饥饿时会被迅速分解，释放出葡萄糖以供大脑和红细胞等依赖葡萄糖供能的器官使用。这一过程确保了人体在无法进食的情况下，依然能够维持基本的生命活动。同时，肝脏还会通过脂肪代谢途径产生酮体等物质。这些酮体可以为其他组织提供能量来源，并减少葡萄糖的消耗，以维持血糖平稳和能量供应的稳定状态。这种机制使得人体在长时间禁食时，能够更好地利用有限的能量资源，确保生命活动的持续进行。

2. 肝脏在剧烈运动中的能量供应

剧烈运动时，人体对能量的需求急剧增加。此时，肝脏同样会迅速响应并分解糖原，释放出大量葡萄糖以供肌肉收缩等高强度活动所需。这一过程确保了人体在运动过程中能够获得足够的能量支持，从而维持运动表现和体力状态。除了葡萄糖的供应外，肝脏还会通过增加脂肪酸氧化等途径提供更多的能量来源。这些脂肪酸可以来自肝脏自身合成的脂肪，也可以来自其他部位储存的脂肪。在肝脏的作用下，这些脂肪酸被氧化分解，释放出大量的能量以满足身体对能量的迫切需求。这一机制不仅有助于提升运动表现，还能够促进体内脂肪的消耗和利用，对于维持健康的体态具有重要意义。

3. 肝脏储能功能的生理意义与保护

肝脏的储能功能在人体生理活动中占据着举足轻重的地位。不仅能够确保人体在禁食或剧烈运动等极端情况下获得足够的能量支持，还能够维持血糖平稳和能量供应的稳定状态，为身体的正常运转提供有力保障。然而，在现代社会中，不良的生活习惯和环境因素往往会对肝脏的储能功能造成损害。长时间的高糖高脂饮食会导致肝脏内部脂肪堆积过多，影响其正常的储能和代谢功能；而过度饮酒则会直接损害肝脏细胞，降低其储能能力。因此，应该注重保护肝脏的健康状态，通过合理饮食、适量运动、戒烟限酒等方式来减轻肝脏的负担并促进其正常功能的发挥。同时，定期进行体检也是及时发现并处理肝脏问题的重要途径。由此才能确保肝脏这一重要器官始终保持着最佳的工作状态，源源不断的提供能量支持和健康保障。

二、肝脏的解剖位置：右上腹的守护者

（一）肝脏的隐蔽位置

1.肝脏的解剖位置

肝脏巧妙地隐藏在肋骨的后方，这一位置使其受到了多重保护。正常成年人的肝脏大部分都被右侧肋骨所覆盖，仅仅在剑突下有一小部分区域能够被触及。肋骨像是一道道坚固的屏障，层层叠加，为肝脏提供了强有力的支撑和保护。这种结构布局使得肝脏在遭遇外力冲击时，能够得到有效的缓冲，降低了受损的风险。同时，肝脏的隐蔽位置也为其创造了一个相对封闭、稳定的工作环境。在这个被肋骨环绕的空间里，肝脏可以免受外界干扰，专心致志地执行其解毒、代谢、储能等重要生理功能。这种位置设计，无疑是人体自然进化的杰出成果，充分展现了生命科学的奥妙与智慧。

2.隐蔽位置与生理功能的关系

肝脏的隐蔽位置与其生理功能之间存在着密切的联系。作为一个拥有复杂生化反应网络的器官，肝脏需要在一个相对稳定、安全的环境中才能有效运转。其位置之隐蔽，正好满足了这一需求。在这里，肝脏可以高效地处理各种有毒物质，将它们转化为对人体无害或低毒的物质排出体外；同时，它还能精确地调控糖、脂肪、蛋白质等营养物质的代谢过程，确保身体能量的平稳供应。此外，肝脏的隐蔽位置也为其储能功能提供了有力保障。在禁食或剧烈运动等能量需求激增的情况下，肝脏能够迅速分解其内部储存的糖原并释放出葡萄糖以供身体各器官使用。这种快速响应能力得益于其稳定的工作环境以及肋骨的坚固保护。

3.隐蔽位置的生理意义

从生理学的角度来看，肝脏的隐蔽位置具有深远的意义。它不仅体现了人体解剖结构的精巧设计，更是生命得以维系的关键所在。在这个看似寻常的位置背后，隐藏着大自然赋予我们的宝贵财富——一个能够自我修复、不断更新的强大器官。正是得益于这种隐蔽而周到的保护，肝脏才能源源不断地为我们提供生命所需的能量和营养物质。然而，尽管肝脏具有强大的功能和惊人的再生能力，但我们在日常生活中仍然需要倍加珍惜和保护它。避免过量饮酒、保持合理饮食、定期进行体检等举措都是维护肝脏健康的有效途径。肝脏的隐蔽位置不仅体现了人体解剖学的智慧与奥秘，更承载了维系生命活动的重任。我们应该珍视这一宝贵的器官资源，通过科学的生活方式和健康习惯来共同守护它的健康与活力。只有这样我们才能充分领略到生命的美好与奇妙并与之和谐共生。

（二）肝脏的毗邻关系

1. 肝脏与膈肌、右肺底的毗邻关系

肝脏位于人体的右上腹部，其上方紧邻膈肌，并与右肺底相邻。这种特殊的毗邻关系，使得肝脏在呼吸运动中扮演着重要的角色。膈肌作为人体主要的呼吸肌，其上升与下降直接影响着胸腔的容积和肺部的通气量。而肝脏则随着膈肌的运动，在胸腔与腹腔之间进行着微妙的位移。在深呼吸时，膈肌下降，胸腔容积增大，肺部吸入更多的空气。此时，肝脏也随之向下移动，为肺部的充分膨胀提供空间。而在呼气过程中，膈肌上升，胸腔容积减小，肺部排出废气。肝脏则随之向上回移，恢复到原来的位置。这种动态的毗邻关系，确保了肝脏在呼吸过程中的稳定与安全，同时也保证了肺部通气的顺畅与高效。

2. 肝脏与消化器官的毗邻关系

肝脏的下方与胃、十二指肠等消化器官相邻。这种解剖位置使得肝脏在消化过程中发挥着举足轻重的作用。肝脏不仅能够分泌胆汁，帮助脂肪的消化和吸收，还能够通过门静脉系统与肠道相连，接收来自肠道的血液。这些血液中富含营养物质和代谢产物，经过肝脏的处理后，营养物质被转化为人体所需的能量和物质，而代谢产物则被转化为无毒或低毒的物质排出体外。此外，肝脏还能够合成多种消化酶和蛋白质，参与食物的消化和营养物质的吸收过程。这些消化酶能够帮助分解食物中的大分子物质，使其转化为小分子物质，便于肠道的吸收和利用。而蛋白质则是人体细胞的重要组成部分，对于维持人体的生命活动具有重要意义。

3. 肝脏毗邻关系的生理意义

肝脏与周围器官的毗邻关系不仅体现了人体解剖结构的精巧设计，更承载着重要的生理意义。这种关系确保了肝脏在呼吸运动和消化过程中的稳定与安全，同时也为肝脏发挥解毒、代谢、储能等生理功能提供了有力的支持。肝脏的毗邻关系也可能成为某些疾病的传播途径。例如，病毒性肝炎等传染病可能通过血液传播至肝脏，进而对肝脏造成损害。因此，在日常生活中，应该注重个人卫生和饮食安全，避免与他人共用注射器、剃须刀等可能传播血液的物品，以降低感染风险。同时，定期进行体检也是及时发现并处理肝脏问题的重要途径。

（三）肝脏疾病与疼痛表现

1. 引发的疼痛表现

当肝脏发生炎症、肿大、肿瘤等病变时，可能会对周围的组织和器官造成压迫或刺激，从而引发疼痛。这种疼痛通常出现在右上腹部，即肝脏所在的位置。疼痛的性质可能因疾病类型和个体差异而有所不同，但通常表现为钝痛、隐痛或胀痛。有时，这种疼痛还可能放射至右肩、背部或下胸部，给患者带来极大的痛苦和困扰。除了疼痛之外，肝脏疾病还可能伴随其他症状，如黄疸、乏力、食欲减退、恶心、呕吐等。这些症状的出现往往提示着肝脏功能的异常，需要引起我们的高度警惕。

2. 疼痛与肝脏疾病的诊断

当出现右上腹部疼痛或其他疑似肝脏疾病的症状时，及时就医进行检查是明确诊断、制定治疗方案的关键。医生会根据患者的病史、症状、体征以及实验室检查和影像学检查等结果，综合判断是否为肝脏疾病以及具体的疾病类型。在实验室检查方面，肝功能检查是评估肝脏功能状态的重要手段。通过检测血液中的转氨酶、胆红素等指标，可以了解肝脏的代谢和排泄功能是否正常。此外，肝炎病毒标志物检测、肿瘤标志物检测等也有助于明确具体的疾病诊断。在影像学检查方面，超声检查是诊断肝脏疾病的常用方法之一。它可以清晰地显示肝脏的形态、大小、实质回声以及血流情况，有助于发现肝脏的占位性病变、炎症、肿大等异常情况。此外，CT、MRI等高级影像学检查技术也可以提供更详细、更准确的诊断信息。

3. 肝脏疾病的预防与治疗

对于肝脏疾病的治疗，应根据具体疾病类型和患者的个体情况制定个性化的治疗方案。对于急性肝炎等自限性疾病，通过休息、营养支持等对症治疗措施，多数患者可以痊愈。而对于慢性肝炎、肝硬化等慢性疾病，则需要长期的治疗和管理，以延缓疾病进展、减少并发症的发生。对于肝癌等恶性肿瘤，早期发现、早期治疗是提高治愈率的关键。然而，我们更应该认识到预防的重要性。保持良好的生活习惯是预防肝脏疾病的基础。戒烟限酒、合理饮食、适量运动等健康生活方式不仅可以降低肝脏疾病的风险，还有助于维护整体身体健康。此外，定期接种乙型肝炎疫苗等预防措施也能够有效降低感染风险，保护肝脏免受病毒的侵害。了解肝脏的解剖位置以及肝脏疾病与疼痛之间的关系对于及时发现并治疗肝脏疾病具有重要意义。同时，也要增强自我保健意识，定期进行体检和筛查以便及早发现并处理潜在的健康问题。

三、肝脏的保健与疾病预防

（一）保持良好的生活习惯

在维护肝脏健康的道路上，保持良好的生活习惯是不可或缺的基石。生活习惯的好坏直接影响着肝脏的生理功能和健康状况。为了肝脏的长久健康，我们应当戒烟限酒，避免长时间暴露在有害物质的环境中。烟草和酒精是肝脏的两大敌人，长期吸烟和过量饮酒都会对肝脏造成严重的损害，甚至引发肝硬化、肝癌等恶性疾病。因此，要坚决戒烟，适量饮酒，最好是完全避免酒精的摄入。此外，保持合理的饮食结构也是维护肝脏健康的关键。肝脏是人体内重要的代谢器官，需要充足的营养物质来支持其正常的生理功能。我们应该摄入富含蛋白质、维生素和矿物质的食物，如瘦肉、鱼类、豆制品、新鲜蔬菜和水果等，这些食物有助于滋养肝脏，提高其解毒和代谢能力。同时，要避免过多摄入高脂、高糖、高盐的食物，以减轻肝脏的负担，预防脂肪肝等疾病的发生。除了饮食结构的调整，还应该注重适度的运动。运动能够促进血液循环和新陈代谢，有助于肝脏内毒素的排出和营养物质的吸收。人们可以选择适合自己的运动方式，如散步、慢跑、游泳等有氧运动，或者瑜伽、太极等舒缓身心的运动，这些运动都有助于维护肝脏的健康。

（二）定期进行体检

定期进行体检是预防肝脏疾病的另一重要措施。肝功能检查是评估肝脏功能的重要手段，可以检测肝脏的解毒、代谢和合成功能是否正常。超声检查则可以直观地观察肝脏的形态和结构，发现肝脏的肿大、结节等异常情况。特别是对于高危人群，如慢性病毒性肝炎患者、长期酗酒者等，更应该加强体检和监测工作。这些人群由于长期受到病毒或酒精的侵害，肝脏受损的风险大大增加。通过定期的体检和监测，可以及早发现肝脏的病变，采取有效的治疗措施，阻止疾病的进展。

（三）积极接种疫苗

预防肝脏疾病的发生，除了保持良好的生活习惯和定期进行体检外，积极接种疫苗也是一项有效的手段。乙型肝炎疫苗和甲型肝炎疫苗是两种重要的肝脏疫苗，可以有效降低感染乙型肝炎病毒和甲型肝炎病毒的风险，从而保护肝脏免受病毒的侵害。乙型肝炎是一种由乙型肝炎病毒感染引起的肝炎，会损害肝脏的功能并可能导致肝硬化和肝癌等严重后果。通过接种乙型肝炎疫苗，可以刺激机体产生特异性抗体，从而预防乙型肝炎的发生。同样地，甲型肝炎也是一种由甲型肝炎病毒感染引起的肝炎，主要通过消化道传播。接种甲型肝炎疫苗可以有效预防甲型肝炎的发生，保护肝脏健康。肝脏作为人体的重要器官之一，承担着解毒、代谢与储能等多重生理功能。为了维护肝脏的健康和预防肝脏疾病的发生，人们应该保持良好的生活习惯、定期进行体检并积极接种疫苗。

第二节 肝脏与你的日常生活

一、肝脏与饮食习惯

（一）均衡饮食对肝脏的重要性

肝脏作为人体的核心代谢器官，其健康状态与我们的饮食习惯息息相关。每当我们摄入食物，肝脏便开始了它复杂而精细的工作：分解、转化、排泄，确保身体得到必需的营养，同时排除潜在的有害物质。为了维持这一过程的顺畅进行，均衡饮食显得尤为重要。均衡饮食意味着我们要确保身体获得所有必需的营养成分，包括但不限于蛋白质、碳水化合物、脂肪、维生素和矿物质。每一种营养物质都在肝脏的代谢过程中发挥着不可或缺的作用。例如，蛋白质是肝脏细胞修复和再生的基础材料，而维生素和矿物质则参与众多生化反应，助力肝脏功能的正常运作。此外，均衡饮食还有助于维持肝脏内部的酸碱平衡和电解质平衡，这对于肝脏健康同样至关重要。当肝脏处于酸碱失衡或电解质紊乱的状态时，其代谢和解毒功能可能会受到影响，进而增加患肝病的风险。因此，在日常生活中人们应该注重食物的多样性和营养的全面性，避免偏食或挑食。通过合理搭配各类食物，如谷物、蔬菜、水果、肉类、豆类等，我们可以为肝脏提供一个稳定而健康的营养环境，从而保护其免受损害。

（二）避免不良饮食习惯以减轻肝脏负担

在追求美食的今天，我们很容易陷入一些不良的饮食习惯中，如过量摄入高脂肪、高糖、高盐和高胆固醇的食物。这些不良饮食习惯不仅会增加身体的整体负担，还会对肝脏造成特别的压力。高脂肪食物是肝脏的"大敌"。当脂肪摄入过多时，肝脏需要分泌更多的胆汁来帮助消化，同时还需要将多余的脂肪转化为甘油三酯储存在体内。这一过程不仅增加了肝脏的负担，还可能导致脂肪肝等疾病的发生。同样，高糖、高盐和高胆固醇的食物也会对肝脏造成类似的负面影响。为了减轻肝脏的负担，我们应该尽量避免这些不良饮食习惯。具体来说，我们可以减少油炸、烧烤等高脂烹饪方式的使用，选择蒸、煮、炖等更为健康的烹饪方法。同时，我们还应该控制甜食、咸食以及动物内脏等高糖、高盐、高胆固醇食物的摄入量。通过调整饮食结构，我们可以为肝脏创造一个更为轻松的工作环境，从而降低患肝病的风险。此外，保持适度的饮水量也是减轻肝脏负担的重要措施之一。充足的水分摄入有助于促进新陈代谢和废物排泄，从而减轻肝脏的解毒负担。

（三）特定食物对肝脏的养护作用

通过摄入一些特定的食物来养护肝脏。这些食物通常富含对肝脏有益的营养成分，如抗氧化剂、纤维素、优质蛋白质等。绿叶蔬菜、水果和全谷类食物是富含抗氧化剂和纤维素的代表性食物。这些抗氧化剂可以帮助清除机体内的自由基，从而保护肝脏细胞免受氧化损伤。另一方面，瘦肉、鱼、禽类、豆类等富含优质蛋白质的食物对肝脏同样具有养护作用。蛋白质是肝脏细胞修复和再生的基础材料，摄入充足的优质蛋白质有助于促进肝脏细胞的更新和修复，从而保持肝脏的健康状态。因此，在日常生活中应该注重这些特定食物的摄入。通过合理搭配绿叶蔬菜、水果、全谷类食物以及富含优质蛋白质的食物，可以为肝脏提供更为全面的营养支持，从而保护其免受损害并促进其健康运作。同时，这些健康食物还能为我们提供丰富的能量和营养素，助力我们享受更为健康、有活力的生活。

二、肝脏与运动锻炼

（一）适度运动对肝脏的益处

适度运动是维护肝脏健康的重要手段之一。通过运动可以促进血液循环和新陈代谢，使肝脏得到更多的氧气和营养物质，从而更好地发挥其解毒、代谢和储能的功能。运动能够刺激肝脏内的血管扩张，增加血液流量，这有助于加速有害物质的排出，减轻肝脏负担。同时，运动还能增强免疫系统的功能，提高肝脏对病毒和细菌等病原体的抵抗能力。在运动过程中，身体会产生一系列的免疫反应，包括释放免疫细胞和抗体等，这些都有助于保护肝脏免受病原体的侵害。此外，适度运动还有助于控制体重和减少脂肪堆积，从而降低患脂肪肝等代谢性疾病的风险。运动能够消耗多余的热量，促进脂肪的分解和代谢，使肝脏保持健康的形态和功能。

（二）不同类型的运动对肝脏的影响

在日常生活中，可以选择不同类型的运动方式来进行锻炼，以达到促进肝脏健康的目的。有氧运动如慢跑、游泳、骑自行车等是常见的选择，这些运动能够增强心肺功能，促进血液循环，为肝脏提供更多的氧气和营养物质。而且这些运动方式对于提高肝脏的解毒能力和代谢效率具有显著效果。除了有氧运动外，力量训练如举重、俯卧撑等也是不错的选择。这类运动能够增强肌肉力量，提高基础代谢率，有助于人们减轻肝脏负担并促进其健康。力量训练还可以增加肌肉量，进一步提高身体的代谢水平，从而有助于预防和控制代谢性疾病对肝脏的损害。在选择运动方式时，需要根据自己的身体状况和运动习惯来制定个性化的运动方案。对于初学者或身体状况较差的人来说，可以从轻度的有氧运动开始，逐渐增加运动强度和时间；而对于有一定运动基础的人来说，可以尝试结合有氧运动和力量训练进行更全面的锻炼。

（三）运动锻炼的注意事项

虽然运动锻炼对肝脏健康具有诸多益处，需要注意运动的适量性和持续性。过量的运动会导致身体疲劳和肌肉损伤，甚至可能引发运动性肝病等严重后果。同时，长期缺乏运动也是不可取的。长期久坐不动会导致身体机能下降、代谢减慢，增加患肝病等慢性疾病的风险。因此，即使无法每天进行专门的运动锻炼，我们也应该尽量保证身体的活动量，如散步、做家务、参加户外活动等，以促进血液循环和新陈代谢。适度的运动锻炼是维护肝脏健康的重要手段之一。通过选择适合自己的运动方式并持之以恒地坚持下去，我们可以为肝脏创造一个更为健康、有活力的环境，从而享受更为美好的生活。同时，在运动过程中注意适量性和持续性也是至关重要的，这样才能确保运动对肝脏的积极作用得到最大化发挥。

三、肝脏与情绪管理

（一）情绪对肝脏健康的影响

情绪管理在维护肝脏健康中占据着重要的地位。中医认为"怒伤肝"，即强烈的愤怒情绪会对肝脏造成直接的伤害。这种观点在现代医学研究中得到了印证，长期的情绪波动，特别是焦虑、抑郁等负面情绪，会导致体内激素水平失衡，进而影响肝脏的正常生理功能。肝脏作为一个重要的代谢和排毒器官，其功能的稳定与人体的整体健康息息相关。当个体处于长期紧张、焦虑的状态时，身体会分泌大量的应激激素，如肾上腺素、皮质醇等。这些激素的过量释放会对肝脏的代谢和排毒功能造成干扰，甚至导致肝细胞损伤。此外，负面情绪还会影响个体的免疫系统，降低身体对病原体的抵抗力，从而增加肝脏感染疾病的风险。因此，人们需要认识到情绪对肝脏健康的深远影响，并学会在日常生活中合理管理自己的情绪，以保持肝脏的健康状态。

（二）有效的情绪管理技巧

面对压力和挫折时，采取积极的情绪管理技巧是保护肝脏的重要策略。深呼吸、冥想和瑜伽等放松技巧被广泛认为是非常有效的情绪调节方法。这些技巧能够帮助个体降低应激反应，缓解紧张情绪，恢复身心的平衡状态。深呼吸能够迅速平静神经系统，减轻压力和焦虑感。通过有意识地放慢呼吸节奏，深呼吸能够刺激副交感神经系统，从而降低心率、舒缓肌肉紧张。冥想则是一种更为深入的放松技巧，通过专注于呼吸或特定的冥想对象，个体能够逐渐摆脱杂念和负面情绪，达到内心的平静和宁静。瑜伽作为一种综合性的身心训练方法，结合了体位调整、呼吸控制和冥想等多个方面，有助于全面提升个体的情绪管理能力。此外，寻求社会支持也是情绪管理的重要环节。亲朋好友的陪伴和支持能够为患者提供情感上的依托和安慰，帮助个体更好地应对生活中的挑战和困难。通过倾诉和分享，个体能够减轻心理负担，缓解负面情绪对肝脏的潜在伤害。

（三）积极乐观心态对肝脏健康的促进作用

保持积极乐观的心态对于维护肝脏健康具有显著意义。乐观的人生态度能够帮助个体更好地应对生活中的压力和挫折，减少负面情绪的产生。这种心态有助于保持内分泌系统的稳定，从而维持肝脏功能的正常运转。同时，积极乐观的心态还能够提升个体的免疫力，增强身体对疾病的抵抗能力。研究表明，乐观的情绪能够激活免疫系统的功能，促进免疫细胞的增殖和活化，从而提高身体对病原体的识别和清除能力。这对于保护肝脏免受感染和其他疾病的侵害至关重要。情绪管理在维护肝脏健康中扮演着举足轻重的角色。通过学会有效的情绪管理技巧、寻求社会支持以及保持积极乐观的心态，我们能够更好地保护肝脏免受负面情绪的伤害。这将有助于我们享受更健康、更美好的生活，并充分发挥肝脏在人体中的关键作用。

第三节 了解并预防肝脏问题

一、认识肝脏与肝脏问题

（一）肝脏的生理功能与重要性

1. 代谢功能

肝脏在人体代谢过程中扮演着举足轻重的角色。它参与糖、脂肪、蛋白质等营养物质的代谢，并将这些物质转化为人体所需的能量和营养成分。肝脏通过调节血糖水平，确保人体各组织器官能够获得稳定的能量供应；通过合成脂肪酸和胆固醇，维持细胞膜的结构和功能；通过转化氨基酸，合成蛋白质，为人体提供必需的氨基酸和肽类激素。这些代谢过程对于维持人体正常生理功能至关重要。此外，肝脏还能合成多种重要的生物活性物质，如血浆蛋白、凝血因子等。血浆蛋白是维持血浆渗透压和运输功能的关键成分，而凝血因子则参与血液凝固过程，防止出血。这些物质的合成和分泌，保障了人体血液循环的稳定性和内环境的平衡。

2. 解毒功能

肝脏是人体主要的解毒器官，具有强大的转化和排泄功能。无论是外源性的有毒物质，如药物、酒精、化学物质，还是内源性的代谢废物，如氨、胆红素等，都需要经过肝脏的转化和排泄，以减少对人体的危害。肝脏通过一系列的酶促反应，将这些有害物质转化为无毒或低毒的物质，如将氨转化为尿素，将胆红素转化为直接胆红素等，最终通过尿液或胆汁排出体外。这种解毒功能对于保护人体免受有毒物质的侵害具有重要意义。但肝脏的解毒功能并非无限强大。当有毒物质摄入过量或肝脏功能受损时，肝脏的解毒能力可能会下降，导致有害物质在体内蓄积，从而引发各种疾病。因此，保护肝脏、避免过量摄入有毒物质是维护人体健康的重要措施。

3. 储存与排泄功能

肝脏还承担着储存和排泄的重要任务。它能够储存多种营养物质和维生素，如维生素 A、维生素 D、维生素 E、维生素 K 等脂溶性维生素，以备不时之需。这些维生素在人体中发挥着重要的生理功能，如促进视觉发育、保护皮肤健康、促进钙吸收等。肝脏通过储存这些维生素，确保人体在需要时能够及时获取。同时，肝脏还能产生和排泄胆汁，帮助脂肪的消化和吸收。胆汁中的胆盐、胆固醇和卵磷脂等成分能够降低脂肪的表面张力，使其更容易被消化酶分解和吸收。这一功能对于维持人体正常的脂肪代谢和消化功能至关重要。

（二）肝脏问题的种类与危害

1.肝炎：病毒感染引发的肝脏炎症

肝炎是一种常见的肝脏疾病，主要由病毒感染引起。这些病毒包括甲型肝炎病毒、乙型肝炎病毒、丙型肝炎病毒等，它们通过不同的途径侵入人体，攻击肝脏细胞，引发炎症反应。肝炎的主要症状包括乏力、食欲减退、恶心、呕吐、黄疸等，这些症状严重影响患者的生活质量。肝炎的危害不仅仅在于其引发的症状。更为严重的是，如果肝炎得不到及时治疗，可能会演变为慢性肝炎，进而引发肝硬化和肝癌等严重后果。慢性肝炎患者的肝脏长期受损，功能逐渐减退，最终可能导致肝功能衰竭。而肝硬化和肝癌则是更为严重的后果，它们的发生往往意味着肝脏已经遭受了不可逆的损伤，治疗难度极大，预后较差。

2.脂肪肝：代谢异常导致的肝脏病变

脂肪肝是另一种常见的肝脏问题，其主要特征是肝脏内脂肪的过度堆积。脂肪肝的发生与多种因素有关，包括肥胖、糖尿病、高血脂等代谢性疾病，以及长期大量饮酒等不良生活习惯。这些因素导致肝脏的代谢功能发生异常，脂肪无法正常代谢和排泄，从而在肝脏内堆积。脂肪肝的早期症状可能并不明显，但随着病情的进展，患者可能会出现肝区疼痛、消化不良、乏力等症状。长期未经治疗的脂肪肝还可能导致更为严重的后果，如肝硬化和肝功能衰竭。肝硬化是脂肪肝的进一步发展阶段，此时肝脏的结构已经发生紊乱，功能严重减退。而肝功能衰竭则是脂肪肝的终末期表现，此时肝脏已经无法维持正常的生理功能，患者的生命危在旦夕。

3.肝癌：起源于肝脏的恶性肿瘤

肝癌是一种起源于肝脏的恶性肿瘤，其发生与多种因素有关，包括慢性肝炎、肝硬化、致癌物质的摄入等。肝癌的早期症状往往隐匿且不易被发现，这使得许多患者在确诊时已经处于晚期阶段。晚期肝癌患者可出现剧烈疼痛、消瘦、恶病质等症状，生活质量受到极大影响。肝癌的危害极大，其预后通常较差，生存率较低。尽管现代医学在肝癌的诊断和治疗方面取得了显著进展，但由于肝癌的发病机制复杂多样，且易于转移和复发，因此治疗难度极大。对于肝癌患者而言，早期发现、早期诊断和早期治疗是提高生存率和生活质量的关键。

（三）了解肝脏问题的意义与价值

1. 及时发现并应对肝脏问题

了解肝脏问题的意义首先体现在能够帮助我们及时发现并应对肝脏问题。肝脏是一个"沉默"的器官，很多肝脏疾病在早期并没有明显的症状，因此很容易被忽视。然而，一旦肝脏问题发展到晚期，治疗难度将会大大增加，甚至可能危及患者的生命。因此，了解各种肝脏问题的典型症状和体征，可以让我们在日常生活中进行自我观察和初步判断。一旦出现如乏力、食欲减退、黄疸等异常情况，我们就能及时就医检查，争取在疾病的早期阶段明确诊断并接受规范化治疗，从而大大提高治愈率和生存率。此外，了解肝脏问题的治疗方法也至关重要。不同的肝脏问题需要采取不同的治疗方案，包括药物治疗、手术治疗、生活方式调整等。只有充分了解各种治疗方法的优缺点和适用范围，我们才能在与医生的沟通中更加主动地参与到治疗方案的制定中来，确保自己能够接收到最适合自己的治疗。

2. 采取有效的预防措施

了解肝脏问题的另一个重要意义在于能够帮助我们采取有效的预防措施。肝脏问题的成因复杂多样，包括病毒感染、不良生活习惯、环境污染等多种因素。通过深入了解这些成因和危险因素，我们可以针对性地调整自己的生活方式和饮食习惯，如戒烟限酒、保持合理的饮食结构、加强体育锻炼等，从而降低患病风险。同时，避免接触有害因素也是预防肝脏问题的重要措施之一。例如，我们可以通过接种疫苗来预防肝炎病毒的感染；避免长时间暴露在有毒有害的环境中；谨慎使用药物和保健品等来减轻肝脏的负担。这些预防措施的实施不仅能够降低我们自身患病的风险，还能够为家人的健康提供有力的保障。

3. 提高对肝脏健康的重视程度

了解肝脏问题的最后一个意义在于能够提高我们对肝脏健康的重视程度。在日常生活中，我们往往容易忽视肝脏的健康状况，直到出现问题时才追悔莫及。然而，肝脏作为人体的重要器官之一，其健康状况直接关系到我们的整体健康和生活质量。因此，我们需要更加关注自己的身体状况，注意保护肝脏免受损害。通过定期体检来监测肝脏的健康状况；及时发现并处理潜在的问题；同时积极传播肝脏健康知识；提高公众对肝脏问题的认知度和关注度。只有当人们都能够重视并关注肝脏健康时，才能够共同维护肝脏健康，享受健康快乐的生活。

二、肝脏问题的成因与症状

（一）病毒感染与肝脏问题的成因及症状

病毒感染是导致肝脏问题的重要成因之一。其中，乙型肝炎和丙型肝炎是最为常见的病毒性肝炎类型。这两种肝炎病毒主要通过血液传播、母婴传播和性接触传播。一旦感染，病毒会侵入肝脏细胞，破坏肝脏的正常结构，影响其生理功能。随着病情的发展，病毒感染可能导致肝脏炎症、纤维化甚至肝硬化等严重后果。在症状方面，病毒性肝炎的早期症状可能较为轻微，患者可能仅出现乏力、食欲减退、恶心等非特异性症状。然而，随着病毒的复制和病情的进展，症状可能逐渐加重。黄疸是病毒性肝炎的典型症状之一，表现为皮肤、巩膜黄染，尿色加深等。此外，患者还可能出现肝区疼痛、腹胀、腹水等症状。病毒感染严重时，甚至可能引发肝衰竭，危及患者生命。

（二）酒精摄入过量与肝脏问题的成因及症状

酒精摄入过量是另一大导致肝脏问题的成因。长期大量饮酒会导致酒精性肝病的发生，包括酒精性脂肪肝、酒精性肝炎、酒精性肝纤维化和酒精性肝硬化等。酒精在肝脏代谢过程中产生的代谢产物会直接损伤肝脏细胞，同时还会影响肝脏的脂肪代谢和蛋白质合成等功能。酒精性肝病的症状与病毒性肝炎相似，早期可能无明显不适，但随着病情的加重，患者会逐渐出现乏力、食欲减退、恶心、呕吐等症状。黄疸也是酒精性肝病的常见症状之一，严重时可出现腹水、消化道出血等并发症。此外，长期大量饮酒还可能导致酒精性肝衰竭，表现为肝性脑病、肝肾综合征等严重病症。

（三）药物使用不当与肝脏问题的成因及症状

药物使用不当是导致肝脏问题的另一重要因素。许多药物在肝脏内代谢，如果药物使用不当或过量，就可能对肝脏造成损害。这种损害可能是急性的，如药物性肝炎；也可能是慢性的，如药物性肝硬化。常见的易导致肝脏损害的药物包括抗生素、抗结核药物、抗肿瘤药物、非甾体抗炎药等。药物性肝脏问题的症状因药物种类和损害程度而异。轻度损害可能仅表现为转氨酶轻度升高，无明显临床症状；而重度损害则可能导致急性肝衰竭，表现为黄疸、腹水、出血倾向等严重症状。因此，在使用药物时应遵循医嘱，注意药物的副作用和肝毒性，避免不必要的药物使用。

三、预防肝脏问题的措施

（一）良好的生活习惯

合理的饮食习惯是肝脏健康的基础。我们应该摄入多样化的食物，确保身体获得足够的营养。特别是富含蛋白质的食物，如瘦肉、鱼类和豆类，以及富含维生素和矿物质的蔬果，这些都是肝脏正常运作所必需的。同时，要减少高脂肪、高胆固醇和高糖食物的摄入，以降低脂肪肝和其他肝脏疾病的风险。此外，戒烟限酒是保护肝脏的重要步骤。吸烟和过量饮酒都会对肝脏造成直接损害。烟草中的有害物质会加速肝脏的纤维化进程，而过量饮酒则会导致酒精性肝病的发生。因此，我们应该坚决戒烟，并适量饮酒或完全不饮酒。充足的睡眠对于肝脏的修复和再生至关重要。每晚保持 7 ~ 8 小时的高质量睡眠，有助于恢复肝脏功能，提高其解毒和代谢能力。同时，适当的运动也是必不可少的。定期进行有氧运动，如散步、慢跑、游泳等，可以促进机体血液循环和新陈代谢，有助于肝脏更好地排除废物和毒素。人们还应避免接触有害化学物质。农药、重金属和其他化学物质都可能对肝脏造成损害。因此，在日常生活中，我们应尽量选择环保和无毒的产品，减少与这些有害物质的接触。同时，工作环境中的化学物质也需要引起人们足够的重视，必要时应采取适当的防护措施。

（二）接种肝病疫苗

预防接种是防止肝脏疾病传播的有效手段。目前，乙型肝炎疫苗已经被广泛应用于全球范围内，这种手段显著降低了乙型肝炎的发病率。对于新生儿和儿童来说，及时接种乙型肝炎疫苗尤为重要，因为这可以保护他们免受这种病毒的侵害。此外，对于成年人来说，如果尚未接种过疫苗或抗体水平不足，接种的效果可能会有所降低。因此，建议成年人定期检查自己的抗体水平，并根据需要接种疫苗。除了乙型肝炎疫苗外，其他针对肝脏疾病的疫苗也在研发中。未来随着科学技术的进步，我们有望看到更多针对肝脏疾病的疫苗问世，这为预防肝脏问题提供更有力的武器。因此，我们应密切关注疫苗研发的最新进展，并根据自身情况及时接种疫苗。

（三）定期体检

定期体检是预防肝脏问题的另一重要环节。在体检过程中，医生会进行一系列的检查来评估肝脏功能。其中，肝功能检查是最为常见的一项。这项检查通过检测血液中的各种指标来反映肝脏的代谢、排泄和解毒功能是否正常。如果发现肝功能异常，医生会进一步寻找原因并制定相应的治疗方案。此外，肝脏超声检查也是一项重要的检查手段。它可以直观地观察肝脏的形态、大小和内部结构是否正常，有助于发现脂肪肝、肝囊肿等病变。除了上述检查外，有时医生还会根据具体情况建议进行其他更详细的检查，如 CT 扫描、MRI 等影像学检查以及肝活检等病理学检查。这些检查可以提供更为精确的信息，有助于明确诊断和制定更为有效的治疗方案。定期体检可以帮助我们及时发现并处理肝脏问题，避免病情恶化。因此，我们应该养成定期体检的习惯，并根据医生的建议进行相应的检查和治疗。同时，我们也要增强自我保健意识，注意观察自己的身体变化，如有异常应及时就医。

第四节 守护肝脏，从生活细节做起

一、合理饮食，减轻肝脏负担

（一）均衡摄入各类营养素

均衡饮食是肝脏健康的基础。肝脏作为人体重要的代谢器官，需要各种营养素来支持其正常运作。因此，人们应该摄入适量的蛋白质、碳水化合物、脂肪、维生素和矿物质，以确保身体各项机能的正常运转。蛋白质是肝脏细胞修复和再生的关键物质，可以选择瘦肉、鱼类、禽类、豆类等富含优质蛋白质的食物。碳水化合物是提供能量的主要来源，但应选择低升糖指数的食物，如全谷类、蔬菜等，以避免血糖波动对肝脏造成负担。建议选择富含不饱和脂肪的食物，如橄榄油、坚果、鱼类等。此外，维生素和矿物质也对肝脏健康至关重要。例如，维生素 A 有助于保护肝脏细胞免受损害，维生素 C 和维生素 E 则具有抗氧化作用，可以帮助肝脏解毒。而锌、硒等矿物质也参与肝脏的代谢过程，对维护肝脏功能起到重要作用。因此，我们应该通过多样化的饮食来确保这些营养素的充足摄入。

（二）多吃蔬果，富含纤维

蔬果是肝脏的"好朋友"。它们富含丰富的维生素、矿物质和膳食纤维，有助于肝脏解毒和排出废物。特别是绿色蔬菜，如菠菜、芥蓝、西兰花等，含有丰富的叶绿素和抗氧化物质，能够中和体内的自由基，保护肝脏细胞免受损害。此外，一些具有特殊功效的蔬果更值得推荐。例如，柠檬富含柠檬酸，能够促进胆汁分泌，帮助消化脂肪，减轻肝脏负担；葡萄中的白藜芦醇则具有抗炎、抗氧化作用，对肝脏有益；而枸杞则被誉为"养肝明目"的良药，其含有的多糖成分能够增强肝脏的免疫功能，保护肝脏健康。

（三）控制脂肪和糖分的摄入

高脂肪和高糖分的饮食是肝脏的"大敌"。长期摄入过多的脂肪和糖分会导致脂肪在肝脏内堆积，引发脂肪肝等疾病。因此，我们应该严格控制脂肪和糖分的摄入量。同时，烹饪方式也很重要，尽量选择蒸、煮、烤等低脂烹饪方式，避免油炸、煎等高脂烹饪方式。在糖分的摄入上，我们应该减少加工食品和饮料的摄入量，因为它们往往含有大量的添加糖。添加糖不仅会导致体重增加和蛀牙等问题，还会增加肝脏的代谢负担。相反，我们应该选择富含天然糖分的食物如水果作为甜食的替代品。此外，定期监测血糖水平也是预防糖尿病和保护肝脏健康的重要措施之一。

二、规律作息，保障肝脏休息

（一）保证充足的睡眠时间

睡眠是肝脏休息和修复的重要时期。在睡眠过程中，肝脏能够集中精力进行解毒、代谢废物以及合成重要物质等工作，以维持身体的正常运作。因此，保证充足的睡眠时间是保障肝脏休息的关键。成年人每晚应保证7至9小时的高质量睡眠。然而，在现代社会中，由于工作、生活压力等原因，许多人常常睡眠不足或睡眠质量不佳。长期如此，不仅会影响肝脏的正常功能，还会导致免疫力下降、情绪波动等不良后果。为了提高睡眠质量，我们可以采取一些措施，如保持规律的睡眠时间表、创造舒适的睡眠环境（如调整房间温度、光线和声音等）、避免睡前进行刺激性的活动（如看手机、玩电子游戏等）。此外，睡前进行适当的放松活动，如深呼吸、瑜伽或阅读等，这些有助于帮助身体和心灵进入平静状态，从而更容易入睡并保持深度睡眠。

（二）合理安排工作与休息时间

合理安排工作与休息时间也是保障肝脏休息的重要方面。长时间连续工作或学习会使身体处于高度紧张状态，导致肝脏负担加重。因此，我们应该学会合理分配时间，合理安排工作与休息。在工作或学习过程中，可以每隔一段时间进行适当的休息和放松活动，如起身走动、做些简单的伸展运动或闭眼休息几分钟等。

这些短暂的休息可以帮助缓解身体疲劳和精神压力，让肝脏得到短暂的放松和恢复。此外，周末或假期时可以适当增加休息时间，进行一些有益于身心健康的活动，如户外运动、旅游或与朋友聚会等。这些活动不仅可以放松身心，还能增强体质和免疫力，从而更好地保护肝脏健康。

（三）避免熬夜和不良作息习惯

熬夜和不良作息习惯是肝脏健康的"隐形杀手"。长期熬夜会打乱身体的生物钟，导致肝脏无法按时进行解毒和修复工作，从而增加患病风险。而不良作息习惯，如频繁夜宵、酗酒等，更是会直接损害肝脏功能。因此，应该尽量避免熬夜和不良作息习惯。如果因工作或生活需要必须熬夜时，也要注意补充营养和保持水分平衡，以减轻对肝脏的损害。同时，要养成良好的作息习惯，如按时起床、就寝，避免过度依赖咖啡因等刺激性物质来提神醒脑。规律作息是保障肝脏休息的重要措施之一。通过保证充足的睡眠时间、合理安排工作与休息时间以及避免熬夜和不良作息习惯等方式，我们可以让肝脏得到充分的休息和恢复，从而保持其最佳工作状态并降低患病风险。同时这些措施还有助于提高我们的生活质量和工作效率让我们更加健康快乐地生活和工作。因此我们应该重视并践行这些规律作息的原则，为肝脏健康保驾护航。

三、避免接触有害物质，保护肝脏免受损害

（一）了解并识别有害物质

1. 认识常见的肝脏有害物质

要保护肝脏，首先需要认识到哪些物质可能对其造成伤害。这些有害物质广泛存在于我们的日常生活和工作环境中，包括但不限于化学物质、重金属、农药残留，以及部分药物和保健品中的不良成分。例如，一些工业溶剂、油漆和清洁剂中的化学成分，如果被人体长期或大量接触，就可能对肝脏造成损害。同样，某些重金属如铅、汞等，即使在较小的剂量下，也可能导致肝脏功能的下降。此外，不正确或过量使用药物和保健品，尤其是那些未经医生指导自行购买的产品，也可能对肝脏造成不小的负担。因此，需要时刻保持警惕，对这些有害物质有所了解。我们可以通过阅读相关的健康和安全手册、参加相关的培训课程，或者咨询专业人士如医生、环境科学家等，来增加自己对这些有害物质的认识。

2. 学会阅读产品标签和成分表

在购买和使用日常用品时，学会阅读产品标签和成分表是保护肝脏免受损害的关键步骤。许多产品都会在包装上明确列出其成分和使用注意事项，这些信息

对于我们了解产品是否含有对肝脏有害的成分至关重要。例如，在购买食品时，我们应该仔细查看配料表，避免购买那些含有过多添加剂、防腐剂或者农药残留的产品。同样，在选择化妆品、护肤品和清洁用品时，我们也应该留意其成分表，尽量避免使用那些含有对肝脏有害化学物质的产品。此外，对于药物和保健品，我们更应该谨慎对待，务必在医生的指导下使用，并严格遵守用药说明和剂量规定。为了更好地理解产品标签和成分表上的信息，我们可以借助互联网资源、专业书籍或者咨询专业人士来进行深入的学习和研究。这样不仅可以提高我们的识别能力，还能够促使我们做出更加健康和环保的消费选择。

3. 关注环保和健康资讯

要保护肝脏免受有害物质的侵害，我们还需要时刻关注环保和健康的最新资讯。随着科学技术的不断进步和人们对健康问题的日益重视，越来越多的研究成果和行业动态被揭示出来，这些信息对于我们了解有害物质的新动态、新风险以及新防护措施具有重要意义。我们可以通过订阅相关的新闻资讯、参加健康讲座和研讨会、关注环保组织的公开信息等方式来获取这些资讯。同时，我们也可以利用社交媒体和互联网平台与志同道合的人进行交流和分享，共同学习和进步。这样不仅能够增强我们的自我保护意识，还能够促使我们更加积极地参与到环保和健康事业中去，为创造一个更加安全、健康的生活环境贡献自己的力量。

（二）减少与有害物质的直接接触

1. 选择环保、无污染的日用品和食品

为了减少与有害物质的直接接触，我们应从日常生活中最基础的方面入手：选择环保、无污染的日用品和食品。在购买这些产品时，我们应通过正规渠道选择知名品牌，这些品牌往往有严格的质量控制和安全标准，能够降低有害物质的风险。同时，我们要避免购买和使用来源不明或质量不可靠的产品，这些产品可能含有未知的有害成分，对肝脏构成潜在威胁。此外，对于化妆品、护肤品等个人护理产品，我们应尽量减少使用含有有害物质的种类，转而选择天然、无刺激性的替代品。这些替代品通常由天然成分制成，对皮肤的刺激性小，且不含或少含对肝脏有害的化学成分。通过谨慎选择日用品和食品，我们可以在源头上减少与有害物质的接触，从而保护肝脏免受不必要的损害。

2. 遵守安全操作规程，正确使用和处理有害物质

在工作环境中，经常会接触到各种有害物质。为了保护肝脏必须严格遵守安全操作规程，正确使用和处理这些物质。对于可能产生有害物质的作业环节，我们应采取必要的防护措施，如佩戴防毒面具、手套等，以防止有害物质通过呼吸

或皮肤接触进入体内。同时，我们还应定期接受职业健康检查，以便及时发现和处理潜在的健康问题。这些检查通常包括肝功能测试、血液分析等，能够帮助我们早发现肝脏受损的迹象，并采取相应的治疗措施。通过遵守安全操作规程和定期健康检查，我们可以最大限度地降低工作环境中有害物质对肝脏的损害风险。

3.改善生活环境，减少室内空气污染

为了保护肝脏人们应注意改善生活环境，减少室内空气污染。可以通过定期开窗通风，保持室内空气流通，以降低室内空气中的有害物质浓度。同时，我们应避免在室内吸烟或使用明火，这些行为可能产生有害烟雾和气体，从而对肝脏造成损害。此外，在装修房屋时，应尽量选择环保材料，以减少装修过程中产生的有害物质。例如，选择甲醛含量低的板材和涂料、使用环保型家居饰品等。这些措施不仅有助于保护我们的肝脏健康，还能为家人创造一个更加安全、舒适的生活环境。通过选择环保、无污染的日用品和食品、遵守安全操作规程以及改善生活环境等措施，我们可以有效地减少与有害物质的直接接触。这些措施的实施不仅需要我们个人的努力和坚持，还需要社会各界的共同支持和推动。让我们携手努力，共同创造一个更加健康、安全的生活环境吧！同时，这些举措也将为我们的肝脏健康提供坚实的保障，让我们远离有害物质的侵害，享受健康快乐的生活。

（三）增强肝脏的解毒和排毒能力

1.保持充足的睡眠和良好的作息习惯

睡眠是身体恢复和修复的重要时期，对于肝脏而言更是如此。在睡眠过程中，肝脏能够得到充分的休息，从而有更多的时间和精力进行解毒和修复工作。因此，保持充足的睡眠是增强肝脏解毒和排毒能力的基础。同时，良好的作息习惯也至关重要。规律的作息时间能够帮助身体建立稳定的生物钟，使肝脏在特定时间段内更为高效地工作。此外，避免熬夜、过度劳累等不良作息习惯，也能够减轻肝脏的负担，让其有更多的资源用于解毒和排毒。为了保持充足的睡眠和良好的作息习惯，我们可以制订合理的睡眠计划，确保每晚获得足够的睡眠时间。同时，还可以尝试建立规律的作息时间表，避免过度依赖咖啡因等刺激性物质来帮助提神。

2.增加运动量，促进血液循环和新陈代谢

运动是增强肝脏解毒和排毒能力的另一重要途径。通过增加运动量，我们可以促进机体血液循环和新陈代谢的速度，从而有助于加快有害物质的排出。在运动过程中，肝脏会得到更多的血液供应，这不仅能够为其提供充足的营养和氧气，还能够加速其内部有害物质的代谢和排泄。此外，运动还能够增强身体的免疫力，提高肝脏抵抗有害物质侵害的能力。因此，人们应该将运动纳入日常生活中不可

验技术专业第四轮规划教材德技并修知行合一中高衔接立体建设 [J]. 卫生职业教育 ,2024,42（03）:2.

[13] 张熠扬 , 姚依松 , 苟诗雅 , 等 . 川东北地区某医学院校大学生精神健康素养调查 [J]. 职业与健康 ,2024,40（02）:235-239.

[14] 程泽伟 , 刘宁 , 赵文科 , 等 . 健康类公众号在医学健康知识普及中的作用分析 [J]. 青岛大学学报（医学版）,2023,59（06）:930-933.

[15] 黄凡艳 , 刘文婷 , 王钰莹 , 等 . 情绪管理课程对医学研究生心理健康促进的效果评价 [J]. 卫生职业教育 ,2024,42（02）:48-51.

[16] 张晨晨 , 王晓宇 , 汪源 , 等 . 求是拓新创未来，共筑健康中国梦——第十七届全国环境与职业医学研究生学术研讨会会议纪要 [J]. 环境与职业医学 ,2023,40（12）:1472-1475.

[17] 李玺 , 袁海峰 , 权乾坤 . "医养结合"与"老年医学"在老年健康服务中的作用与地位 [J]. 新西部 ,2023（11）:78-81.

[18] 王健伟 , 尹岭 , 刘德培 , 等 . 加强生物医学大数据建设应用，推动健康中国战略实施 [J]. 科学通报 , 2024, 69(9):1123-1131.

[19] 陈洁珊 , 黄赐平 , 梁亚清 , 等 . 精准医学模式下的健康管理在老年高血压患者中的应用 [J]. 齐鲁护理杂志 ,2023,29（24）:167-170.

[20] 谭永海 , 冉晨露 , 张苗 , 等 . 十堰市医学生生态环境与健康素养现状及相关因素 [J]. 中国学校卫生 ,2023,44（12）:1819-1823.

[21] 李范成 , 张然 , 葛茂奎 , 等 . 健康中国战略下预防医学专业本科生创新创业教育实践路径研究 [J]. 佳木斯大学社会科学学报 ,2023,41（06）:180-182.

[22] 梁靖 . 中国式现代化视域下健康人文教育现代化的内涵与进路 [J]. 西北大学学报（哲学社会科学版）,2024,54（01）:169-180.

[23] 喻婷婷 . 中医药学与骨科医学共同推进骨科疾病防治的健康教育与管理策略 [J]. 中医药管理杂志 ,2023,31（22）:128-130.

[24] 戴青青 , 陈若如 , 林思思 . 保肾膏穴位热敷联合多种模式医学健康管理在慢性肾功能衰竭中的应用研究 [J]. 新中医 ,2023,55（22）:176-179.

[25] 李娜 , 李峰 , 曹露露 , 等 . 健康中国建设背景下医学生心理健康教育探究 [J]. 西部素质教育 ,2023,9（22）:118-121.

[26] 吴凡 , 汪玲 . 深化临床医学教育改革培养造就服务健康中国需求的卓越医师 [J]. 中国卫生资源 ,2023,26（06）:625-627.

[27] 章静 . 高质量发展疼痛医学助力健康中国建设 [J]. 健康中国观察 ,2023（11）:68-69.

参考文献

[1] 卓玛扬增，多吉仁青，关却卓玛.《中国医学百科全书·藏医分卷》脏腑章节中心脏疾病的方剂药物频次分析 [J]. 中国民族医药杂志,2022,28（06）:66-67.

[2] 杜治政，邹明明，沈冰冰.《中华医学百科全书》基础医学"医学伦理学"卷：编纂意旨与实践 [J]. 医学与哲学,2021,42（07）:19-23.

[3] 李晓瑛，任慧玲，李军莲，等. 中国医学卫生健康自主知识体系：创新视域和建设路径 [J]. 中国科技术语,2024,26（02）:37-42.

[4] 潘晓婷，叶菀，房涯婷，等. 应用型本科高校医学生健康素养水平及影响因素分析 [J]. 卫生职业教育,2024,42（06）:128-133.

[5] 杨娟华，郎啟智，李丹，等. 积极应对方式在医学生健康素养与生活方式间的中介效应分析 [J]. 预防医学,2024,36（03）:189-192, 197.

[6] 翟晓艳，杨李旺，杨蓉，等. 健康服务与管理专业基础医学概论课程的教学体会 [J]. 中国中医药现代远程教育,2024,22（05）:193-195.

[7] 吕如雪，阿迪拉·阿不来提，热依汗古丽·艾米都拉，等. 健康中国背景下医学生心理健康与压力源分析 [J]. 医学研究杂志,2024,53（02）:91-95, 80.

[8] 孙晓东，高林，张博然. 太极拳联合营养教育对医学院校学生身心健康和营养 KAP 的影响——以北京中医药大学为例 [J]. 中医教育,2024,43（02）:114-119.

[9] 俞亚君，王银，何佳洁. 新医科背景下医学生健康自我管理能力提升研究 [J]. 佳木斯职业学院学报,2024,40（01）:85-87.

[10] 本刊编辑部.《中国全科医学》"老年健康问题研究"栏目简介与征稿 [J]. 中国全科医学,2024,27（12）:1430.

[11] 杨辉. 医学中的全科医学——从《柳叶刀》200 年历史看现代医学中的全科医学发展（七）：马勒博士的健康建制 [J]. 中国全科医学,2024,27（11）:1271-1276.

[12] 国家卫生健康委员会"十四五"规划教材全国中等卫生职业教育医学检

或缺的一部分，并选择适合自己的运动方式并坚持下去。无论是散步、慢跑、游泳还是瑜伽等运动形式，只要能够持之以恒地进行下去，都能够对增强肝脏的解毒和排毒能力产生积极的影响。

3. 合理饮食，摄入有益于肝脏健康的营养素

饮食对于肝脏健康同样至关重要。通过合理饮食可以为肝脏提供所需的营养素，从而帮助其更好地进行解毒和排毒工作。例如，维生素 C、维生素 E、B 族维生素等营养素对于肝脏而言具有特殊的保护作用。这些营养素能够减轻肝脏的氧化应激反应、促进脂肪代谢以及增强肝脏的免疫功能等，从而有助于维护肝脏的健康状态。为了摄入这些有益于肝脏健康的营养素，我们应该在日常饮食中增加新鲜蔬果、全谷类等富含这些营养素的食物。同时，我们还可以适当补充一些富含优质蛋白质的食物，如瘦肉、鱼、禽肉等，以帮助肝脏修复受损组织并提高其功能。此外，避免过多摄入高脂、高糖、高盐等不健康食物也是保护肝脏的重要措施之一。

[28] 何苗 , 霍江华 , 陈子越 , 等 . 盐城市高职医学生健康素养现况调查 [J]. 职业与健康 ,2023,39（21）:2995–2999.